Kristian Koch

Die Pharmaindustrie als Versorgungspartner?

Mögliche Rollen für die Pharmaindustrie als
Partner in der Gesundheitsversorgung

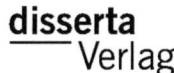

Koch, Kristian: Die Pharmaindustrie als Versorgungspartner? Mögliche Rollen für die Pharmaindustrie als Partner in der Gesundheitsversorgung, Hamburg, disserta Verlag, 2014

Buch-ISBN: 978-3-95425-814-7
PDF-eBook-ISBN: 978-3-95425-815-4
Druck/Herstellung: disserta Verlag, Hamburg, 2014
Covermotiv: © carlosgardel – Fotolia.com

Bibliografische Information der Deutschen Nationalbibliothek:
Die Deutsche Nationalbibliothek verzeichnet diese Publikation in der Deutschen
Nationalbibliografie; detaillierte bibliografische Daten sind im Internet über
http://dnb.d-nb.de abrufbar.

© disserta Verlag, Imprint der Diplomica Verlag GmbH
Hermannstal 119k, 22119 Hamburg
http://www.disserta-verlag.de, Hamburg 2014
Printed in Germany

Vorwort zur aktualisierten Ausgabe

Die vorliegende Publikation basiert auf meiner Veröffentlichung aus dem Jahre 2009 zur Integrierten Versorgung und der Rolle der Pharmaindustrie an der Universität Mannheim. Die Frage nach der Rolle der Pharmazeutischen Industrie in der Versorgung ist nach wie aktuell und Gegenstand zahlreicher Diskussionen im Gesundheitswesen.

Durch die Neufassung des §140 SGB V ist es pharmazeutischen Unternehmen und Medizin-produktherstellern nunmehr seit 2011 auch möglich, als direkter Vertragspartner integrierte Versorgungsprozesse mitzugestalten. Diese aktualisierte Ausgabe trägt diesem Umstand Rechnung und analysiert die möglichen Rollen der Pharmaindustrie vor dem Hintergrund dieser neuen Rechtslage.

Für die vorliegende Ausgabe dieser Arbeit wurden zudem zahlreiche Marktdaten und Statistiken aktualisiert. Es wurden weitere aktuelle Regulierungen (z.B. Nutzenbewertung AMNOG) und Markttrends (z.B. Biosimilars, Accountable Care Organizations) in die einzelnen Kapitel aufgenommen und einzelne Fallbeispiele ersetzt bzw. ergänzt.

Kristian Koch
im Oktober 2014

Inhaltsverzeichnis

A. Tabellenverzeichnis

B. Abbildungsverzeichnis

C. Abkürzungsverzeichnis

ABAG	Arzneimittel-Ablösungsgesetz
Abs.	Absatz
ACO	Accountable Care Organization
AMG	Gesetz über den Verkehr mit Arzneimitteln (Arzneimittelgesetz)
AMNOG	Gesetz zur Neuordnung des Arzneimittelmarktes
AMPreisV	Arzneimittelpreisverordnung
AOK	Allgemeine Ortskrankenkassen
AOP	Ambulantes Operieren
ASV	Ambulante Spezialfachärztliche Versorgung
AVP	Apothekenverkaufspreis
AVWG	Arzneimittelverordnungs-Wirtschaftlichkeitsgesetz
BfArM	Bundesinstitut für Arzneimittel und Medizinprodukte
BÄO	Bundesärzteordnung
BAH	Bundesverband der Arzneimittelhersteller
BdP	Bundesverband der Pharmaberater
BGB	Bürgerliches Gesetzbuch
BIP	Bruttoinlandsprodukt
BMG	Bundesministerium für Gesundheit *(seit November 2005)*
BMGS	Bundesministerium für Gesundheit und Soziale Sicherung *(bis Oktober 2005)*
BPI	Bundesverband der Pharmazeutischen Industrie
BQS	Bundesgeschäftsstelle Qualitätssicherung gGmbH
bzgl.	Bezüglich
CDU	Christlich Demokratische Union
CME	Continuous Medical Education
c.p.	ceteris paribus

CSU	Christlich Soziale Union
DAK	Deutsche Angestellten Krankenkasse
DDR	Deutsche Demokratische Republik
DDD	Daily defined doses
D-GSB	Deutsche Gesundheitssystemberatung
DKG	Deutsche Krankenhausgesellschaft
DKV	Deutsche Krankenversicherung
DMP	Disease Management Programm
DRGs	Diagnosis Related Groups
EBM	Einheitlicher Bewertungsmaßstab
EFPIA	European Federation of Pharmaceutical Industries and Associations
EMA	European Medicines Agency
EU	Europäische Union
F&E	Forschung & Entwicklung
FMH	Foederatio Medicorum Helveticorum/ Verbindung der Schweizer Ärztinnen und Ärzte
G-BA	Gemeinsamer Bundesausschuss
GEK	Gmündener Ersatzkasse *(seit Januar 2010 fusioniert mit der Barmer Ersatzkasse zur Barmer GEK)*
GG	Grundgesetz
ggf.	gegebenenfalls
GKV	Gesetzliche Krankenversicherung
GKV-NOG	GKV-Neuordnungsgesetz
GMG	Gesundheitsmodernisierungsgesetz
GSG	Gesundheitsstrukturgesetz
HIE	Health Insurance Experiment
HMO	Health Maintenance Organization
Hrsg.	Herausgeber
HWWI	Hamburgisches WeltWirtschaftsInstitut

I3G	Institut für Innovation und Integration im Gesundheitswesen GmbH
IDS	Integrated Health Care Delivery Systems
IPA	Idependent Practitioner Association
IQWiG	Institut für Qualität und Wirtschaftlichkeit im Gesundheitswesen
IT	Informationstechnologie
IV	Integrierte Versorgung
Jhrg.	Jahrgang
KAM	Key Account Management
KBV	Kassenärztliche Bundesvereinigung
KHG	Krankenhausgesetz
KHK	Koronare Herzkrankheiten
KKH	Kaufmännische Krankenkasse
KV	Kassenärztliche Vereinigung
MBO-Ä	Musterberufsordnung-Ärzte
MCO	Managed Care Organization
Mio.	Millionen
Mrd.	Milliarden
MSO	Management Service Organization
MVZ	Medizinisches Versorgungszentrum
NHS	National Health Service
NICE	National Institute for Clinical Excellence
OTC	Over-the-counter
PBM	Pharmacy benefit manager
PE	Packungseinheiten
PHO	Physicians Hospital Organization
PKV	Private Krankenversicherung
PLZ	Produktlebenszyklus
PPAC	Patient Protection Affordable Care Act
PPO	Preferred Provider Organization

RSA	Risikostrukturausgleich
RVO	Reichsversicherungsordnung
SGB V	Sozialgesetzbuch -Fünftes Buch
SPD	Sozialdemokratische Partei Deutschlands
SVR	Sachverständigenrat für die Konzertierte Aktion im Gesundheitswesen *(seit 2004: Sachverständigenrat zur Begutachtung der Entwicklung im Gesundheitswesen)*
u.a.	unter anderem
UK	Universitätsklinikum
unv.	unveröffentlicht
VFA	Verband Forschender Arzneimittelhersteller
VdAK	Verband der Angestellten-Krankenkassen e.V.
VO	Verordnungen
WIdO	Wissenschaftliches Institut der Ortskrankenkassen
WHO	World Health Organization
WSG	Wettbewerbsstärkungsgesetz
z.B.	zum Beispiel
Ziff.	Ziffer
ZV	Zulassungsverordnung

1 Problemstellung und Analyserahmen

1.1 Relevanz des Themas und Ziele

Das deutsche Gesundheitssystem ist geprägt durch eine strikte sektorale Trennung des ambulanten und stationären Sektors. Diese sektorale Trennung der Versorgungsstrukturen und die steigende Komplexität der Behandlungsprozesse vor allem bei chronischen Krankheitszuständen führen zu einer begrenzten Problemlösungskapazität des deutschen Gesundheitswesens. Gerade in der Kooperation und Koordination der einzelnen Versorgungsbereiche sind noch erhebliche Wirtschaftlichkeitsreserven im deutschen Gesundheitswesen zu erwarten.[1]

Der Gesetzgeber hat diesem Umstand Rechnung getragen, indem im Zuge adaptiver Reformen des Gesundheitssystems das Paradigma der korporatistischen Steuerung durch die Selbstverwaltung zugunsten neuer Steuerungsmodelle auf Ebene der Individualakteure aufgebrochen wurde.[2] Insbesondere über die Neufassung des § 140a-d SGB V wurde der Weg zu einer „übergreifenden Versorgung der Versicherten"[3] durch Formen der integrierten Versorgung freigemacht. Die befristete, gesetzlich festgelegte Anschubfinanzierung dieser Versorgungsformen hat seit Inkrafttreten der Regelung zu einem starken Wachstum der Projekte integrierter Versorgungsformen geführt, die in der Regel lokal begrenzt und bezüglich ihres Integrationsgrades äußerst heterogen sind.[4] Im Gegensatz zu einer lediglichen Kooperation von bestehenden Einheiten im Gesundheitswesen entstehen mit steigendem Integrationsgrad zunehmend neue Organisationseinheiten in der Gesundheitsversorgung, bei denen Schnittstellen zwischen den einzelnen Elementen minimiert werden und Aufgaben der Administration, Qualitätssicherung u.a. an die übergeordnete Ebene delegiert werden können.[5] Diese neuen Versorgungsformen haben somit nicht nur Auswirkungen auf die Organisation des Versorgungsprozesses mit Hinblick auf die Zielparameter Qualität und Wirtschaftlichkeit, sondern auch auf die Beteiligung Dritter am Versorgungsprozess. Dritte sehen sich im Gesundheitswesen daher neuen Kunden und Partnern in neuen Strukturen gegenüber. Insbesondere die Pharmaindustrie und die Medizinproduktindustrie stehen in Zukunft im

---

[1]   vgl. SVR(2003), Ziffer 674
[2]   vgl. Gerlinger(2002), S.7
[3]   § 140a Abs. 1 SGB V
[4]   Die Anzahl der zum 31. Dezember 2007 bei der Gemeinsamen Regulierungsstelle zur Unterstützung zur Umsetzung des §140 d SGB V gemeldeten Verträge zur Integrierten Versorgung betrug 5.345 inkl. KV-Region übergreifende Verträge. Das entsprechende Vergütungsvolumen betrug knapp 840 Mio €. (vgl. auch Kapitel 3.4.1)
[5]   vgl. Mühlbacher(2002), S.64

Einzelfall möglicherweise einem Vertragspartner mit teilweise erheblicher lokaler Marktmacht gegenüber, der beispielsweise über Behandlungsleitlinien, Arzneimittellisten und Rabattverträge die Mengen- und Preiskomponente des Umsatzes des Herstellers beeinflussen kann.

Neue Versorgungsformen im Gesundheitswesen werden bereits seit Jahren ausführlich in der relevanten Literatur diskutiert. Einen grundlegenden Überblick zu den Grundlagen von Managed Care und der Übertragung einzelner Elemente und Instrumente auf das deutsche Gesundheitswesen bieten BAUMANN/STOCK (1996), WIECHMANN (2003) sowie AMELUNG/SCHUMACHER (2004). In allen diesen Arbeiten werden Managed Care Organisationsformen und einzelne Instrumente getrennt betrachtet. Als Referenzländer zur Illustration der Entwicklung von Managed Care dienen in allen drei Fällen die USA und die Schweiz.[6]

Diese größtenteils deskriptiven Arbeiten zur Übertragung von Managed Care Konzepten auf das deutsche Gesundheitswesen und die Darlegung der entsprechenden Vorschriften des Sozialgesetzbuches Fünf (SGB V) sind jedoch nicht hinreichend für ein vertiefendes Verständnis der neuen Versorgungsformen. Aktuelle Arbeiten widmen sich daher verstärkt Teilaspekten der Integrierten Versorgung oder bedienen sich alternativer Sichtweisen, um das Verständnis für die hinter den Strukturen liegenden Prozesse transparent zu machen und Handlungsempfehlungen zu geben. Einen ersten umfassenden Überblick der Integrierten Versorgung aus der Sichtweise eines Unternehmensnetzwerkes bietet MÜHLBACHER (2002). Dabei vertritt der Autor die These, dass beim Aufbau integrierter Versorgungsformen neue Dienstleistungen der Gesundheitsversorgung eingeführt werden. Dies setzt den Aufbau eines professionellen Managementsystems voraus, welches ein erfolgreiches Kosten-, Schnittstellen- und Informationsmanagement erlaubt.[7] Mit der Frage nach der optimalen Vergütung in integrierten Vergütungsformen fokussiert sich GÜSSOW (2007) auf die Analyse eines weiteren, wichtigen Erfolgsfaktors für prozessorientierte Strukturen und zeigt auf, wie die Weiterentwicklung sektoraler Vergütungssysteme im deutschen Gesundheitswesen einen Beitrag zur Prozessorientierung und Prozessqualität leisten kann.[8] SOHN (2006) wiederum dient die Kenngröße der Effizienz als roter Faden zur Bewertung einzelner Instrumente in neuen Versorgungsformen, wobei er auch explizit die Pharmakotherapie als Ansatzpunkt einer

---

[6] Auch diese Arbeit folgt dieser schrittweisen Aufarbeitung des Themenkomplexes Managed Care in verkürzter Form
[7] vgl. Mühlbacher(2002)
[8] vgl. Güssow(2007)

effizienten Versorgung thematisiert.[9] Diese Arbeiten spannen zudem den Bogen von der theoretischen Betrachtung und Analyse von Versorgungsstrukturen und -prozessen bis zu Empfehlungen bezüglich der organisatorischen Umsetzung einzelner Aspekte.

Die relevante Literatur zu den Themen Managed Care und Formen der Integrierten Versorgung ist insgesamt von einem Wechsel theoretischer Konzepte und praxisorientierten Fallbeispielen geprägt, auch wenn eine systematische Evaluation über den Rahmen einzelner Projekte hinaus -bedingt durch die heterogene Ausprägung integrierter Versorgungskonzepte- fehlt. Darstellungen und Evaluationen von konkreten Projekten beziehen sich in der Mehrzahl der Fälle auf die Ausgestaltung von Manged Care in den USA und der Schweiz.[10] Für das deutsche Gesundheitswesen liegen Projektbeschreibungen und –evaluationen schwerpunktmäßig für Ärztenetze und Modellvorhaben vor, bei denen eine Evaluation gesetzlich vorgeschrieben ist.[11] Mit WEATHERLY ET AL (2007) liegt zudem ein umfassender Überblick zu 25 Projekten der Integrierten Versorgung gemäß § 140a-d SGB V und Medizinischen Versorgungszentren (MVZs) vor. Es wird zudem von den Autoren versucht, diese anhand eines einheitlichen Rasters entlang der Dimensionen Gesundheitspolitik, Patient, Leistungserbringer und Leistungsfinanzierung zu bewerten.

Neben den ärztlichen Leistungserbringern ist auch die pharmazeutische Industrie aus verschiedenen Gründen im besonderen gefordert, geeignete Strategien als Antwort auf die zunehmenden Integrationstendenzen auf der Ebene der Leistungserbringer zu finden und ihre Rolle im Gesundheitssystem neu zu formulieren. Zum einen übt der Gesetzgeber aufgrund überproportionaler Ausgabensteigerungen für Arzneimittel im System der Gesetzlichen Krankenversicherung (GKV) zunehmend Druck auf die Selbstverwaltung aus, was eine Verlagerung der Entscheidungskompetenzen für die Arzneimittelbudgets auf die Ebene der Leistungserbringer zur Folge haben wird.[12] Zudem erleichtert der hohe Homogenitätsgrad pharmazeutischer Produkte -insbesondere nach Patentablauf des entsprechenden Wirkstoffs- die Substitution einzelner Produkte.[13] Eine aktive und gestaltende Teilnahme an der Weiterentwicklung neuer Versorgungsformen wird daher möglicherweise zur strategischen Notwendigkeit der Pharmaindustrie. Mit Inkrafttreten des AMNOG ist pharmazeutischen Unternehmen zudem seit einigen Jahren eine direkte Beteiligung am Versorgungsprozess möglich.

---

[9]   vgl. Sohn(2006), S.129ff
[10] vgl. Amelung/Schumacher(1999), Janus/Amelung(2004), Feser(2000), Werblow(2004)
[11] vgl. Baur/Stock(2002), Rost(2002)
[12] vgl. BMGS(2005)
[13] vgl. Güttinger/Haldner(2001), S.82

Diese Arbeit versucht somit, eine Lücke in der wissenschaftlichen Forschung zu schliessen, indem sie Handlungsoptionen Dritter unter besonderer Berücksichtigung der pharmazeutischen Industrie unter den neuen Rahmenbedingungen integrierter Versorgungsformen aufzeigen möchte.

Dabei werden neue Versorgungskonzepte in der Integrierten Versorgung untersucht und die Möglichkeiten einer Beteiligung pharmazeutischer Hersteller als Partner in der Gesundheitsversorgung geprüft. Diese Analyse umfasst sowohl die Integration der Pharmaindustrie als unterstützenden Partner in etablierten Versorgungskonzepten als auch die eigenständige Initiierung und Implementierung neuer Versorgungskonzepte durch die Pharmaindustrie. Ziel dieser Analyse ist es, Instrumente und Organisationsformen des Gesundheitsmanagements zu identifizieren, die es einzelnen pharmazeutischen Unternehmen erlauben, sich als Partner in neuen Versorgungskonzepten zu etablieren. Dabei werden sowohl Gründe für eine Partnerrolle der Pharmaindustrie analysiert als auch konkrete Rollen und die Umsetzung der Beteiligung betrachtet. Gleichzeitig soll eine derartige Beteiligung der Pharmaindustrie im Versorgungsprozess einen Beitrag zur Verbesserung der Effizienz und Effektivität der Gesundheitsversorgung liefern.

1.2 Aufbau der Arbeit und Begriffsklärungen

Der Hauptteil dieser Arbeit wird in Kapitel 2 mit einer kurzen Darstellung des deutschen Gesundheitssystems eingeleitet, in der die Defizite und Herausforderungen der GKV deutlich werden, wobei im besonderen auf die Reformoptionen der Leistungsseite eingegangen wird. Die aus dieser Situation resultierende Einführung neuer Versorgungsformen wird anschließend in Kapitel 3 diskutiert. Dabei werden die Prinzipien von Managed Care erläutert und die Entwicklung neuer Versorgungsformen und die Veränderung der Rolle der Leistungserbringer, sowie auch die Erfolgsfaktoren und Umsetzungsschwierigkeiten der Vernetzung der Leistungsbereiche dargestellt, die für die Integration neuer Partner in den Versorgungsprozess von besonderem Interesse sind.

Die Beteiligung der Pharmaindustrie wird in den Kapiteln 4 und 5 diskutiert. Eine notwendige Voraussetzung für eine vertiefende Diskussion der Rolle der Pharmaindustrie im Versorgungsprozess ist die Kenntnis über den Beitrag der Pharmakotherapie zu einer effizienten und effektiven Gesundheitsversorgung, welche Kapitel 4 thematisiert. Im weiteren Verlauf

(Kapitel 5) wird die Rolle der Pharmaindustrie im derzeit geltenden System der GKV und ihr derzeitiges Geschäftsmodell dargestellt. Aufbauend darauf werden in Kapitel 6 Auswirkungen der Integrierten Versorgung auf die Pharmaindustrie und Motive für ihre Integration und Rolle als Partner in der Integrierten Versorgung erörtert.

Abgeleitet aus den Analysen bezüglich Marktumfeld und Industrie werden in Kapitel 7 die möglichen Rollen und Aufgaben der Pharmaindustrie betrachtet und an nationalen und internationalen Fallbeispielen dargestellt. Welche Kriterien und Voraussetzungen bei der Umsetzung einzelner Aufgaben eine Rolle spielen, sowie konkrete Empfehlungen in Abhängigkeit des entsprechenden Unternehmenstyps für das Engagement der Pharmaindustrie in neuen Versorgungsformen werden in Kapitel 8 hergeleitet. Die Arbeit schließt mit einem Fazit und Ausblick (Kapitel 9).

Begriffsklärungen

Zunächst gilt es, den Begriff der *Integration* von ähnlichen Begriffen wie der *Verzahnung, Koordination* und *Kooperation* abzugrenzen. Die verstärkte *Verzahnung* der einzelnen Leistungsbereichen ist von den Akteuren im Gesundheitswesen schon vor Jahrzehnten als notwendiger Schritt im Rahmen der Reformen der Versorgungsstrukturen identifiziert worden.[14] Verzahnung bedeutet -anders als Integration- keine Synthese von Einheiten, sondern lediglich den Aufbau und die Etablierung von dauerhaften Beziehungen zwischen den einzelnen Einheiten. Verzahnung ist somit ein erster, förderlicher Schritt hin zur Integration, sofern sie in ihrem instrumentellen Charakter als Teil einer umfassenden Integrationsstrategie verstanden wird.[15]

Der Begriff der *Integration* bezeichnet im Allgemeinen die „[Wieder]herstellung einer Einheit [aus Differenziertem]"[16] bzw. aus einer prospektiven Perspektive die „Eingliederung in ein größeres Ganzes"[17] Der Ansatz integrierter Versorgungsformen im deutschen Gesundheitswesen versucht somit, den Versorgungsprozess als Aufgabe einer größeren Einheit zu sehen und die einzelnen Leistungserbringer in diese größere Einheit zu *integrieren*.[18] Integration hat in diesem Zusammenhang lediglich instrumentalen Charakter; den normativen Charakter der Integration im Gesundheitswesen macht folgende Definition deutlich:

---

[14] vgl. Wasem(2003), S. 5
[15] vgl. Kühn(2001), S. 9
[16] Duden Fremdwörterbuch(1990⁵), S. 354
[17] Duden Fremdwörterbuch(1990⁵), S. 354
[18] vgl. Mühlbacher(2002), S.18

„Integration hat zum Ziel, umfassende, koordinierte und kontinuierliche Dienstleis-
tungen bereitzustellen und für einen nahtlosen Versorgungsprozess zu sorgen. In-
tegration führt Fälle und Informationen über Fälle zusammen, die in unterschiedli-
chen Einrichtungen, Versorgungsebenen und über Zeitverläufe (am besten über die
gesamte Lebensspanne) hinweg auftreten. "[19]

Es wird deutlich, dass die *Koordination* der im Versorgungsprozess erbrachten Dienstleistungen nur einen Aspekt einer erfolgreichen Integration darstellt. Die Notwendigkeit der Koordination erfolg zwangsläufig mit zunehmender Spezialisierung und Arbeitsteilung der Leistungserbringer. Im deutschen Gesundheitswesen erfolgt die Koordination der Ressourcen
insbesondere durch die Akteure der Selbstverwaltung (Kassenärztliche Vereinigungen,
Spitzenverbände der Krankenkassen, Bundesverband der Krankenhausgesellschaften) in Form
der korporatistischen Steuerung.[20]

Ein entscheidendes und notwendiges Ziel der *Koordination* muss es sein, die Zusammenarbeit
bzw. *Kooperation* der einzelnen Leistungsanbieter dauerhaft zu gewährleisten. *Kooperation*
(Zusammenarbeit) ist hierbei definiert als die „ [...] Zusammenarbeit verschiedener [Wirt-
schafts]partner, von denen jeder einen bestimmten Aufgabenbereich übernimmt."[21] Voraussetzung einer erfolgreichen Kooperation ist zudem die Entwicklung gemeinsamer Zielvorstellungen und Werte der Kooperationspartner. Die organisatorische Umsetzung einer
erfolgreichen Integrationsstrategie ist somit vor allem eine Frage des erfolgreichen Aufbaus
kooperativer Strukturen und Prozesse innerhalb des neuen integrierten Ganzen.

Im Rahmen dieser Arbeit wird daher bewusst der Begriff der *Kooperation* gewählt, wenn es
um die Rolle der Pharmaindustrie gegenüber den weiteren Leistungserbringern und Akteuren
der Selbstverwaltung geht, da er die langfristige Zusammenarbeit von (Sub-)Systemen auf
Grundlage gemeinsamer Zielvorstellungen am besten zum Ausdruck bringt. Der Begriff der
Integration wird lediglich in Bezug auf die *prozessuale Integration* der Pharmaindustrie in
den Versorgungsprozess verwendet.

Eine weitere Begriffsabgrenzung ist für den Themenkomplex der unterschiedlichen Versorgungsformen in der GKV angezeigt. Dabei gilt es die Verwendung der Begriffe *Regelversor-*

---

[19]   Donaldson(1996), S.32; Übersetzung und zitiert nach Kühn(2001), S. 9
[20]   vgl. Noweski (2004), S.14
[21]   vgl. Duden Fremdwörterbuch (1990[5]), S. 430

gung, herkömmliche Versorgung, besondere Versorgungsformen und *Formen der Integrierten Versorgung* (oder: *Integrierte Versorgung*) in dieser Arbeit abzugrenzen.

Als *herkömmliche Versorgung* wird dabei die Versorgung bezeichnet, wie sie im SGB V standardmäßig im Rahmen des kollektivvertraglichen Versorgung von den Kassenärztlichen Vereinigungen sichergestellt, von den Leistungserbringern erbracht und von den Krankenkassen erstattet wird. Als *besondere Versorgungsformen* werden Versorgungsformen mit Managed Care Elementen bezeichnet. Mit Einführung der Wahltarife hat der Gesetzgeber die besonderen Versorgungsformen in § 53 SGB V abschließend definiert. Demnach sind die Modellvorhaben (§ 63), die Strukturverträge (§ 73a), die hausarztzentrierte Versorgung (§ 73b), die besondere ambulante Versorgung (§ 73c), die integrierten Versorgungsformen (§ 140a-d) und die strukturierten Behandlungsprogramme (§ 137f-g) den besonderen Versorgungsformen zuzuordnen.[22]

Einige der besonderen Versorgungsformen zielen auf eine stärkere sektorübergreifende Kooperation und Integration der Leistungserbringer ab. Hierzu gehören die Modellvorhaben, die strukturierten Behandlungsprogramme sowie die integrierten Versorgungsformen gemäß § 140a-d SGB V. Diese werden als *Formen der Integrierten Versorgung* bezeichnet. Die herkömmliche Versorgung und die besonderen Versorgungsformen -mit Ausnahme der Modellvorhaben[23]- bilden gemeinsam das Spektrum der *Regelversorgung* in der GKV.

Der Begriff *Integrierte Versorgung* ist am weitesten gefasst und umschreibt im Rahmen dieser Arbeit das Leitbild einer qualitativ hochwertigen und wirtschaftlichen Gesundheitsversorgung in der GKV mithilfe einer verstärkten Kooperation und Integration der Akteure im Gesundheitswesen. Die Maßnahmen zur Erreichung dieses Zieles umfassen sowohl die besonderen Versorgungsformen als auch sonstigen Maßnahmen wie z.B. die Erweiterung der Rolle der Leistungserbringer oder auch die Integration Dritter in die Strukturen und Prozesse der Gesundheitsversorgung.

---

[22] vgl. §53 Abs. 3 SGB V
[23] Für die Modellvorhaben ist eine Evaluation zwingend erforderlich. Sie sind zudem zeitlich befristet (vgl. Kapitel 3.2.1)

2 Zentrale Defizite der Gesundheitsversorgung in Deutschland

In den folgenden Abschnitten wird eine Übersicht über die derzeitigen Strukturen der Gesundheitsversorgung in Deutschland sowie Defizite und Reformoptionen der Gesetzlichen Krankenversicherung gegeben. Die Ausführungen beschränken sich dabei auf die Darstellung der Daten und Fakten, die zur Beantwortung der Fragestellung dieser Arbeit notwendig erscheinen.[24]

2.1 Das System der Gesetzlichen Krankenversicherung

Die GKV ist gemäß § 1 SGB V eine Solidargemeinschaft mit der Aufgabe, die Gesundheit der Versicherten zu erhalten, wiederherzustellen oder zu verbessern. Die GKV stellt die Gesundheitsversorgung von 69,7 Mio. Menschen, also über 85% der deutschen Bevölkerung sicher (Stand: 2012), die als direkte Mitglieder oder im Rahmen der Familienversicherung gesetzlich krankenversichert sind.[25] Insgesamt betrugen 2012 die Ausgaben zur Erhaltung und Wiederherstellung der Gesundheit sowie der Minderung von Krankheitsfolgen in der Bundesrepublik Deutschland über alle Leistungsbereiche und Ausgabenträger 300,4 Mrd. €. Dies entspricht einem Anteil von 11,3% am BIP.[26] Hiervon entfiel der mit Abstand größte Anteil von 57,4% (172,4 Mrd. €) auf die Gesetzlichen Krankenkassen.[27]

2.1.1 Die Rolle der Kassenärztlichen Vereinigungen und Krankenkassen

Neben den Leistungserbringern stellen die gesetzlichen Krankenkassen und Kassenärztlichen Vereinigungen (KVen) die wichtigsten Akteure in der GKV dar. Grundprinzipien der Gesundheitsversorgung in der GKV sind hierbei die Selbstverwaltung von KVen und Krankenkassen sowie die solidarische Finanzierung des Gesundheitssystems, die im Wesentlichen über einen festen Prozentsatz des Brutto-Arbeitsentgeltes, Renten und sonstigen Versorgungsbezügen sowie einen krankenkassenindividuellen Zusatzbeitrag erfolgt. Es gilt das

---

[24] Für einen vollständigen Überblick zum deutschen Gesundheitswesen und möglichen Reformoptionen der Finanzierungs- und Leistungsseite sei an dieser Stelle auf die Literatur verwiesen. Zum Gesundheitssystem in Deutschland vgl. Beske/Hallauer (1999) oder Simon(2005). Zu den Reformoptionen der GKV siehe Beske/Drabinski (2004); Zok(2003) sowie SVR(diverse Jahrgänge)
[25] vgl. BMG(2014). Die übrigen Bundesbürger sind in der Privaten Krankenversicherung (PKV) versichert, bei der die Beiträge der Mitglieder morbiditätsadäquat und im Rahmen eines Kapitaldeckungsverfahrens kalkuliert werden.
[26] vgl. Statistisches Bundesamt (2014), Abschnitt 5
[27] vgl. Statistisches Bundesamt (2014), Abschnitt 1

Prinzip der freien Arztwahl für die Versicherten der GKV, wobei Krankenkassen und Kassenärztliche Vereinigungen einen gemeinsamen Sicherstellungsauftrag haben. Hierfür schließen die Krankenkassen Verträge mit den Verbänden der Leistungserbringer im deutschen Gesundheitswesen, den KVen und Landeskrankenhausgesellschaften, ab. Die von den Versicherten in Anspruch genommenen Leistungen werden von der GKV weitgehend nach dem Sachleistungsprinzip erstattet.[28] Die Finanzierung der Leistungen erfolgt nach dem Umlageverfahren, d.h. die Ausgaben werden aus laufenden Einnahmen der Beitragszahler finanziert; morbiditätsorientierte Kapitalrückstellungen für die einzelnen Versicherten -wie im Geschäftsmodell der Privaten Krankenversicherung üblich- werden nicht getätigt.

Die Kassenärztlichen Vereinigungen

Zu den Hauptaufgaben der KVen gehört die Erfüllung der ihnen durch das SGB V übertragenen Aufgaben[29], die Sicherstellung der ambulanten kassenärztlichen Versorgung[30], die Vertretung der Rechte der Vertragsärzte gegenüber den Krankenkassen und die Überwachung der Pflichten der Vertragsärzte.[31] Insgesamt existieren bundesweit 18 KVen in 17 KV-Bezirken.[32]

Die Rolle der KVen als gesetzliche Interessenvertretung der Ärzte ist historisch bedingt. 1900 schlossen sich die Ärzte im Verband der Ärzte Deutschlands (später: Hartmannbund) zusammen, um kollektiv mit den Krankenkassen Leistungsumfang und Vergütungsstrukturen und –abrechnung auszuhandeln[33]. 1931 erhielt die Ärzteschaft im Rahmen der Notverordnung das Recht zur Errichtung der Kassenärztlichen Vereinigungen als Vertragspartner der Krankenkassen, womit die Aufgabe zur Wahrung der Rechte der Kassenärzte auf eine Körperschaft des öffentlichen Rechts verlagert wurde.[34] Mit Inkrafttreten des Gesetzes über das Kassenarztrecht wurde 1955 die Rechtslage der 30er Jahre im Wesentlichen wiederhergestellt. Zur Finanzierung der Aufgaben der KVen wird ein prozentualer Anteil der Arzthonorare einbehalten.

---

[28] vgl. Wiechmann(2003), S.11
[29] vgl. § 77 SGB V
[30] vgl. § 75 SGB V
[31] vgl. § 75 SGB V Abs. 2)
[32] In jedem der 16 Bundesländer ist eine KV tätig. Lediglich in Nordrhein-Westfalen existieren zwei KV Bezirke (Nordrhein, Westfalen-Lippe)
[33] vgl. Behaghel (1994), S.37
[34] vgl. KBV-Internetseiten, Rubrik Wir über uns

Mit der Einführung der Integrierten Versorgung hat der Gesetzgeber auch versucht, die monopolistische Position der KVen bei der Vertragsverhandlung mit den Krankenkassen zu schwächen, indem die KVen explizit als Vertragspartner von integrierten Versorgungsformen gemäß §140a-d SGB V ausgenommen wurden.[35]

Die gesetzlichen Krankenkassen

Aufgabe der gesetzlichen Krankenkassen ist es, „die Gesundheit der Versicherten zu erhalten, wiederherzustellen oder ihren Gesundheitszustand zu bessern".[36] Derzeit (Stand: Dezember 2013) gibt es 6 Kassenarten und 134 bundesweit oder regional organisierte Krankenkassen, von denen die Allgemeinen Ortskrankenkassen (AOK) und die Ersatzkrankenkassen mehr als Zweidrittel aller Mitglieder betreuen.[37] Die Mitgliederzahlen der einzelnen Krankenkassen schwanken dabei erheblich.[38] Zudem verfügen einige Allgemeine Ortskrankenkassen (z.B. AOK Bayer, AOK Baden-Württemberg) regional über erhebliche Marktanteile und entsprechende Marktmacht.

Tabelle 1: Mitgliederverteilung der Gesetzlichen Krankenkassen

Krankenkassenart	Anzahl	Organisation	Mitglieder	% aller GKV-Versicherten
Ersatzkrankenkassen	6	Vorwiegend bundesweit	25,74 Mio	36,9%
Allgemeine Ortskranken-kassen	11	Regional	24,33 Mio	34,9%
Betriebs-krankenkassen	109	Regional und bundesweit	11,65 Mio	16,7%
Knappschaft- Bahn-See	1	Bundesweit	1,75 Mio	2,5%
Innungskrankenkassen	6	Regional und bundesweit	5,46 Mio	7,8%
Landwirtschaftliche Krankenkassen	1	Regional	0,77 Mio	1,1%
			69,70 Mio	

Quelle: BMG(2014a), Stand: 2. Dezember 2013

---

[35] vgl. §140b SGB V
[36] §1 SGB V
[37] vgl. BMG(2014a)
[38] Die drei bundesweit größten Krankenkassen sind die Techniker Krankenkasse (8,7 Mio.), Barmer Ersatzkasse (8,6 Mio. Versicherte) und die Deutsche Angestellten Krankenkasse (6,3 Mio.). Die durchschnittliche Mitgliederanzahl der Betriebskrankenkassen beträgt hingegen nur ca. 106.000.

Da der Leistungsumfang der GKV gesetzlich festgeschrieben ist, bestehen für die einzelnen Kassen kaum Differenzierungsmöglichkeiten beim Behandlungsangebot, ein Wettbewerb findet im Prinzip lediglich über die Höhe des Beitragssatzes und Service- bzw. freiwillige Zusatzleistungen oder speziellen Bonusregelungen statt.[39] Ein Wettbewerb durch „negative Risikoselektion" aufgrund Alters- und Geschlechtsverteilungen sowie ungleicher Morbiditätsstrukturen soll mit Hilfe des Risikostrukturausgleichs (RSA) ausgeschlossen werden[40], so dass Wettbewerbsvorteile einer Krankenkasse lediglich auf die Qualität ihrer Leistungserfüllung und Effizienz bei der Erfüllung der Verwaltungsaufgaben zurückzuführen sein sollen.[41]

Seit 1993 stehen die einzelnen Krankenkassen in einem verstärkten Mitgliederwettbewerb, da mit Inkrafttreten des Gesundheitsstrukturgesetzes (GSG) auch den Pflichtversicherten die Möglichkeit eingeräumt wurde, ihre Krankenkasse frei zu wählen.[42] Seit 2002 wurden mit dem Gesetz zur Neuregelung der Krankenkassenwahlrechte zudem die Kündigungsfristen für versicherungspflichtige Mitglieder verkürzt, so dass diese ebenso wie die freiwillig versicherten Mitglieder die Mitgliedschaft in ihrer Krankenkasse zum Ablauf des übernächsten Kalendermonats kündigen können.[43]

2.1.2 Die einzelnen Leistungssektoren

Das deutsche Gesundheitswesen ist von einer starken sektoralen Trennung der einzelnen Leistungssektoren geprägt.[44] Die Gesundheitsversorgung erfolgt dabei in den Bereichen der ambulanten Versorgung (Haus- und Fachärzte sowie zugelassene Physiotherapeuten und sonstige Leistungsanbieter von Heilmitteln), der stationären Versorgung und der Rehabilitation.

Tabelle 2 zeigt, dass die Krankenhausbehandlung den mit Abstand größten Ausgabenblock darstellt, gefolgt von den Ausgaben für die ambulante ärztliche Behandlung und Arzneimittel. Insgesamt stiegen die Ausgaben der GKV im Leistungsbereich seit 1993 um 68,8%. Die mit

---

[39] vgl. Wiechmann(2003), S.12
[40] Durch den Risikostrukturausgleich werden hauptsächlich Unterschiede bzgl. der Höhe der beitragspflichtigen Einnahmen, der Anzahl der Familienversicherten sowie der Faktoren Alter und Geschlecht zwischen den Krankenkassen vorgenommen (vgl. §266 SGB V). Dies soll Wettbewerbsnachteile, die allein auf die Mitgliederstruktur einer Krankenkasse zurückzuführen sind vermeiden (Für Näheres zur Risikoselektion und Funktionsweise des RSA vgl. Resch(2004), S.42ff)
[41] vgl. Beske/Hallauer(1999), S.80ff
[42] vgl. Gesundheitsstrukturgesetz
[43] vgl. Gesetz zur Neuregelung der Krankenkassenwahlrechte, §175 Abs 4 SGB V
[44] vgl. SVR(1995), Ziff. 33

Abstand stärksten Ausgabenanstiege von über 100% verzeichneten hierbei die Ausgaben für Heil- und Hilfsmittel und Arzneimittelausgaben, obwohl gerade für letzteren Ausgabenbereich seit Jahrzehnten zahlreiche Regulierungen mit dem Ziel der Ausgabendämpfung existieren.[45]

Tabelle 2: Ausgabenstruktur der GKV 1993 bis 2013

Wichtigste Ausgabenbereiche	Ausgaben in Mrd. €			Kum. Anstieg (1993-2013)	Anteil 2013
	1993	2003	2013		
Netto-Verwaltungskosten	5,68	8,21	9,93	74,82%	5,43%
Ärztliche Behandlung	17,93	23,33	31,43	75,29%	17,20%
Zahnärztliche Behandlung	9,72	11,82	12,62	29,84%	6,91%
Arzneimittel	14,23	23,4	30,09	111,45%	16,47%
Heil- und Hilfsmittel	5,66	10,13	12,06	113,07%	6,60%
Krankenhausbehandlung	36,01	46,31	64,19	78,26%	35,12%
Krankengeld	7,45	6,97	9,76	31,01%	5,34%
Vorsorge- und Rehabilitation	1,83	2,57	2,5	36,61%	1,37%
Leistungsaugaben gesamt	108,28	136,22	182,75	68,78%	

Quelle: zusammengestellt aus BMG(2014b), KF12, Stand: Juni 2014

Stationäre Versorgung

Neben der ambulanten ärztlichen Versorgung stellt die stationäre Versorgung den „zweite[n] Kernbereich des Gesundheitssystems"[46] dar. Der stationäre Sektor ist dabei nicht nur größter Ausgabenposten im deutschen Gesundheitswesen, sondern hat nicht zuletzt wegen seines personalintensiven Dienstleistungscharakters eine beachtliche beschäftigungspolitische

---

[45] Der Arzneimittelsektor und die entprechenden Steuerungsmöglichkeiten werden ausführlich in Kapitel 4 diskutiert. Für den Schwerpunkt dieser Arbeit ist an dieser Stelle ein Überblick über den stationären und ambulanten Sektor hinreichend.

[46] Rost(2002), S.50

Bedeutung: Von 5,2 Mio. Beschäftigten im deutschen Gesundheitswesen waren im Jahr 2012 1,9 Mio. Personen in stationären und teilstationäre Einrichtungen tätig.[47]

Der stationäre Bereich lässt sich dabei nach Art der Versorgung in den Bereich der Krankenhäuser und der Vorsorge- und Rehabilitationseinrichtungen unterscheiden.[48] In § 107 SGB V wird festgelegt, unter welchen Voraussetzungen eine Einrichtung im Sinne des Gesetzes als Krankenhaus bezeichnet werden darf. Dabei wird lediglich auf die medizinisch-technischen und personellen Kompetenzen der Einrichtung abgezielt, eine systematische Kategorisierung des Krankenhausbegriffs nach Größe oder Tätigkeitsschwerpunkt erfolgt nicht.[49] Der Sicherstellungsauftrag einer bedarfsgerechten Versorgung der Bevölkerung mit Krankenhäusern liegt bei den einzelnen Bundesländern.[50]

Neben dieser Klassifizierung nach Art der Versorgung der Krankenhäuser lassen sich Krankenhäuser auch bezüglich ihrer Trägerschaft und Größe segmentieren. Je nach Träger lassen sich *öffentliche Krankenhäuser, frei-gemeinnützige Krankenhäuser* und *private Krankenhäuser* unterscheiden.[51] Ein weiteres Klassifizierungsmerkmal, das vor dem Hintergrund knapper öffentlicher Haushalte verstärkt als planerisches Hilfsmittel zu Förderung einzelner Krankenhäuser und Entscheidungen zur Größe und Struktur einzelner Fachabteilungen innerhalb des Krankenhauses in den Vordergrund rückt, ist die Unterscheidung nach Versorgungsstufen.[52] Dabei verfügen Krankenhäuser einer höheren Versorgungsstufe in der Regel auch über eine jeweils größere Anzahl an Fachdisziplinen.[53] An der jeweiligen Versorgungsstufe eines Krankenhauses orientiert sich die pauschale Förderung der Einrichtung; die Förderstufe ist jedoch auch mit einem entsprechenden Prestige für die jeweiligen Einrichtungen verbunden. Die mit Rationalisierungszwängen einhergehende Ausdünnung an Fachdisziplinen in einzelnen Krankenhäusern führt zur stärkeren Profilbildung und ist bei der Kooperation mit anderen

---

[47] vgl. GBE-Bund Internetseiten: Eckzahlen der neuen Gesundheitspersonalrechnung. Stationäre und teilstationäre Einrichtungen beinhalten Krankenhäuser, Vorsorge- und Rehabilitationseinrichtungen, stationäre und teilstationäre Pflegeeinrichtungen sowie berufliche und soziale Rehabilitationseinrichtungen.

[48] vgl. Janssen(1999), S.29

[49] vgl. §107 SGB V; Vorsorge- und Rehabilitationseinrichtungen zählen daher nicht zu den Krankenhäusern, da hier die Behandlung vorwiegend mit Heilmitteln erfolgt und nicht wie bei Krankenhäusern die geforderte Erkennung und Heilung von Krankheiten im Vordergrund steht.

[50] vgl. §6 KHG; Ein Anspruch auf Förderung besteht dann gem. §8 Abs.1 KHG

[51] vgl. Eichhorn(1979), S. 9

[52] Die inhaltliche Abgrenzung der einzelnen Versorgungsstufen obliegt dabei den einzelnen Bundesländern. Bayern unterscheidet im Krankenhausplan die drei Versorgungsstufen Grundversorgung, Schwerpunktversorgung, Maximalversorgung (vgl. §4 Abs. 2 BayKrG)

[53] vgl. Eichhorn(1975), S.98-101

Leistungserbringern und Dritten ein wichtiger Indikator für die Rolle des Krankenhauses in einem sektorübergreifenden Versorgungsnetzwerk.

Die Entwicklung der Krankenhaus- und Bettenzahlen ist in Deutschland seit Jahren rückläufig. 1991 wurden von den damals 2.411 Krankenhäusern noch 665.565 Betten vorgehalten, 2012 von 2.017 Krankenhäusern nur noch 501.475 Betten.[54] Der überproportional starke Abbau von Bettenkapazitäten (-24,7%) im Vergleich zur Anzahl der Krankenhäuser (-16,3%) kann mit einer höheren Auslastungsquote oder mit einer geringeren durchschnittlichen Verweildauer erklärt werden. Abbildung 1 zeigt, dass die Auslastungsquote im Zeitraum 1991-2005 im Vergleich zur Anzahl der Krankenhäuser sogar gesunken ist und der starke Rückgang der Bettenkapazitäten insbesondere auf die stark gesunkene Verweildauer zurückzuführen ist.

Abbildung 1: Krankenhausversorgung in Deutschland 1991-2012 (Index 1991=100)

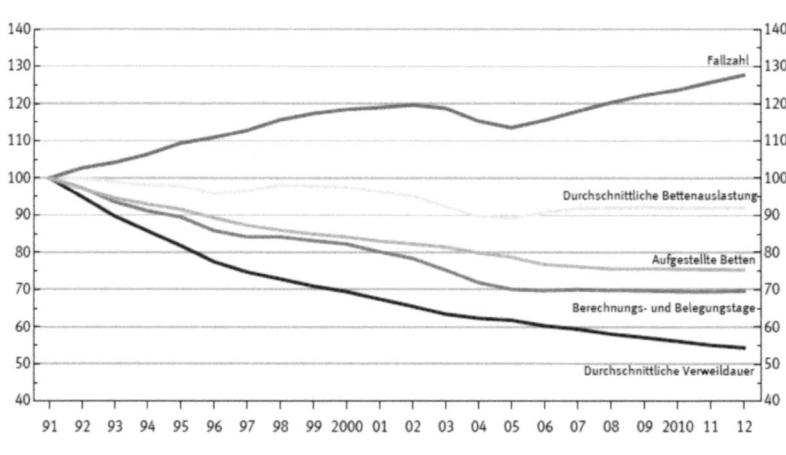

Quelle: Statistisches Bundesamt (2014), Abbildung 3

Die Vergütung der Krankenhäuser erfolgt über Fallpauschalen (*Diagnosis Related Groups* - DRGs), welche zur Finanzierung der vollstationären Krankenhausleistungen seit 2004 vom Gesetzgeber vorgesehen sind und in der Konvergenzphase bis 2009 budgetneutral eingeführt wurden. Ziel der Einführung der DRGs und Ersetzung der Vergütungsstruktur der Tagespfle-

---

[54] vgl. Statistisches Bundesamt (2014), Tab 1.1

gesätze und pauschalen Vergütungselementen[55] ist die prospektive, einheitliche und vergleichbare Vergütung aller Krankenhausleistungen anhand von Schweregraden.[56] Insbesondere die hohe Anzahl an DRGs mit besonders niedrigen Verweildauern,[57] sowie Öffnungsklauseln für das ambulante Operieren[58] forcieren den Kapazitätsabbau in Krankenhäusern. Modelle der Integrierten Versorgung nach § 140a-d SGB V sind daher für das Krankenhausmanagement als Notwendigkeit, aber auch als Chance zu betrachten, die abnehmenden Kapazitäten im stationären Sektor bei zunehmendem Kostendruck optimal zu nutzen und gleichzeitig eine qualitativ hochwertige nach-stationäre Versorgung sicherzustellen.

Ambulante Versorgung

Die ambulante Versorgung kann grundsätzlich in einen haus- und fachärztlichen Bereich unterteilt werden.[59] Der Gesetzgeber hat zudem im Jahr 2012 den Bereich der ambulanten spezialärztlichen Versorgung (ASV) zur Diagnostik und Behandlung komplexer, schwer therapierbarer Krankheiten ins SGB V aufgenommen[60], welche vom G-BA in einer entsprechenden Richtlinie im März 2013 konkretisiert wurde, so dass noch keine umfassenden Erfahrungen mit diesem Versorgungsbereich vorliegen.

An der hausärztlichen Versorgung können Allgemeinärzte, Kinderärzte und Internisten ohne Schwerpunktbezeichnung teilnehmen. Ende 2010 waren in Deutschland insgesamt 155.750 berufstätige Ärzte (138.472) und Psychotherapeuten (17.308) in der ambulanten Versorgung tätig. Als Hausarzt gemäß SGB V waren weniger als die Hälfte der Vertragsärzte (60.397) tätig.[61] Seit Inkrafttreten des GMG sind die gesetzlichen Krankenkassen zudem aufgefordert, ihren Versicherten eine „hausarztzentrierte Versorgung"[62] anzubieten. Die Teilnahme an dieser Form der Versorgung ist für die Ärzte und die Versicherten freiwillig.

Der Beruf des Arztes ist ein freier Beruf und kein Gewerbe. Nach dem Berufsbild des Arztes soll er mit seiner spezifischen geistigen und persönlichen Leistung der Allgemeinheit die-

---

[55] Für Näheres zur Vergütungsstruktur im stationären Sektor vor Einführung der DRGs vergleiche Tuschen/Philippi(2000)
[56] vgl. Middendorf(2005), S.49
[57] vgl. Möws(2003), S.327; vgl. Lüngen/Lauterbach(2004), S. 175
[58] vgl. hierzu §115b SGB V und §115 Abs. 2 Nr. 1 SGB V zur Möglichkeit des ambulanten Operierens in Praxiskliniken durch Vertragsärzte des ambulanten Sektors (siehe auch Kapitel 3.3.4)
[59] Auf die ambulante zahnärztliche Versorgung wird in diesem Zusammenhang nicht eingegangen
[60] vgl. §116b SGB V
[61] vgl. KBV(2011), S. 9
[62] vgl. §73b Abs. 2 Satz 2 SGB V

nen.[63] In Folge dieser Sichtweise hat sich als Berufsbild in der ambulanten Versorgung der Grundsatz der Einzelpraxis etabliert, der bis 1968 auch in der Musterberufsordnung-Ärzte (MBO-Ä) festgeschrieben wurde.[64]

In den letzten Jahren konnten jedoch u.a. vor dem Hintergrund verschlechterter wirtschaftlicher Rahmenbedingungen für den einzelnen Arzt ein Trend zur Kooperation und gemeinschaftlichen Praxisausübung verzeichnet werden, deren Intensität stark variiert. Dabei lässt sich die *Gemeinschaftspraxis* mit dem Ziel der gemeinsamen Berufsausübung von Organisationsgemeinschaften wie der *Apparategemeinschaft* und *Praxisgemeinschaft* unterscheiden, bei denen lediglich die gemeinsame Nutzung von wesentlichen Bestandteilen der Infrastruktur der Praxis im Vordergrund steht und die beteiligten Ärzte weiterhin als einzelne Leistungserbringer auftreten.[65] Im Gegensatz hierzu treten die einzelnen Ärzte einer Gemeinschaftspraxis nach außen als eine Versorgungseinheit auf. Die freie Arztwahl des Patienten bleibt jedoch auch in der Gemeinschaftspraxis gewahrt. Im Zeitraum 1993-2010 ist die Anzahl von Gemeinschaftspraxen kontinuierlich von 29.731 auf 50.461 gestiegen. Dies ist insbesondere auf die starke Zunahme im Segment der Fachärzte und Internisten zurückzuführen, welche sich von von 16.607 auf 34.431 mehr als verdoppelt hat, wohingegen die Anzahl an hausärztlichen Gemeinschaftspraxen im gleichen Zeitraum nur um knapp 22% anstieg.[66]

Durch die Zulassung wird der Vertragsarzt Mitglied einer KV und damit automatisch in das Sozialversicherungsrecht und das Vertragsarztrecht eingebunden. Die Abrechnungen der Leistungen des Arztes erfolgt über ein Honorierungssystem, bei der die Höhe und das Wachstum der Gesamtvergütung von den KVen mit den Gesetzlichen Krankenkassen verhandelt wird.[67] Der Preis der Einzelleistung ergibt sich im Rahmen des Einheitlichen Bewertungsmaßstabes (EBM) auf Grundlage der Bewertung einzelner Leistungen mit Punktwerten, wobei sich die genaue monetäre Vergütung erst nach Ermittlung aller im Abrechnungszeitraum erbrachten Leistungen ergibt. Die Systematik des Abrechnungssystems führt somit dazu, dass das Abrechnungsverhalten des einzelnen Arztes auch das Einkommen seiner niedergelassenen Kollegen beeinflusst. Das individuelle Maximierungskalkül des

---

[63] vgl. Stellpflug(2001), S. 71; vgl. auch §1 Abs. 1 und Abs. 2 der BÄO: „Der Arzt dient der Gesundheit des einzelnen Menschen und des ganzen Volkes [...] Der ärztliche Beruf ist kein Gewerbe; er ist seiner Natur nach ein freier Beruf."
[64] vgl. Stellpflug(2001), S. 71
[65] vgl. Stellpflug(2001), S. 71ff
[66] vgl. KBV(2011), S.31. Auf die weiteren Formen der Vernetzung und Kooperation im ambulanten Sektor und die Kooperation mit anderen Leistungserbringern wird in Kapitel 3.2 detailliert eingegangen
[67] vgl. Mark(1986), S.106f

einzelnen Arztes führt bei einer fixen Gesamtvergütung zu einem Verfall des Punktwertes, weshalb der einzelne Arzt versucht diesen Verlust durch eine Erhöhung der Anzahl der abzurechnenden Punkte zu kompensieren; eine spiralförmigen Abwärtsbewegung der Vergütung einzelner Leistungen ist folglich unvermeidlich.[68]

Diese Entwicklung wird unterstützt durch die *angebotsinduzierte Nachfrage* im Gesundheitswesen, da es dem einzelnen Arzt möglich ist, aufgrund der Informations-asymmetrie zum Patienten und dem fehlenden Preismechanismus im ambulanten Sektor seine Leistungen über die effiziente Menge hinaus zu erhöhen.[69] Neben der individuellen Ebene kann das Phänomen der angebotsinduzierten Nachfrage auch für den gesamten ambulanten Bereich betrachtet werden, in dem trotz steigender Ärztedichte kein Rückgang oder Stagnation der erbrachten Leistungen pro Arzt beobachtet werden kann.[70]

Abbildung 2: Anzahl Haus- und Fachärzte in Deutschland (1993-2010)

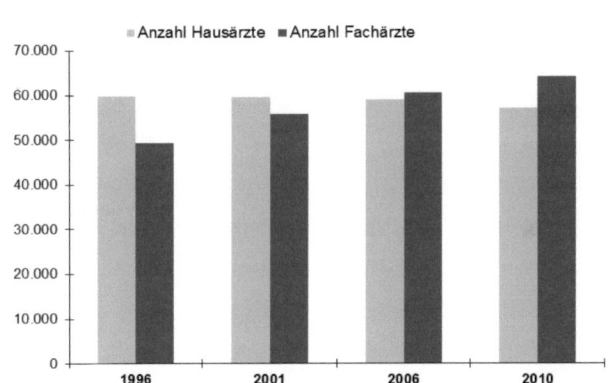

Quelle: KBV (2005,2006,2011), eigene Darstellung

Abb. 2 zeigt, dass die Anzahl der Vertragsärzte im ambulanten Bereich stetig ansteigt und sich von einem Schwerpunkt bei der hausärztlichen Versorgung hin zu einer fachärzlichen Versorgung verschiebt.

---

[68] eine ausführliche Beschreibung des Honorierungssystems bieten Mark(1986), Rost(2002)

[69] vgl. Breyer/Zweifel/Kifmann(2003⁴), S. 309f

[70] Die These der angebotsinduzierten Nachfrage baut auf der Zieleinkommenshypothese des Arztes auf, nach der der einzelne Arzt bei Unterschreiten eines bestimmten Zieleinkommens (Mindesteinkommens) versucht, Einkommensverluste aufgrund einer höheren Ärztedichte durch eigene Leistungsausweitung zu kompensieren. Er agiert dabei nicht mehr als Agent des Patienten. (vgl. Breyer/Zweifel/Kifman(2003⁴), S. 320). Alternativ kann die positive Korrelation der Ärztedichte und Inanspruchnahme von Gesundheitsdienstleistungen auch mit einem permanenten Nachfrageüberhang und verringerten Opportunitätskosten eines Arztbesuches erklärt werden (vgl. Breyer/Zweifel/Kifman(2003⁴), S. 320)

2.2 Herausforderungen und Strukturprobleme der GKV

2.2.1 Erosion der Einnahmebasis und systemexterne Kostensteigerungen

Aufgrund ihrer Finanzierungsstruktur ist die Einnahmenseite des deutschen Gesundheitswesens im besonderen Maße von den gesamtwirtschaftlichen Rahmenbeding-ungen abhängig. Hinzu kommen externe Einflüsse wie der medizinisch-technologische Fortschritt und die demographische Entwicklung, die zu weiteren Ausgabensteiger-ungen im deutschen Gesundheitswesen führen. Deutschland ist hierbei im internationalen Vergleich keine Ausnahme, allerdings liegt die Geburtenziffer in Deutschland mit 8,7 Lebendgeborenen je 1000 Einwohnern weit unter dem EU-Durchschnitt von 11,0.[71] Die steigende Lebenserwartung verstärkt diese Entwicklung und auch eine weitgehende Kompensation dieser Entwicklung durch verstärkte Migration ist für Deutschland nicht realistisch.[72] Die GKV wird zudem in Zukunft besonders stark von den Folgen der demographischen Entwicklung betroffen sein, da die Altersstruktur besondere Relevanz für soziale Sicherungssysteme hat, die auf einem umlagefinanzierten, intergenerationellen Versicherungssystem basieren.

Der medizinische Fortschritt führt ebenfalls zu einem Anstieg der Gesundheitsausgaben, da aufgrund der Anreizsysteme in der GKV Produktinnovationen gegenüber Prozessinnovationen bevorzugt werden. Eine konsequente Rationalisierung mit Hilfe des technologischen Fortschritts und eine Substitution des Faktors Arbeit durch Kapital ist zudem im Gesundheitswesen im Vergleich zu anderen Branchen nur eingeschränkt möglich. Produktinnovationen erhöhen zudem vor allem die Überlebenswahrscheinlichkeit der Altersbevölkerung, welche die Gesundheitsausgaben zunehmend bestimmen. Die zusätzlichen Ressourcen führen zu weiteren Produktinnovationen, höherem Altersanteil und steigenden Gesundheitsausgaben.[73]

Die oft genannte *Kostenexplosion* kann für die GKV allerhöchstens in den siebziger Jahren nachgewiesen werden.[74] Seitdem stellt vor allem die Erosion der Finanzierungsbasis die Einnahmeseite der GKV vor zunehmende Probleme. Ursächlich hierfür sind neben dem

---

[71] vgl. BMGS(2005), Tab. 1.7, eigene Berechnungen
[72] vgl. Boetius(2000), S. 4
[73] vgl. Breyer/Zweifel/Kifmann(2003⁴), S.494f
[74] vgl. SVR(2003), Ziff. 7

36

steigenden Anteil an Rentnern die anhaltend hohe Arbeitslosigkeit sowie der zusätzliche Abbau von sozialversicherungspflichtigen Beschäftigungsverhältnissen.[75]

2.2.2 Ineffizienzen in der Leistungserstellung

Neben den fiskalischen Herausforderungen aufgrund externer Ursachen rücken Ineffizienzen im Gesundheitssystem aufgrund struktureller Defizite der Leistungserstellung und – koordination in der Reformdiskussion zunehmend in den Vordergrund. Das deutsche Gesundheitssystem gehört mit Gesundheitsausgaben von 10,6% zwar zur Spitzengruppe der OECD Länder, liegt bei den pro Kopf-Ausgaben allerdings nur an 10. Stelle von 30 Vergleichsländern.[76] Trotz eines umfangreichen Leistungskatalogs und einer flächendeckenden Versorgung fehlt es dem deutschen Gesundheitswesen allerdings an einer klaren Ergebnisorientierung[77]; der ineffiziente Ressourceneinsatz in der herkömmlichen Versorgung der GKV führt immer noch zu einer Über-, Unter- und Fehlversorgung.[78] Diese Fehlallokation von Ressourcen im deutschen Gesundheitswesen lässt sich durch die strukturellen Defizite in den drei Kategorien Informationsdefizite, Steuerungs- und Koordinationsdefizite sowie Anreizdefizite erklären.[79] Dabei sind diese Bereiche nicht isoliert voneinander zu sehen, sondern bedingen sich teilweise gegenseitig.

Abbildung 3: Strukturelle Defizite im deutschen Gesundheitswesen

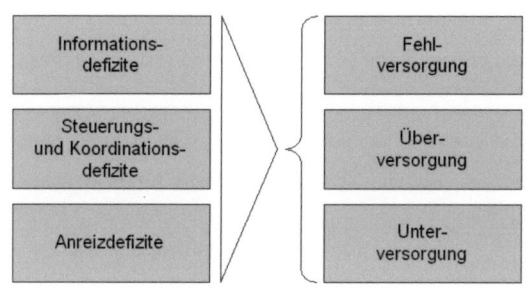

Quelle: eigene Darstellung

---

[75] vgl. SVR(2003), Ziff. 49ff
[76] vgl. OECD(2008); Stand: 2006
[77] vgl. SVR(2007), Ziff. 40ff
[78] vgl. SVR(2001)
[79] vgl. Wiechmann(2003), S. 24

Informationen bilden die wesentliche Voraussetzung für die effiziente Allokation von Ressourcen; sie sind in Märkten Grundvoraussetzung für einen funktionierenden Preismechanismus. Im Gesundheitswesen bestehen vor allem bei den Übergängen der einzelnen Leistungssektoren Informationsdefizite: Der einzelne Arzt erhält beispielsweise keine systematischen Informationen über durchgeführte Diagnose- oder Therapiemaßnahmen, welche durch niedergelassene Kollegen oder im Krankenhaus durchgeführt wurden.[80] Zudem ist die Infrastruktur für moderne Informationstechnologien im Gesundheitswesen im Vergleich zu anderen Industriezweigen vielfach unterentwickelt.[81] Die geringe Aufgeschlossenheit vieler Ärzte gegenüber neuen Informationstechnologien und die Informationsfülle an Therapieoptionen[82] sorgen nicht zuletzt dafür, dass viele Patienten medizinisch und ökonomisch suboptimal behandelt werden.[83] All diese Defizite im Bereich der Informationsverarbeitung und - übermittlung begünstigen Fehlversorgung, indem eine Leistung nicht bedarfsgerecht ist, nicht fachgerecht erbracht wurde oder in Ermangelung entsprechender Informationen unterlassen oder nicht rechtzeitig erbracht wurde.[84]

Die Informationsdefizite führen zwangsläufig zu Defiziten in der Steuerungs- und Koordinationsfunktion in der Leistungserstellung. Die traditionelle Kostendämpfungs-politik im deutschen Gesundheitswesen konnte Ineffizienzen der Leistungserstellung nicht beheben, sondern den Kostenanstieg im deutschen Gesundheitswesen lediglich kurzfristig drosseln.[85] Die Steuerung des Versorgungssystems über die Organe der Selbstverwaltung auf der Mesoebene erweist sich ebenfalls zunehmend als unzureichend.[86] Weder die Krankenkassen noch die KVen verfügen über Instrumente, die eine individuelle Analyse von Diagnose- und Behandlungsverfahren erlauben, um gezielt steuernd in den Behandlungsprozess einzugreifen und so den Versorgungsprozess zu optimieren oder eine Koordination der einzelnen Leistungserbringer zu forcieren.[87] Der Handlungsspielraum der einzelnen Krankenkassen beschränkte sich lange Zeit auf die Mittelaufbringung; Steuerungsmodelle im Rahmen der Mittelverwendung im Leistungssektor wurden hingegen nur unzureichend berücksichtigt.[88]

---

[80] vgl. Wiechmann(2003), S. 25
[81] vgl. Szathmary(1999), S. 72
[82] Von den über 20.000 verfügbaren Präparaten werden von den Ärzten nur einige Hundert regelmäßig eingesetzt
[83] vgl. Szathmary(1999), S. 73
[84] vgl. SVR(2001), Ziff. 29
[85] vgl. Gerlinger(2002), S.9
[86] zur Segmentierung des deutschen Gesundheitssystems vgl. Noweski(2004), S. 14, zur Rolle des Korporatismus im deutschen Gesundheitswesens vgl. Herder-Dorneich(1994).
[87] vgl. Wiechmann(2003), S.25
[88] vgl. Baumann/Stock(1996), S.19

Einen wesentlichen Anteil an Versorgungsdefiziten hat auch die Anreizstruktur im Gesundheitssystem. Dabei ist diese Anreizproblematik nicht auf den Leistungssektor beschränkt, sondern trifft alle Beteiligten im Dreiecksverhältnis Krankenkasse-Versicherter-Leistungserbringer, was zu einer Vielzahl von Anreizunverträglichkeiten im Versorgungsprozess der GKV führt. Krankenkassen haben trotz Einführung des morbiditätsorientierten Risikostrukturausgleichs und der Einführung von Disease Management Programmen (DMPs) einen Anreiz zur Risikoselektion, da ihnen als zentraler Parameter im Mitgliederwettbewerb der kassenindividuelle Zusatzbeitrag zur Verfügung steht und sich eher durch präventive Services (z.b. Ernährungstipps, Rückenschule) differenzieren. Vor allem in Bereichen der chronischen und komplexen Krankheitsverläufe kann daher eine Unterversorgung für das deutsche Gesundheitswesen konstatiert werden. Der Patient wiederum besitzt aufgrund seiner Vollversicherung sowohl einen verminderten Anreiz zur Krankheitsprävention (*ex-ante Moral hazard*) als auch einen Anreiz zur Ausweitung der Inanspruchnahme von Versicherungsleistungen (*ex-post Moral hazard*).[89]

Die Anreizdefizite im Leistungssektor sind insbesondere auf die sektorale Trennung innerhalb des Versorgungssystems und die damit einhergehende sektorale Budgetierung zu erklären.[90] Wie bereits beschrieben[91] sorgt das Honorierungssystem im ambulanten Sektor zu einer angebotsinduzierten Nachfrage und somit zu einem zu hohen Output von medizinischen Leistungen. Weitere Anreizprobleme treten beim Übergang vom fachärztlichen in den stationären Leistungssektor und umgekehrt auf. Aufwändige diagnostische Leistungen könnten somit möglicherweise besser im stationären Bereich vorgenommen werden; stattdessen wird diese Infrastruktur zusätzlich im fachärztlichen Bereich und in der ambulanten spezialfachärztlichen Versorgung vorgehalten und teilweise über eine angebotsinduzierte Nachfrage refinanziert.[92] Im stationären Bereich wiederum besteht seit Einführung der DRGs der Anreiz zu vorschnellen Entlassungen („blutige Entlassungen"), die im ambulanten Sektor oder im Rahmen eines Rezidivs möglicherweise hohe, vermeidbare Folgekosten generieren und gesamtwirtschaftlich ineffizient sein können.

Neben den messbaren ökonomischen Folgen der Bruchstellen im herkömmlichen Versorgungsprozess darf nicht unberücksichtigt bleiben, dass diese Defizite auch gesundheitliche

---

[89] vgl. Breyer/Zweifel/Kifmann(2003[4]), S.208
[90] vgl. Noweski(2004), S.25
[91] vgl. Kapitel 2.1.3
[92] vgl. SVR(1994), Ziff. 535

und psychische Belastungen für den Patienten und seine Angehörigen bedeuten und intangible Kosten verursachen. Es wird daher auch häufig von einer „Dominanz der Anbieterinteressen" im Gesundheitswesen gesprochen, da die Versicherten im Vergleich zu den Kostenträgern, Leistungserbringern und sonstigen indirekten Leistungserbringern nicht ausreichend organisiert sind und u.a. bei den Verhandlungen auf Verbandsebene nur unzureichend vertreten sind.[93]

2.3 Zwischenfazit

Die vorangegangenen Ausführungen machen deutlich, dass die historisch gewachsenen Strukturen der GKV zu einer Fragmentierung des deutschen Gesundheitswesen geführt haben, in denen der einzelne Leistungserbringer die verschiedenen Phasen des Krankheitsverlaufs nicht mehr überblickt und der Patient situativ einzelne Leistungsschritte durchläuft.[94] Die sektorale Budgetierung und die Anreizstrukturen der einzelnen Leistungssektoren verhindern einen koordinierten Behandlungsprozess Insbesondere vor dem Hintergrund der bevorstehenden demographischen Entwicklung und der Zunahme chronischer Krankheitsverläufe und multimorbider Patienten gewinnt die Steuerung des Behandlungsprozesses und die Koordination der Leistungserbringer zunehmend an Bedeutung.

Die Strukturreform der Leistungssektoren und die Überwindung der sektoralen Trennung und staatlich-korportistischen Steuerung stehen nach jahrelangen Reformversuchen der Kostendämpfung in der GKV im Vordergrund der gesetzgeberischen Bemühungen. Durch die Übertragung von Kompetenzen bei der Organisation und Vergütung des Behandlungsprozesses auf die individuelle Ebene der Leistungserbringer sollen wettbewerbliche Steuerungselemente implementiert und hierüber ein Suchprozesse nach effizienten und effektiven neuen Versorgungsformen ausgelöst werden.[95] Dabei zielt die Umsetzung solcher Reformschritte insbesondere im Rahmen der Integrierten Versorgung auf eine Effizienz- und Effektivitätssteigerung des Behandlungsprozesses ab. In diesem Kontext veränderte Strukturen des Leistungssektors selbst verändern sich ebenfalls maßgeblich, indem durch vernetze Leis-

---

[93] vgl. Baumann/Stock(1996), S. 19. Seit 2004 sind bestimmte Patientenorganisationen Mitglieder des G-BA,haben ein Mitberatungs- und Antragsrecht, sind jedoch nicht stimmberechtigt (vgl. §140f Abs. 2 SGB V).

[94] vgl. Mühlbacher(2003), S.54

[95] vgl. Wasem(2003), S.4

tungserbringer neue Organisations- und Versorgungseinheiten entstehen.[96] Der Trend zu dezentralisierten Strukturen und der Steuerung durch wettbewerbliche Elemente dürfte zu einer Vielzahl an Leistungsanbieterverflechtungen führen.[97] Im Rahmen solcher Prozess- und Strukturveränderungen muss daher auch die Frage untersucht werden, wie sich die Rolle der mittelbaren Leistungserbringer im Behandlungsprozess verändern wird. Für Unternehmen der pharmazeutischen Industrie stellt sich daher die Frage, wie sie sich über die reine Arzneimittelversorgung hinaus in neuen Versorgungskonzepten als Partner etablieren können.

---

[96] vgl. Mühlbacher(2003), S.146
[97] vgl. Oberender/Heissel(2001), S. 293; vgl. Lingenfelder/Kronhardt(2001), S. 316f

3 Integrierte Versorgungsstrukturen in Deutschland

Dieser Abschnitt dient dazu, die rechtlichen Rahmenbedingungen und die Umsetzung der Integrierten Versorgung in Deutschland darzustellen, um die derzeitigen Möglichkeiten der mittelbaren Leistungserbringer und der Pharmaindustrie im Besonderen als Partner im Versorgungsprozess im späteren Verlauf der Arbeit analysieren zu können. Da die Integrierte Versorgung in Deutschland in ihrer Zielsetzung auf Managed Care und internationalen Erfahrungen mit alternativen Formen der Versorgungssteuerung aufbaut, werden zunächst die Elemente von Managed Care kurz skizziert. In diesem Zusammenhang wird auch auf die Rolle mittelbarer Leistungserbringer in den USA und der Schweiz eingegangen.

3.1 Elemente von Managed Care

Die Konzepte zur Einführung integrierter Versorgungsstrukturen und Vernetzung von Leistungserbringern in Deutschland orientieren sich in ihren zentralen Merkmalen und Elementen am Leitbild von Managed Care. Die Entwicklung von Managed Care ist insbesondere vor dem Hintergrund der Ressourcenverknappung und dem hieraus resultierenden Konflikt des medizinisch machbaren und dem ökonomisch notwendigen Angebot an Gesundheitsleistungen zu sehen.[98] Insbesondere im Gesundheitssystem der USA ist Managed Care daher eng mit der Erschließung von Rationalisierungspotentialen und dem Ausschöpfen von Wirtschaftlichkeitsreserven verknüpft.[99] Die eingesetzten Instrumente und Organisationsformen in den USA haben daher eine Vorbildfunktion für die Integrierte Versorgung in Deutschland.

3.1.1 Definition und Ziele

Eine eindeutige und allgemein gültige Definition für den Begriff „Managed Care" liegt bislang noch nicht vor,[100] ebenso wenig wie eine „griffige deutsche Übersetzung"[101]. Es existieren jedoch sowohl in der amerikanischen als auch in der deutschen Literatur zahlreiche Definitionsansätze für „Managed Care". Die Definitionsansätze lassen sich dabei in zwei

---

[98] vgl. Amelung/Schumacher(2003), S.3
[99] vgl. Rost(2002), S.149
[100] vgl. Wiechmann(2003), S.49
[101] Wirthner/Ulrich(2003), S. 255

Grundtypen unterscheiden. Einerseits wird Managed Care als ein Konzept bzw. Versorgungsprinzip zur Steuerung des Gesundheitswesens betrachtet und zur effizienten Allokation von Mitteln und Ressourcen betrachtet. Beispielsweise SCHWARTZ/WISMAR (2003):

„Der Begriff Managed Care umschreibt ein Versorgungsprinzip, das auf eine effiziente Allokation von Mitteln und Ressourcen zielt, so dass jeder Patient die „richtige" Art und Menge an präventiven und kurativen medizinischen Leistungen erhält."[102]

ähnlich bezeichnen EICHHORN/SCHMIDT-RETTIG (1998) Managed Care als

„[...] ein Konzept zur Steuerung der Gesundheitswirtschaft dahingehend, dass Patienten ihrem Persönlichkeits- und Krankheitsartenmuster entsprechend auf der adäquaten Versorgungsebene [...] versorgt werden [...]."[103]

Andere Definitionsansätze sehen Managed Care lediglich als Oberbegriff eines Instrumentariums oder alternativer Organisationsformen der Versorgung, mit deren Einsatz medizinische bzw. gesundheitspolitische Ziele verbunden sind. Beispielhaft SCHULENBURG ET AL (1999):

„Managed Care ist ein Oberbegriff für eine Vielzahl von Versorgungssystemen, bei denen die klassische Trennung zwischen Kostenträgern und Leistungsanbietern aufgelockert oder aufgehoben wird. Sinngemäß bedeutet Managed Care ,gesteuerte Versorgung'[...]"[104]

Gemeinsam sind all diesen Definitionsansätzen das Ziel einer verbesserten Steuerung des Versorgungsprozesses und eine erhöhte Effizienz der Ressourcenallokation im Gesundheitswesen, um die Qualität und Wirtschaftlichkeit der Versorgung zu erhöhen. Diese Ziele werden bei Managed Care durch die Integration von Leistungserbringern, Kostenträgern und Patienten in die Anreizstruktur des Versorgungsprozesses angestrebt. Managed Care ist somit nicht nur ein Versorgungs- sondern gleichzeitig ein Versicherungskonzept. Konstitutiv ist für das Funktionieren und das Verständnis von Managed Care, dass Kosten und Qualität keine gegenläufigen Zielgrößen sind, sondern durch den Einsatz von Versorgungs- und Versiche-

---

[102] Schwartz/Wismar(2003), S. 571
[103] Eichhorn/Schmidt-Rettig(1998), S. 11
[104] Schulenburg et al(1999), S. 106

rungsinstrumenten auf der Struktur- und Prozessebene der Versorgung kompatibel gemacht werden können.[105]

Managed Care wird daher in dieser Arbeit nicht als geschlossenes Konzept verstanden, sondern als Paradigma einer gesteuerten Versorgung, bei dem durch Prozess-, Struktur- und Ergebnisverantwortung der unmittelbar und mittelbar an der Gesundheitsversorgung Beteiligten das Ziel einer verbesserten Qualität und Wirtschaftlichkeit der Versorgung erreicht werden soll.

3.1.2 Organisationsformen und Instrumente von Managed Care

Im Rahmen von Managed Care existieren zahlreiche Steuerungsinstrumente und Managementstrategien, die in den USA entwickelt wurden und auch dort eingesetzt werden.[106] Grundsätzlich können im Rahmen von Managed Care Steuerungsmöglichkeiten durch verschiedene *Organisationsformen* und Managed Care-*Instrumente* unterschieden werden.[107] Abb. 4 macht den Einsatz dieser beiden Elemente deutlich. Die Kostenträger können auf der individuellen Leistungsebene Instrumente implementieren, die das Anreizverhalten von Leistungserbringern (Qualitätsmanagement und Vergütungssystem) und Versicherten (Prämien- und Leistungsgestaltung) steuern.

Die unterschiedlichen *Organisationsformen* bestimmen die Struktur von Leistungser-bringern und deren Netzwerken sowie die Struktur und das Geschäftsmodell der Leistungsfinanzierer. Die Organisationsform bestimmt im Rahmen von Managed Care daher mittelbar die Beziehung und die Machtverhältnisse zwischen den beteiligten Leistungserbringern und Kostenträgern. Als Organisationsträger der einzelnen Organisationsformen kommen dabei beide Gruppen (versicherungs- und anbieterorientierte Organisationsformen) in Betracht, es ergeben sich jedoch auch Möglichkeiten für Dritte, sich als Organisationsträger der Gesundheitsversorgung zu etablieren. Insbesondere in den USA haben sich private, börsennotierte Unternehmen als Organisationsträger im Managed Care-Bereich etabliert.[108] Grundsätzlich lassen sich versicherungsorientierte und anbieterorientierte Organisationsformen unterscheiden.

---

[105] vgl. Amelung/Schumacher(2003), S.7
[106] vgl. Rüschmann/Roth/Krauss(2000), S. 53-55
[107] vgl. Baumann/Stock(1996), vgl. Amelung/Schumacher(2003), S.8
[108] vgl. Wirthner/Ulrich(2003), S. 259

Abbildung 4: Organisationsformen und Instrumente in Managed Care-Konzepten

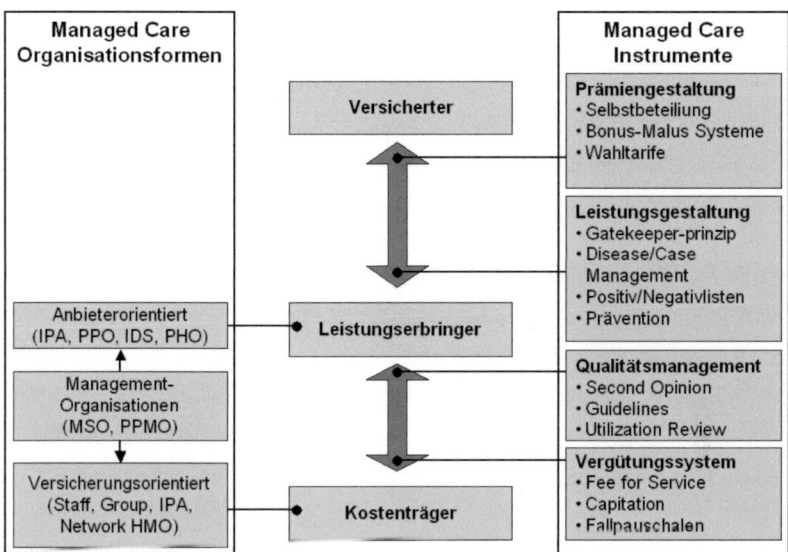

Quelle: In Anlehnung an Wiechmann(2003), S. 51 und Amelung/Schumacher(2003), S. 8

Versicherungsorientierte Organisationsformen

Die Health Maintenance Organization (HMO) als Grundmodell der versicherungsorientierten Organisationsformen integriert Finanzierungs- und Versorgungsfunktionen in einer Organisation. Grundsätzlich zeichnen sich alle unter dem Label HMO firmierenden Gesundheitspläne durch eine sehr kompetitive fixe Prämie und eine umfassende Gesundheitsversorgung der Versicherten aus, wobei der individuelle Behandlungsumfang durch den HMO-Arzt festgelegt wird.[109] Es lassen sich *Staff HMO, Group HMO, IPA HMO* und *Network HMO* unterscheiden.[110]

Bei der *Staff HMO* sind Ärzte und andere Leistungserbringer fest bei einer HMO angestellt und gegenüber dem Management der HMO weisungsgebunden.[111] Die Staff HMO ist somit die konsequenteste Umsetzung einer medizinischen und ökonomischen Gesamtverantwor-

---

[109] vgl. Baumann/Stock(1996), S. 59
[110] vgl. Wiechmann(2003), S. 54; vgl. Baumann/Stock(1996), S. 60
[111] Dabei können einzelne Ärzte durchaus auch Miteigentümer einer Staff HMO sein

tung, da angebotsinduzierte Nachfrage durch den Arzt verhindert wird. Der Leistungsstandard muss jedoch im Gegenzug über umfangreiche Qualitäts-sicherungsmaßnahmen aufrecht erhalten werden.[112] Im Fall der *Group HMO* organisieren sich Ärzte selbstständig in einer Gruppenpraxis oder Arbeitsgemeinschaften und stellen ihre Dienstleistung einer oder mehreren HMOs zur Verfügung. Die Vergütung dieser Dienstleistung durch die HMO erfolgt über eine Capitation. Über das interne Vergütungsmodell, Investitionen und Vertragsbeziehungen zu Dritten (z.B. HMO externe Krankenhäuser und Spezialisten oder mittelbare Leistungserbringer) entscheiden die Ärzte der Group HMO dabei selbständig.[113]

In einer *IPA HMO* (Independent Practitioner Association HMO) schließen sich freiberuflich tätige Ärzte zusammen, um ihre medizinischen Leistungen mehreren HMOs anzubieten. Ziel des Zusammenschlusses ist ein vergrößerter Versicherungspool bei einzelnen HMOs und einhergehend damit eine verbesserte Verhandlungs- und Marktposition gegenüber der HMO.[114] Die IPAs sind am ehesten mit den deutschen KVen vergleichbar, allerdings stehen die einzelnen IPAs im Gegensatz zum KV-Monopol im Wettbewerb untereinander.[115]

Die *Network HMOs* werden auch als Point of Service (POS) Modelle bezeichnet.[116] Eine Network HMO ist ein Zusammenschluss verschiedener HMOs bzw. ein Zusammenschluss von HMOs und Krankenversicherungsmodellen bzw. Ärztenetzen. Der Zusammenschluss dient dem Ziel, auch in dünn besiedelten Gebieten die Leistungen einer HMO anbieten zu können. Dabei kann eine Network HMO ihre Größenvorteile und überregionale Marktposition nutzen, um besondere Konditionen bei Leistungser-bringern und bei der Nutzung regionaler Infrastruktur zu erhalten (z.B. Bettenkapazitäten und Nutzung von Großgeräten).[117]

Anbieterorientierte Organisationsformen

Die steigende Bedeutung anbieterorientierter Organisationsformen ist vor allem auf die starke Steuerungsrolle von Krankenversicherungsunternehmen in den USA zurückzuführen. Der Zusammenschluss von Anbietern von Gesundheitsleistungen hat dabei das Ziel, bessere Markt- und Verhandlungspositionen zu etablieren. Man unterscheidet hierbei grundsätzlich

---

[112] vgl. Wiechmann(2003), S. 54
[113] vgl. Baumann/Stock(1996), S. 61
[114] vgl. Wiechmann(2003), S. 54
[115] vgl. Paeger(2004), S. 147
[116] vgl. Wiechmann(2003), S. 55
[117] vgl. Baumann/Stock(1996), S. 62

Preferred Provider Organizations (PPO) und die *Physicians Hospital Organizations (PHO).*[118]

Die PPOs sind ein relativ junges Versicherungsmodell und setzen ähnlich wie HMOs bei der Angebotseite der Gesundheitsversorgung an. Es kommen jedoch andere Instrumente bei anderen Anreizstrukturen zum Einsatz. In einer PPO sind Leistungserbringer in einer Art „Verkaufsgenossenschaft"[119] organisiert, wobei jeder Arzt bzw. Krankenhaus weiterhin eine vergütete Einzelleistung erbringt, auf diese jedoch zum Teil erhebliche Preisnachlässe gewährt. Therapiefreiheit und freie Arztwahl bleiben in diesem System grundsätzlich erhalten.[120] Externe Leistungserbringer („Non-Preferred Provider") können bei Inkaufnahme erhöhter Zuzahlungen oder Selbstbehalten ebenfalls aufgesucht werden.[121] Es fehlt somit die für die HMO typische Kostenbeteiligung der Ärzte; stattdessen findet ein Qualitätswettbewerb zwischen denjenigen Ärzten statt, welche langfristig von einer Mitgliedschaft in der PPO profitieren wollen.[122] Die Versicherungsprämien für eine PPO liegen teilweise nur geringfügig über denen einer HMO,[123] eine PPO profitiert dabei vor allem von den vergleichsweise geringen Verwaltungskosten.[124] Die PHOs sind analog zu den PPOs aufgebaut und können auch als ‚Hospital PPO' bezeichnet werden.[125] Die Initiative zur Gründung einer PPO liegt hier bei den Krankenhäusern.

Wie Abb. 4 zeigt, können Steuerungs- und Koordinierungsaufgaben zwischen Kostenträgern und Leistungserbringern von unabhängigen Dritten, den sogenannten *Management Service Organizations (MSOs)* übernommen werden. Diese bieten Management-, Beratungs- und administrative Dienstleistungen für die HMO bzw. IPA an.[126] Insbesondere für Ärztinnen und Ärzte, die in der Regel keine Managementtechniken während der Ausbildung erlernt haben, sind die Beratungsleistungen einer MSO von Interesse, um jederzeit einen Überblick über das

---

[118] Auch die IPAs werden oft als anbieterorientierte Organisationsform bezeichnet, da sie als rechtlich selbständige Einheit Vereinbarungen und Verträge mit andern Leistungserbringern und Dienstleistern (z.B. MSOs) schliessen können (vgl. Wirthner/Ulrich(2003), S.259). Organisatorisch wird eine IPA jedoch häufig als „Sub-HMO" betrachtet (vgl. Baumann/Stock(1996), S. 63).

[119] Wiechmann(2003), S. 56

[120] Gerade für Patientengruppen, die eine Zweitmeinung oder die Wahlfreiheit des Arztes besonders schätzen, sind PPOs daher eine attraktive Versicherungsform. Einige HMOs werben daher ganz bewusst unter dem Label einer angeblichen PPO, um diese i.d.R. „guten Risiken" zu attrahieren. Dabei wird oft erst im Kleingedruckten der Versicherungsbedingungen deutlich, dass es sich bei sehr hohen Zuzahlungen für Non-Preferred Provider faktisch um eine HMO und nur de iure um eine PPO handelt (vgl. Paeger(2004), S.149).

[121] vgl. Wiechmann(2003), S. 56

[122] vgl. Baumann/Stock(1996), S. 65

[123] vgl. Paeger(2004), S. 148

[124] vgl. Baumann/Stock(1996), S. 65

[125] vgl. Paeger(2004), S. 149

[126] vgl. Wiechmann(2003), S. 57

Optimum von Preis und Menge der zu erbringenden Leistungen zu erhalten. Die optimale Outputmenge kann nur über einen entsprechend großen Versichertenpool für den einzelnen Arzt erfolgen, wofür eine Vielzahl von Verträgen mit unterschiedlichen Leistungsanbietern und Kostenträgern notwendig ist. MSOs sorgen im Rahmen des Vertragsmanagements daher für eine signifikante Senkung der Tranksaktionskosten.

Im Rahmen der Gesundheitsreform in den USA (Patient Protection and Affordable Care Act PPACA) im Jahre 2010 ist mit den *Accountable Care Organizations* (ACO) eine weitere Organisationsform entstanden. In ACOs schliessen sich Leistungserbringer verschiedener Sektoren (Haus-/Fachärzte, Krankenhäuser, Rehabilitationseinrichtungen) zusammen und sind für die Versorgung einer vorher definierten Bevölkerungsgruppe verantwortlich. Dabei werden die ACOs höher vergütet, wenn die Versorgung nach hohen medizinischen Standards erfolgt. [127] Im Gegensatz zu versicherungsorientierten Organisationsformen liegt die Verantwortung für Qualitäts- und Kostenkontrolle bei der ACO; dies setzt eine starke Rolle der Primärversorgung („strong foundation of high-performing primary care") voraus.[128]

Eine Vielzahl an Managed Care *Instrumenten* hat sich in verschiedensten Ausprägungen herausgebildet.[129] Wie in Abb. 4 deutlich wird, lassen sich grundsätzlich patientenorientierte Instrumente im Rahmen der Prämien- und Leistungsgestaltung sowie Instrumente zur Sicherstellung von Qualität und Preis der erbrachten Leistungen unterscheiden.

Wichtigste Voraussetzung eines zielorientierten Instrumenteneinsatzes im Rahmen von Managed Care ist die Möglichkeit des selektiven Kontrahierens. Mit diesem ersten Schritt der Vertragsgestaltung wird vor allem eine Qualitäts- und Kostenkontrolle sowie Planungssicherheit für die *Managed Care Organization (MCO)* angestrebt. Existiert ein Überangebot an Leistungserbringern, so kann die MCO Leistungsanbieter von geringer Qualität ausschließen und damit einen signifikanten Anteil der Einsparungen bereits vor dem eigentlichen Versorgungsprozess realisieren. Es ist daher fraglich, ob die Qualität der ärztlichen Leistung unabhängig vom individuellen Patientenprofil der einzelnen Arztpraxis ist oder ob über die

---

[127] vgl. Ilgner/Slowik(2014), S.21
[128] Vgl. Rittenhouse et al (2009), S.2303
[129] Eine ausführliche Darstellung aller Instrumente findet sich bei Baumann/Stock (1996), Wiechmann (2003) und Amelung/Schumacher(2003). In dieser Arbeit werden vor allem diejenigen Instrumente ausführlich betrachtet, die grundsätzlich auf das deutsche Gesundheitssystem anwendbar sind und Ansätze für die Entwicklung von Gesundheitsdienstleistungen im Rahmen integrierter Versorgungskonzepte bieten, welche auf die verbesserte Effizienz und Effektivität der Arzneimitteltherapie abzielen.

Möglichkeit der selektiven Kontrahierung lediglich Risikoselektion durch die MCO und eine Maximierung der Rabatte angestrebt wird.[130]

Instrumente der Prämiengestaltung

Das Anreizverhalten der Patienten bei der Inanspruchnahme von Leistungen kann in einer MCO über die Instrumente der Wahltarife, Selbstbeteiligung und Bonus-Malus Systeme erfolgen. Wahltarife und Leistungsausschüsse sind vorvertragliche Instrumente und werden von der MCOs unter der Annahme genutzt, dass der einzelne Versicherte sein Erkrankungsrisiko selbst am besten kennt und den für ihn optimalen Tarif wählt. In der deutschen PKV kann der Versicherte ebenfalls verschiedene Tarife wählen;[131] es ist jedoch in jedem Fall gewährleistet, dass der Leistungskatalog der GKV zur Verfügung steht. Problematisch ist im Fall der Auswahl des Tarifs durch den Versicherten die zeitliche Trennung von Leistungsfinanzierung durch heutige Beiträge und die Unsicherheit über die zukünftige Art der Leistungsinanspruchnahme, was zu einer Fehleinschätzung zukünftiger Leistungen insbesondere durch junge Versicherte führen kann.[132] Ein Wahltarif führt implizit zu Leistungsausschüssen bzw. einer Selbstbeteiligung von 100% für entsprechende Leistungen.

Das Instrument der Selbstbeteiligung ist dabei eines der wichtigsten nachvertraglichen Instrumente, um die Inanspruchnahme der Leistungen durch den Versicherten zu steuern und die Beteiligung des Versicherten am Behandlungsprozess zu erhöhen. Es existieren zahlreiche Möglichkeiten der Ausgestaltung einer Selbstbeteiligung;[133] in der GKV werden verschiedene Formen der Selbstbeteiligungen vor allem bei Arzneimitteln und Heil- und Hilfsmitteln eingesetzt.[134] In einer PPO wird das Instrument der Selbstbeteiligung zudem verstärkt zur Steuerung der Patientenströme eingesetzt, indem die Selbstbeteiligung bei Leistungserbringern außerhalb der PPO deutlich erhöht wird. In fast allen Ländern existiert eine direkte Eigenbeteiligung der Versicherten. Diese Eigenbeteiligung ist jedoch in den Ländern am niedrigsten, welche über ein ausgeprägtes Primärarztsystem verfügen.[135] Das Instrument der Selbstbeteiligung auf der Leistungsebene kann in Form einer Bonus-Malus Regelung auf die Ebene der Versicherungsnehmer übertragen werden, so dass ein Anreiz des Versicherten zur

---

[130] vgl. Amelung/Schumacher(2003), S. 101ff
[131] auch in der GKV ist es seit Inkrafttreten des GKV-WSG den Krankenkassen möglich Wahltarife nach §53 SGB V anzubieten.
[132] vgl. Amelung/Schumacher(2003), S. 109f
[133] vgl. Schulenburg(1987)
[134] vgl. Schnell(2002); vgl. Chou(1993)
[135] vgl. Schneider(1999), S, 18ff

wirtschaftlichen Inanspruchnahme von Leistungen für eine bestimmte Zeitperiode gesetzt wird.[136]

Einen weiteren Bereich der Einwirkung auf das Versichertenverhalten ist der Bereich der Prävention. Durch Kontrollinstrumente und entsprechende Informations- und Kommunikationspolitik, Schulungsprogramme und Präventionsangebote wird auf das Verhalten des Versicherten eingewirkt, um die Eintrittswahrscheinlichkeit eines Krankheitsfalls zu verringern.[137] Diese Maßnahmen gehen davon aus, dass der Versicherte Mitproduzent der eigenen Gesundheit ist[138] oder die Leistung in einem klaren Zusammenhang mit dem Alterungsprozess steht.[139] Neben der primären Prävention ist die sekundäre und tertiäre Prävention in bestimmten Krankheitsfeldern von besonderem Interesse, da bei Vorliegen bestimmter chronischer Erkrankungen (z.B. Bluthochdruck, erhöhter Cholesterinspiegel, Diabetes) durch ein gezieltes Monitoring des Gesundheitszustands schwere Folgeerkrankungen möglicherweise verhindert werden können. Besonders für den Bereich der Prävention wird daher immer wieder auf den Einsatz von zusätzlichen Gesundheitsdienstleistungen verwiesen, die möglicherweise auch von der Pharmaindustrie erbracht werden könnten.[140]

Instrumente der Leistungsgestaltung

Neben Präventionsmaßnahmen, die im Leistungssektor erbracht werden, setzt Managed Care mit einer Vielzahl von Instrumenten bei der Steuerung der Leistungsgestaltung an. Die wichtigsten Elemente sind dabei das *Gatekeeper-Prinzip*, das *Disease* und *Case Management* sowie die Steuerung von Inputfaktoren über *Formularies* bzw. *Positiv-* und *Negativlisten*.

Das *Gatekeeper-Prinzip* ist eines der wichtigsten und am häufigsten eingesetzte Managed Care Instrumte. Der Patient wählt dabei einen Hausarzt, den er in der Regel bei allen gesundheitlichen Beschwerden zunächst konsultiert. Der Gatekeeper entscheidet dann je nach Zustand des Patienten, ob er die Behandlung selbst übernehmen kann oder ob und an welche

---

[136] vgl. Breyer/Zweifel(2003[4]), S. 212

[137] vgl. Wiechmann(2003), S. 70; vgl. auch Breyer/Zweifel(2003[4]), S. 232ff: Eine wichtige Voraussetzung für die Wohlfahrtsoptimalität von Prävention ist die Tatsache, dass der Versicherer die Präventionsanstrengungen beobachten kann; erst dann können die positiven Effekte dieser Prävention über verminderte Prämien weitergegeben werden.

[138] vgl. Amelung/Schumacher(2003), S. 113;

[139] Beispiel in der GKV ist der Zahnersatz bei dem der Zuschuss abhängig von der nachgewiesenen Vorsorge durch regelmäßige Kontrollbesuche ist. Beim Brillenersatz gilt ebenfalls ein sehr geringer Zuschuss, da hier eine starke Altersabhängigkeit besteht, so dass davon auszugehen ist, dass nahezu jeder Versicherte diese Leistung irgendwann in Anspruch nehmen wird und daher dieses Leistungsrisiko nicht über die Solidargemeinschaft abgesichert und finanziert werden muss

[140] vgl. Bletzer(1998)

weiteren Leistungserbringer er den Patient überweist.[141] Der Gatekeeper kanalisiert somit den Eintritt ins professionelle Gesundheitssystem und koordiniert die weiteren, auch sektorübergreifenden Behandlungsschritte. Voraussetzung für ein funktionierendes Gatekeeping ist dabei zum einen, dass der Primärarzt über die erforderliche Qualifikation verfügt, um den Gesundheitszustand des Patienten und die notwendigen Behandlungsschritte richtig einzuschätzen. Der Primärarzt muss zudem über die nicht-medizinischen Fähigkeiten verfügen, um einen komplexen Behandlungsprozess „zu organisieren bzw. zu managen"[142]. Daher ist die Schaffung eines steten Informationsflusses an den Primärarzt und die Schaffung einer entsprechenden Infrastruktur (IT-Systeme, einheitlicher Dokumentationsstandard, Monitoring-Tools) unerlässlich. Eine ähnliche Rolle des Hausarztes wird auch im deutschen Gesundheitswesen diskutiert und stellt keine strukturelle Innovation dar.[143] Es fehlte allerdings in Deutschland in der Vergangenheit eine konsequente informationstechnische Integration der Leistungsbereiche, die den besonderen Anforderungen an die Qualität und Sicherheit medizinischer Daten genügt,[144] so dass die Aufgabe des Hausarztes in den meisten Fällen auf seine „Tür-Öffner"-Funktion beschränkt blieb.[145] Für den Versicherten ist die Einschränkung der freien Arztwahl beim Gatekeeping im Allgemeinen mit einer Prämienreduktion verbunden.

Disease Management Programme (DMP) werden unabhängig von Managed Care seit einiger Zeit auch in Deutschland angewendet. Einsparpotenziale bieten sich bei den DMPs durch eine optimierte Arzneimitteltherapie und eine Vermeidung von stationären Aufenthalten der Patienten. Insofern ist ein Engagement in DMPs eine mögliche Option der Beteiligung für pharmazeutische Unternehmen, die mit ihren Produkten in den jeweiligen Indikationen tätig sind.[146]

Ob und inwieweit Managed Care tatsächlich eine notwendige Voraussetzung für die Etablierung von Disease Management ist, wird in der Literatur kontrovers diskutiert: LAUTERBACH vertritt die Auffassung, dass Disease Management auch außerhalb von Managed Care-Versorgungsstrukturen umgesetzt werden kann.[147] NEUFFER und LONSERT hingegen gehen davon aus, dass Disease Management Programme nur dann einen Beitrag zur rationalen

[141] vgl. Wiechmann(2003), S. 59
[142] Baumann/Stock(1996), S. 45
[143] vgl. Wiechmann(2003), S.59
[144] zur Rolle der Informationstechnologie im Gesundheitswesen vgl. Szathmary(1999), S. 68ff
[145] erst in jüngster Zeit wird die Informationstechnologie vermehrt und gezielt zur Verbesserung der Versorgungsprozesse eingesetzt (vgl. Jäckel(2008))
[146] vgl. Lankers(1997), S. 31
[147] vgl. Lauterbach (1997), S.169 u. S.178

Gesundheitsversorgung liefern, wenn sie in einem bestehenden Managed Care-Umfeld umgesetzt werden.[148] Voraussetzung für einen dauerhaften Erfolg eines Disease Management Programms ist ein funktionierender Steuerungskreislauf, bei dem die Wissensbasis, auf Grundlage welcher die Leistungserstellung erfolgt, mit Hilfe eines Feedback-Systems beständig verbessert wird.[149]

Case Management setzt im Gegensatz zum Disease Management bei der Koordination und dem Management komplexer Versorgungsprozesse an, insbesondere wenn ein stationärer Aufenthalt oder die Behandlung durch Spezialisten notwendig wird.[150] Das Case Management ist dabei anders als das Disease Management auf die zeitlich begrenzte Versorgung von schweren, lebensgefährlichen Verletzungen beschränkt, z.B Schlaganfall, Transplantation, schwere Kopfverletzungen. Case Management kann allgemein wie folgt definiert werden:

> *„Case Managemet is a collaborative process which assesses, plans, implements, coordinates, monitors and evaluates the options and services required to meet an individual's health needs using communication and available resources to promote quality, cost-effective outcomes"[151]*

Diese Definition besitzt allerdings nicht nur für den Fall besonders schwerer Krankheitsfälle Gültigkeit, sondern umschreibt auch die Gesamtheit der Ziele eines Gesundheitssystems. Das Case Management als Methode bei der Betreuung hochkomplexer Einzelfälle definiert EWERS ET AL (2005) konkreter:

> *„Case Management ist eine auf den Einzelfall ausgerichtete diskrete, d. h. eine von unterschiedlichen Personen und in diversen Settings anwendbare Methode zur Realisierung von Patientenorientierung und Patientenpartizipation sowie Ergebnisorientierung in komplexen und hochgradig arbeitsteiligen Sozial- und Gesundheitssystemen."[152]*

Im Rahmen des Case Management können drei Kernfunktionen unterschieden werden. Der Case Manager kann zum einen als Anwalt des Patienten auftreten (*Advocacy-Funktion*), als Makler zwischen Leistungsanbieter und Patient (*Broker-Funktion*) oder auch als Gate-Keeper

---

[148] vgl. Lonsert (1996), S.12; vgl. Neuffer(1997), S.162
[149] vgl. Claes/Mahlfeld(1999), S.35ff
[150] vgl. Lankers(1997), S. 30
[151] Mullahy(1996), S.274
[152] Ewers et al(2005)

den Zugang des Patienten zum Gesundheitssystem steuern.[153] Das Case Management im Rahmen von Managed Care wird normalerweise von hauptamtlichen Case Managern (meist speziell ausgebildeten Krankenschwestern) durchgeführt, die den Patienten durch den Behandlungsprozess führen, selbst jedoch keine medizinischen Behandlungen vornehmen. Optimalerweise setzt die Arbeit des Case Managers bereits prospektiv z.b. mit der Planung einer anstehenden Operation ein. Hierfür werden in einer Informationsphase die zu betreuenden Fälle definiert und im weiteren der Behandlungsprozess medizinisch und ökonomisch geplant. Nach Zustimmung des Auftraggebers wird dieser Plan implementiert, der Behandlungsverlauf kontrolliert und das Ergebnis evaluiert. Das Aufgabenspektrum des Case Manager umfasst dabei neben der medizinischen Koordination auch berufsorientierte Aktivitäten (Rehabilitation, Wiedereingliederung) sowie finanzielle Beratung.[154]

Der Ansatz des Case Managements zeigt, dass auch indirekte Kosten (z.B. Arbeitsausfall, eingeschränkte Mobilität) in die Koordination des Versorgungsprozesses miteinbezogen werden können. Gerade im Bereich des Case Managements bietet sich daher ein breites Betätigungsfeld für unabhängige Dritte, die das Case Management als Auftragnehmer durchführen oder entsprechende Unterstützungsinstrumente für ein effektives Case Management zur Verfügung stellen.

Ein weiteres Instrument der Leistungsgestaltung sind *Positiv-* bzw. *Negativlisten*, auch *Formularies* genannt. Formularies betreffen den Einsatz von Arzneimitteln in Managed Care Organisationen und haben somit einen direkten Einfluss auf das Umsatzpotenzial der pharmazeutischen Industrie in MCOs. Mit Negativlisten kann der Einsatz unwirksamer oder unwirtschaftlicher Arzneimittel ausgeschlossen werden; Positivlisten geben für bestimmte Behandlungsschritte ein bestimmtes Medikament vor. Unbedenklich ist die Einschränkung der Arzneimittelauswahl in den meisten Fällen dann, wenn ein Originalpräparat durch ein preisgünstiges Generikum substituiert werden kann.[155] Für die pharmazeutische Industrie ist es von besonderem Interesse, sich noch vor Festlegung der Formularies in den Gestaltungsprozess einbringen zu können. Je nach Geschäftsmodell des Unternehmens (forschendes Unternehmen oder Generikahersteller) können die Hersteller über Zusatzangebote bzw. alternative Preisgestaltung einem Ausschluss ihrer Präparate entgegenwirken. Hier finden sich Ähnlichkeiten zum Krankenhausgeschäft, bei dem in bilateralen Verhandlungen zwischen

---

[153] vgl. SVR(2007), Ziff. 208
[154] vgl. Amelung/Schumacher(2003), S.193ff
[155] vgl. Wiechmann(2003), S. 65

Krankenhaus und Unternehmen eine Listung bestimmter Präparate und ggf. auch entsprechende Absatzmengen vereinbart werden können.

Instrumente des Qualitätsmanagements

Das Qualitätsmanagement in einer MCO erfolgt über die Instrumente von *Second-Opinion*, *Guidelines* und einem *Utilization Review*, wobei in diesem Zusammenhang lediglich die beiden letztgenannten Instrumente betrachtet werden, da das Einholen einer Zweitmeinung strukturell keinen Einfluss auf die Rolle von mittelbaren Leistungserbringern und ihren Produkten im Versorgungsprozess hat.[156]

Das *Utilization Review* stellt ein wichtiges Element von Managed Care dar, da es mit einem unmittelbaren Eingriff in Art und Umfang der Leistungserstellung seitens der Kostenträger verbunden ist und mit einem Verlust der Diagnose- und Therapiefreiheit des Arztes einhergehen kann.[157] „Im Rahmen von individuellen Behandlungsbegutachtungen wird beim Utilization Review die Angemessenheit des Einsatzes der medizinischen Leistungen beurteilt.“[158] Dabei geht es nach RESTUCCIA (1995) um drei Fragen:[159]

- Veranlassen die Symptome eines Patienten zu der Annahme, dass bestimmte kostenintensive medizinische Leistungen erbracht werden sollten oder kann auf preisgünstige Alternativen zurückgegriffen werden?
- Muss ein Patient wirklich stationär behandelt werden oder gibt es ambulante Therapiealternativen?
- Wenn ein stationärer Aufenthalt unvermeidlich ist, wie lange sollte er maximal dauern?

Utilization Review ist dabei nur der Überbegriff für eine Vielzahl unterschiedlicher Ausprägungen und Formen der Behandlungsbegutachtung. Das Qualitätsmanagement bzgl. der Arzneimitteltherapie kann auch in Form von Pharmakotherapiezirkeln erfolgen. Dabei diskutiert eine moderierte Gruppe von Ärzten basierend auf themen- oder indikationsgruppenbezogene Verordnungsanalysen verschiedene Therapiekonzepte und erarbeitet gemeinsam

---

[156] Das Zweitmeinungsverfahren erfordert z.B. vom Pharmaunternehmen lediglich, dass es Kenntnis über die Zusammenbarbeit der beiden Ärzte hat und beide von der Vorteilhaftigkeit einer Therapieoption überzeugen muss
[157] vgl. Amelung/Schumacher(2003), S. 207
[158] Wiechmann(2003), S. 60
[159] vgl. Restuccia(1995), S.253

Alternativen für eine rationale Arzneimitteltherapie.[160] Als Nachteile des Utilization Reviews werden immer wieder Bürokratieaufwand und die latente Rechtfertigungssituation des Arztes gegenüber dem Kostenträger und dem Patienten genannt.[161]

Instrumente zur Steuerung der Leistungsvergütung

Bei der Betrachtung der Instrumente im Rahmen der Leistungsvergütung ist insbesondere die Möglichkeit einer Capitation und die Einführung von Fallpauschalen von Interesse. In beiden Fällen handelt es sich um prospektive Vergütungsformen, die zum Ziel haben, die angebots-induzierte Mengenausweitung seitens der Leistungserbringer einzudämmen und somit zu Einsparungen im Rahmen der Gesundheitsversorgung zu gelangen.[162] Die Capitation ent-spricht dabei „[...] dem Erwartungswert der Leistungen der eingeschriebenen Mitglieder [eines Managed Care Modells] [...]".[163] Aufgrund der prospektiven Dimension dieser Vergü-tungsform und der uneinheitlicher Verwendung des Begriffs „Kopfpauschale" schlägt POPP (1997) die Übersetzung „Kopfbudget" vor.[164] Werden alle durch die Leistungserbringer veranlassten Leistungen (also auch Überweisungen an Dritte und sonstige Dienstleistungen) des Patienten durch die Capitation abgedeckt, so trägt der Leistungserbringer das volle Morbiditätsrisiko. Versicherungstechnisch ist die Kalkulation eines solch umfangreichen Kopfbudgets problematisch und birgt finanzielle Risiken für Kostenträger und Leistungser-bringer.[165] Entscheidend für eine erfolgreiche Vergütung durch eine Capitation ist daher, dass die Höhe der Capitation unter den zu erwartenden Kosten der Regelversorgung liegt, gleich-zeitig aber eine ausreichende und eine konkurrenzfähige Versorgungsqualität bietet und das Einkommen der teilnehmenden Ärzte sichert.[166]

Fallpauschalen beziehen sich im Gegensatz zu einer Capitation nicht auf die umfassende Versorgung eines Patienten oder Versicherten, sondern werden für die Erbringung bestimmter Leistungen in konkreten Fällen vereinbart. Beispielhaft hierfür ist die Abrechnung ambulanter Leistungen nach dem DRG-System, das auch in Deutschland Anwendung findet. Die Berech-nung von Fallpauschalen erfordert ebenfalls umfangreiche Kalkulationen, um aufbauend auf einem morbiditätsorientierten Patientenklassifikationsschema und typischen Behandlungsab-

---

[160] vgl. Schubert/Köster/von Ferber(2000), S.153
[161] vgl. Schlesinger et al(1997), S.108
[162] vgl. Wiechmann(2003), S.157
[163] Popp(1997), S.42
[164] vgl. Popp(1997), S.43
[165] vgl. Wiechmann(2003), S.155f
[166] vgl. Baumann/Stock(1996), S.48

läufen die entsprechende Pauschale zu kalkulieren.[167] Fallpauschalen können auch ohne Managed Care Strukturen eingesetzt werden und dienen vor allem als Anreize zur Prozessoptimierung im Rahmen der Leistungserbringung.

Zusammenfassend wird deutlich, dass bereits auf der Beziehungsebene zwischen Versichertem und Leistungserbringer, sowie zwischen Leistungserbringer und Kostenträger viele der Managed Care Instrumente und Organisationsformen auch im Rahmen des Kollektivvertragsrechts der GKV Anwendung finden. Viele dieser Ansätze stellen für das deutsche Gesundheitswesen keine originären Innovationen dar, sondern es handelt sich teilweise nur um eine Renaissance längst bekannter Instrumente auf individueller Ebene, auf die auch der Sachverständigenrat zur Begutachtung der Entwicklung im Gesundheitswesen (SVR) immer wieder hingewiesen hat.[168] Nicht unterschätzt werden darf jedoch der Paradigmenwechsel in der GKV in Richtung einer individuellen, wettbewerblichen Steuerung der Gesundheitsversorgung, bei der die integrierten Versorgungskonzepte als Alternative zur herkömmlichen Versorgung bestehen und einzelvertragliche Vereinbarungen eine Variationen bzgl. ihres Einsatzes ermöglichen.

3.1.3 Versorgungsstrukturen in den USA und der Schweiz

Da international teilweise erhebliche Unterschiede in der Finanzierung des Gesundheitswesen und bei den Trägern der Finanzierung bestehen, ist Managed Care nicht in seiner Gesamtheit auf das deutsche Gesundheitswesen übertragbar und daher diesbezüglich nur eine Diskussion zur Übertragbarkeit von Teilaspekten bzw. einzelnen Elementen sinnvoll erscheint. Als internationale Vorbilder bieten sich die USA und die Schweiz an. Die USA sind als Ursprungsland von Manged Care Referenzland für die Übertragung in andere Gesundheitssysteme; in der Schweiz wurde erstmals gezeigt, dass die in den USA entwickelten Konzepte auch auf vollkommen anders strukturierte Gesundheitssysteme übertragbar sind.[169]

USA

Trotz der Fülle an unterschiedlichen Versorgungsmodellen in den USA darf das amerikanische Gesundheitswesen nicht mit Managed Care gleichgesetzt werden.[170] Managed Care in den USA ist auf das Scheitern einer Kostenkontrolle und Qualitätssicherung des nationalen

---

[167] vgl. Baumann/Stock(1996), S.50
[168] vgl. Amelung/Schumacher(2003), S. 9, vgl. SVR(1989, 1995, 2003)
[169] vgl. Wiechmann(2003a), S. 1
[170] vgl. Paeger(2004), S.155

Gesundheitsdienstes zurückzuführen, der bis 1970 die Gesundheitsversorgung in den USA organisierte. 1973 wurde mit dem HMO-Act die Voraussetzung für die finanzielle Förderung von MCOs geschaffen. Gleichzeitig wurde Firmen ab 25 Mitarbeitern die Inanspruchnahme von HMOs empfohlen. Der HMO-Act institutionalisierte sie als Alternative zu den traditionellen Krankenversicherungsunternehmen.[171] Heutzutage ist der ursprüngliche Ansatz von Managed Care, die geschlossene Staff-Model-HMO kaum noch vertreten; nur 3,4% der Versicherten waren 1994 noch in einer solchen HMO versichert; es dominierten die IPAs (38,2%) und gemischte Anbieterformen (29,6%)[172], zu denen auch integrierte Anbietersystem, die sogenannten Integrated Health Care Delivery Systems (IDS) gehören.[173]

Mit Inkrafttreten des PPACA konnte zudem ein starker Anstieg der ACOs von 227 auf über 400 beobachtet werden, welches insbesondere auf die Einführung des Medicare Shared Savings programs zurückzuführen ist.[174] Allein in ACOs von Medicare waren Ende 2013 insgesamt 5,3 Mio Amerikaner versichert.[175]

Bezüglich der Kosten für die Gesundheitsversorgung und die Inanspruchnahme von Leistungen konnten im Rahmen des Health Insurance Experiment (HIE) für die HMOs im Zeitraum 1976-1981 deutlich geringere Gesamtkosten pro Versicherten im Vergleich zu konventionellen Formen der Krankenversicherung nachgewiesen werden; spätere Studien bestätigten die Ergebnisse des HIE. Dabei konnte zudem festgestellt werden, dass Einsparungen vor allem im stationären Sektor durch die seltenere Verordnung teurer Untersuchungen und Behandlungen realisiert wurden. Weiterhin hatte die Organisationsform der HMO keinen eindeutigen Einfluss auf die Höhe der Gesamtkosten, bei den Honorierungsformen konnten je nach Detailregelungen Auswirkungen auf die Inanspruchnahme von Leistungen des ambulanten bzw. stationären Sektors festgestellt werden.[176]

Allerdings zeigt sich in den USA ebenfalls, dass die HMOs in den weiteren Jahrzehnten trotz gestiegenem Marktanteil die Gesundheitsausgaben bezogen auf das BIP nur leicht senken konnten.[177] Die Wachstumsraten der Ausgaben für das Gesundheitswesen konnten lediglich von 12% per annum vor Einführung von Managed Care in den 90ern auf 5,1%-7,0% begrenzt

---

[171] vgl. Mühlbacher(2002), S.41
[172] vgl. Baumann/Stock(1996), S. 70 auch zu weiteren Strukturmerkmalen von HMOs in den USA
[173] vgl. Amelung/Schumacher(2003), S.30
[174] vgl. Shaw (2014), S. 6
[175] vgl. Center for Medicare & Medicaid Services (2013)
[176] Eine Übersicht der durchgeführten Studien und dem HIE bietet Baumann/Stock(2002), S. 81ff
[177] vgl. Janus/Amelung(2004), S.650 Abb. 1

werden.[178] JANUS/AMELUNG (2004) arbeiten in einer Fallstudie für die Region San Francisco Bay Area im Jahre 2001/2002 anbieterseitige Erfolgsstrategien sowie Misserfolgsfaktoren in integrierten Versorgungsformen heraus. Als Misserfolgsfaktoren werden hierbei die mangelhafte faktische Integration insbesondere der Leistungserbringer, unzureichende lokale Konzentration der Anbieter und somit eine mangelhafte Erfüllung regionaler Bedürfnisse der Gesundheitsversorgung genannt.

Des Weiteren scheiterte die vollständige Verlagerung des Morbiditätsrisikos durch das Vergütungssystem der Capitation auf die Leistungserbringer. Die Capitation erreichte in den 90er Jahren aufgrund der bereits realisierten und für das Folgejahr eingepreisten Effizienzgewinne eine so geringe Höhe, dass besonders Krankenhäuser begannen, den Umfang der Risikoübernahme mit Hilfe anderer Vergütungssysteme zu reduzieren.[179] Nachfrageseitig offenbarte das Versorgungsmodell der HMO im Vergleich mit den stark wachsenden PPOs seine Schwächen im stark reglementierten Arzt-Patientenverhältnis. Ursprüngliche Prinzipien von Managed Care und dem HMO Modell im Besonderen -wie Verzicht auf freie Arztwahl, Gatekeeper-Prinzip und ‚prior authorizations'- sind in den meisten HMOs bereits flexibleren Regelungen gewichen, um im Wettbewerb mit den PPOs zu bestehen.[180] Große HMOs wiederum wie die Kaiser Permanente setzen auf eine noch stärkere Integration von Krankenversicherung, Leistungserbringern, Apotheken und Rehaeinrichtungen und konnten sich über diese Positionierung von Wettbewerbern absetzen und weitere Effizienzgewinne realisieren.[181]

Für die ACOs liegen bis dato nur wenige Daten zur Verbesserung von Qualität und Effizienz in der Versorgung vor.[182]

Schweiz

Das schweizerische Gesundheitssystem ist dem deutschen Gesundheitswesen sehr viel ähnlicher als dem amerikanischen und kämpft mit ähnlichen Ursachen der Kostenentwicklung.[183] Ein wichtiger Unterschied ist jedoch, dass Krankenkassen privatrechtliche Unternehmungen sind, die bei Einhaltung bestimmter Bedingungen quasi als gesetzliche Krankenkas-

---

[178] vgl. Roland Berger/BVMed(2002), S. 152
[179] vgl. Janus/Amelung(2004), S.651f
[180] vgl. Ärztezeitung(2005)
[181] vgl. FTD(2007)
[182] vgl. Shaw(2014), S.12; Ilgner/Slowik(2014), S.22
[183] vgl. Moll/Ulrich(2003), S.169ff

sen anerkannt werden.[184] Die Finanzierung erfolgt über personenbezogenen Versicherungs-prämien („Kopfpauschalen"); ein sozialer Ausgleich erfolg über staatliche Subventionen.

In der Schweiz wurden 1986 die Jahresfranchise als Variante der Grundsicherung und 1990 die Bonus-Versicherung und Versicherungsangebote mit eingeschränkter Arztwahl als Modelle neuer Formen der Krankenversicherung zugelassen. 1996 wurden diese Modelle mit Inkrafttreten des Krankenversicherungsgesetzes in das Regelangebot der Krankenversiche-rung übernommen.[185] Jahresfranchise und Bonus-Versicherung setzten dabei ausschließlich finanzielle Anreize für die Versicherten, die Anreizstrukturen im Leistungssektor blieben unverändert. Bei der Umsetzung der weiteren Versicherungsangebote wurden in der Schweiz vor allem die IPAs, staff- und group-model HMOs als Netzwerktypen etabliert.[186]

Im Vergleich zu den USA, wo knapp zwei Drittel der Bevölkerung in Managed-Care Model-len versichert sind, ist der Anteil der in ähnlichen Modellen Versicherten in der Schweiz sehr gering und regional sehr unterschiedlich. In zehn Kantonen beträgt der Anteil unter 1%; in anderen Kantonen mit einem höheren Angebot an MCOs 15 bis 22%.[187]

Insgesamt waren Ende 2006 in der Schweiz 123 Ärztinnen und Ärzte in HMO-Gesundheitszentren oder Standorten mit HMO-Angebot beschäftigt.[188] Dies entspricht unter 1% aller in Praxen tätigen Ärzte.[189] Sowohl Anzahl der Ärzte als auch Anzahl der in HMO Modellen Versicherten verharren zudem seit 2002 auf gleichem Niveau.

In ihrer Modellphase wurden alle drei Alternativformen der Krankenversicherung (Jahres-Franchise, Bonus-Versicherung, Gate-Keeper Modelle) von einer gesetzlich vorgeschriebenen Evaluation begleitet. Alle drei Versicherungsformen haben dabei „gute Risiken"[190] attrahiert, so dass für einen aussagekräftigen Vergleich diese Risikoselektion berücksichtigt werden musste. Alle Alternativformen zeigten dabei echte Kosteneinsparungen von 30-35% gegen-über traditionellen Krankenversicherungen, wobei ein besonders hoher Kostenunterschied bei den Arzneimitteln- und den Krankenhauskosten nachgewiesen werden konnte. Die Akzeptanz

---

[184] vgl. Paeger(2004), S.156
[185] vgl. Baur/Stock(2002), S. 136
[186] vgl. Paeger(2004), S.157; für einen ausführlichen Überblick zu Managed Care in der Schweiz vergleiche auch Steininger-Niederleitner/Sohn/Schöffski(2003)
[187] vgl. Wirthner/Ulrich(2003), S.265
[188] vgl. Berchtold/Hess(2004)
[189] vgl. FMH(2004): Ärztestatistik; eigene Berechnungen
[190] in diesem Fall junge Versicherte mit hohem Durchschnittseinkommen; überwiegend ohne chronische Krankheiten und subjektiv „sehr gutem" Gesundheitszustand

und Zufriedenheit der HMO-Versicherten war dabei vergleichbar hoch wie in traditionellen Versicherungsformen.[191]

Auch WERBLOW(2004) bestätigt in einer empirischen Analyse des Verhaltens von Allgemeinmedizinern in Hausarztmodellen bzw. HMOs in der Schweiz die Selektion guter Risiken in MC-Verträge.[192] Sowohl arzt- als auch patientenseitig zeigt sich, dass durch Managed Care Kosteneinsparungen erzielt werden konnten. Des Weiteren zeigt WERBLOW(2004), dass bezüglich der Überweisungswahrscheinlichkeiten und der direkten Arztleistungen Spill-over-Effekte von Managed Care auf die herkömmliche Gesundheitsversorgung existieren: Ärzte mit einer Managed-Care-Beteiligung zeigen für alle behandelten Patienten eine geringere Überweisungswahrscheinlichkeit als Ärzte, die lediglich in der herkömmlichen Versorgung tätig sind, und bieten diese Leistung -unabhängig von der Managed-Care-Beteiligung der Patienten- auch noch kostengünstiger an als Kollegen in der Regelversorgung.[193]

Am Beispiel der Schweiz zeigt sich jedoch auch, dass allein die Schaffung gesetzlicher Grundlagen nicht hinreichend für eine erfolgreiche Umsetzung von Managed Care ist. Versicherer, Leistungserbringer und Patienten nehmen nur in sehr geringem Umfang an Managed Care teil, seit 1999 wurden kaum neue Verträge geschlossen. Ursächlich hierfür sind u.a. fehlende Datentransparenz, fehlende finanzielle Incentives für die Hausärzte sowie eine zögerliche Verhaltensänderung seitens der Versicherten und Leistungserbringer. Mit der Einführung eines Kopfpauschalen-Systems wurde daraufhin die ökonomische Verantwortung der Hausärzte gestärkt und gleichzeitig der Einstieg in die sektorübergreifende Integration begonnen.[194]

Obwohl in einzelnen Modellen signifikante Einsparungen erzielt werden konnten, konnte das jährliche Wachstum der Gesamtausgaben, das im Zeitraum 1991-1996 bei 4,6% per annum lag, nach Inkrafttreten des KVG im Zeitraum 1996-2004 lediglich auf 4,0% begrenzt werden. Zudem nahmen die Kosten für stationäre und teilstationäre Behandlung im gleichen Zeitraum weiterhin überproportional zu und stellen mit ca. 47,6% (2004) den mit Abstand größten Kostenblock im Schweizer Gesundheitssystem.[195]

---

[191] vgl. Baur/Stock(2002), S. 140ff
[192] vgl. Werblow(2004), S.171
[193] vgl. Werblow(2004), S.220
[194] vgl. Roland Berger/BVMed(2002), S. 131f
[195] vgl. Bundesamt für Statistik, Medienmitteilungen Nr. 0350-0701-40 und Nr. 0350-0306-60

Im Juni 2012 wurde zudem in einer Volksabstimmung die schweizweite Entwicklung von Managed-Care mit einer deutlichen Mehrheit abgelehnt. Mit der sogenannten „Managed-Care Vorlage" sollte die Integrierte Versorgung gesetzlich verankert und ein verfeinerter Risiko- ausgleich und eine differenzierter Kostenbeteiligung implementiert werden.[196]

Die Schweiz hat als erstes europäisches Land Managed Care Strukturen als alternative Formen der Versicherung und Leistungserbringung in ein bestehendes Gesundheitssystem integriert. Einzelne Instrumente und ausgewählte Organisationsform lassen sich folglich auf die westeuropäischen, oft korporatistisch oder staatlich geregelten Gesundheitsmärkte übertragen. Wichtig ist in diesem Zusammenhang, die Erfolgsfaktoren von Managed Care auf den einzelnen Gesundheitsmärkten zu identifizieren und einen individuellen Suchprozess nach neuen Versorgungskonzepten mit dem Ziel der verbessertern Wirtschaftlichkeit und Qualität auszulösen. Der deutsche Gesetzgeber hat u.a. mit der Integrierten Versorgung nach § 140a-d SGB V die Weichen für diese Entwicklung gestellt

3.2 Entwicklung in der GKV

In den letzten Jahren wurden vom Gesetzgeber verschiedene Organisationsformen der alternativen und Integrierten Versorgung ermöglicht. Hierzu gehören an erster Stelle die Modellvorhaben als befristete Möglichkeiten einer sektorübergreifenen Versorgung, sowie die Strukturverträge als alternative Versorgung für den ambulanten Sektor. Also besondere Versorgungsformen wurden dann in den folgenden Jahren die integrierten Versorgungsfor- men (§ 140a-d SGBV), die strukturierten Behandlungsprogramme (§ 137f-g SGB V), die hausarztzentrierte Versorgung (§ 73b SGB V) sowie die besondere ambulante ärztliche Versorgung (§ 73c SGB V) eingeführt.

Flankiert werden diese Organisationsformen durch sektorübergreifende Elemente zur Erwei- terung der Rolle der einzelnen Leistungserbringer. Abb. 5 zeigt die verschiedenen Organisati- onsformen und sektorübergreifenden Elemente, die in den einzelnen Organisationsformen zum Einsatz kommen können, um die Wettbewerbsintensität in der GKV weiter zu stärken.

---

[196] Vgl. Bundesamt für Gesundheit(2012)

61

Abbildung 5:

Organisationsformen und Elemente der integrierten Versorgung

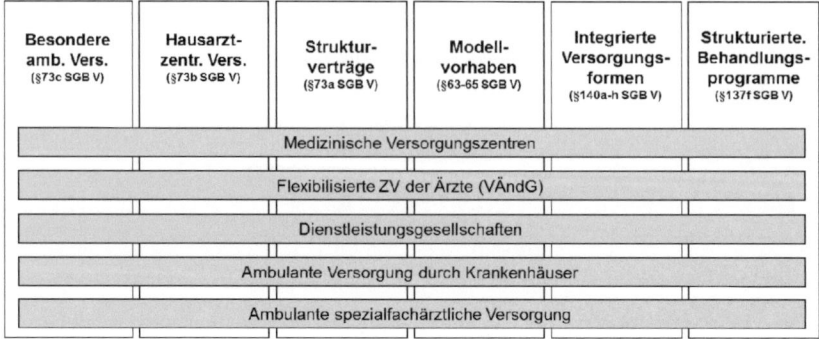

Quelle: eigene Darstellung

3.2.1 Strukturverträge und Modellvorhaben

Die Modellvorhaben und die Strukturverträge wurden im Rahmen des 2. GKV-NOG (1997) eingeführt. Beide Ansätze zielen auf eine Stärkung der dezentralen wettbewerblichen Steuerung gegenüber der zentralistisch korporatistischen Steuerung im Gesundheitswesen ab, wobei die korporatistischen Elemente in beiden Formen dominieren.[197] Sowohl für die Realisierung von Strukturverträgen als auch Modellvorhaben ist die Zustimmung der Kassenärztlichen Vereinigungen notwendig.

In Modellvorhaben können Krankenkassen und ihre Verbände Modelle zur verbesserten Versorgung und Leistungserstellung erproben. Es können dabei *Strukturmodelle* zur Weiterentwicklung der Verfahrens-, Organisations-, Finanzierungs- und Vergütungsformen[198] von sogenannten *Leistungsmodellen* unterschieden werden. Leistungsmodelle sind Modelle, welche die Verhütung und Früherkennung von Krankheiten sowie die Krankenbehandlung selbst betreffen.[199] Modellvorhaben sind in der Regel auf 8 Jahre befristet und eine wissenschaftliche Begleitung und Auswertung der Modelle ist gesetzlich vorgeschrieben.[200] Insgesamt bieten die Modellvorhaben einzelnen Krankenkassen und Verbänden die Möglichkeit, mit einzelnen KVen zu kontrahieren.[201] Die Finanzierung der Modellvorhaben erfolgt über die Budgets der beteiligten Leistungserbringer.[202]

---

[197] vgl. SVR(2005), Ziff. 53
[198] vgl. § 63 Abs. 1 SGB V
[199] vgl. § 63 Abs. 2 SGB V
[200] vgl. § 65 SGB V
[201] vgl. § 64 Abs. 2 SGB V
[202] vgl. § 65 SGB V

Im Rahmen von Strukturverträgen können die KVen und die Landesverbände der Krankenkassen sowie die Verbände der Ersatzkrankenkassen die Verantwortung für die Gewährleis-
tung der vertragsärztlichen Qualität und Wirtschaftlichkeit der vertragsärztlichen Versorgung
einzelnen Leistungsanbietern (*Hausarztmodelle*) oder Gruppen von Vertragsärzten (*vernetzte
Praxen*) übertragen.[203] Es ergibt sich somit die Möglichkeit, in Hausarztmodellen und
vernetzten Praxen Behandlungsabläufe sektorübergreifend zu steuern und dies auch über die
Vergütung in Form von Komplexpauschalen deutlich zu machen.[204] Somit wird das Honorar-
system der Regelversorgung um zusätzliche Komponenten für die Dokumentation und
Prozess- bzw. Ergebnisqualität ergänzt.[205]

Im Gegensatz zu Modellvorhaben sind Strukturverträge nicht zeitlich befristet und eine
wissenschaftliche Evaluation nicht obligatorisch. Strukturverträge sind zudem auf den
ambulanten Sektor beschränkt.[206] Ob Modellvorhaben und Strukturverträge kombiniert
werden können oder lediglich substitutiv verwendet werden können, ist vom Gesetzgeber
nicht geregelt; in der Literatur wird aber von einer grundsätzlichen Kombinationsmöglichkeit
beider Varianten ausgegangen.[207]

Tabelle 3: Übersicht von Versorgungsmodellen nach dem 2. NOG

	Strukturmodelle	Leistungsmodelle	Strukturverträge
Rechtsgrundlage	§ 63 Abs. 1 SGB V	§ 63 Abs. 2 SGB V	§ 73a SGB V
Initiatoren	Krankenkasse und Verbände	Krankenkassen	Verbände
Wissenschaftliche Begleitung	notwendig	notwendig	nicht notwendig
Satzungsänderung der Krankenkasse	notwendig	notwendig	nicht notwendig
Vertragspartner	Zugelassene Leistungserbringer und KV, einzelne Krankenkassen oder deren Verbände	Zugelassene Leistungserbringer und KV, einzelne Krankenkassen	Kven und Verbänder der Krankenkassen
Beitragssatzstabilität	Muss gewährleistet werden	Muss nicht gewähr-leistet werden	Muss gewährleistet werden

Quelle: Wiechmann(2003), S.89; Glaeske(2002), S.12

---

[203] vgl. § 73a Abs. 1 Satz 1 SGB V
[204] vgl. SVR(2003), Ziff. 684
[205] vgl. Glaeske(2002), S.12
[206] vgl. Wille(1999), auch zu weiteren Unterschieden von Strukturverträgen und Modellvorhaben
[207] vgl. Orlowski(1997), S.89

3.2.2 Integrierte Versorgungformen nach § 140a-d SGB V

Die Einführung der Integrierten Versorgungsformen bildete einen der Schwerpunkte der GKV-Gesundheitsreform 2000. Mit den Integrierten Versorgungsformen nach § 140a-d SGB V wurde eine weitere Versorgungsform in die GKV eingeführt, die explizit auch als zukünftige Alternative zur herkömmlichen Regelversorgung konzipiert werden sollte.[208] Im Gegensatz zu Praxisnetzen und Strukturverträgen beziehen die Integrierten Versorgungsformen nach § 140a-d SGB V als erste Versorgungsform auch Krankenhäuser in die Entwicklung neuer Versorgungskonzepte ein.

Die rechtliche Grundlage der Integrierten Versorgungsformen bildeten bis Ende 2003 § 140a-h SGB V. Die entsprechenden Vorschriften wurden jedoch nur stockend umgesetzt. Als Gründe hierfür werden die verpflichtenden Rahmenvereinbarung zwischen den Spitzenverbänden der Krankenkassen und der Kassenärztlichen Bundesvereinigung (KBV) sowie komplizierte Bereinigungsvorschriften zur Berechnung der Gesamtvergütung genannt.[209] Zudem war die Vergütung der in den Integrierten Versorgungsformen erbrachten Leistungen unklar.

Mit Inkrafttreten des Gesundheitsmodernisierungsgesetzes zum 1. Januar 2004 wurden die §§ 140ff SGB V daher in wesentlichen Punkten neu gefasst. Das Prinzip des einheitlichen Handelns von Krankenkassen und KVen wurde zugunsten einer einzelvertraglichen Basis und dem Grundsatz der Vertragsfreiheit aufgegeben.[210] Integrierte Versorgung wird vom Gesetzgeber definiert als:

„[...] eine verschiedene Leistungssektoren übergreifende Versorgung der Versicherten oder eine interdisziplinär-fachübergreifende Versorgung [...]"[211]

Die Neufassung der Begriffsbestimmung der Integrierten Versorgungsformen bezieht die interdisziplinär-fachübergreifende Versorgung explizit in den Gegenstand der Integrierten Versorgung ein. Somit kann auch eine horizontale Vernetzung der Leistungserbringung im Rahmen eines Vertrags nach § 140a-d vereinbart werden, der bspw. ein integriertes Versorgungsangebot vorsieht, das eine Prozessverbesserung bei der Leistungserbringung innerhalb eines stationären Behandlungsfalles von der prä- bis zur poststationären Patientenbehandlung

---

[208] vgl. Wiechmann(2003), S. 90
[209] vgl. Hahne(2005), S. 114
[210] vgl. DKG(2004)
[211] §140a Abs. 1 SGB V

vorsieht.[212] Obwohl mit den Leistungssektoren vor allem die stationäre und ambulante Versorgung, sowie die Rehabilitation und Pflege angesprochen sind, ist zu erwarten, dass im Rahmen der Überlegungen des Gesetzgebers zur Etablierung der Präqvention als „vierte Säule" der GKV auch neue Leistungssektoren im Rahmen der Integrierten Versorgung vertraglich eingebunden werden.[213]

Weitere Anpassungen des §140 a-d wurden 2007 im Rahmen des GKV-WSG vorgenommen. So wurde zum einen die Anschubfinanzierung verlängert (von 2006 auf 2008) sowie die Integrierte Versorgung durch die Ausrichtung auf große Bevölkerungsgruppen („bevölkerungsbezogene Flächendeckung der Versorgung"[214]) als Alternative zur herkömmlichen Regelversorgung weiterentwickelt.

Desweiteren ist es nach Inkrafttreten des AMNOG seit 2011 nun auch pharmazeutischen Unternehmern und Herstellern von Medizinprodukten möglich als direkte Vertragspartner an der Integrierten Versorgung teilzunehmen.[215] Der Gesetzgeber begründet diese Erweiterung der direkten Vertragspartner wie folgt:

„Die Versorgung mit Arzneimitteln kann wesentlicher Bestandteil innovativer, integrierter Versorgungskonzepte sein. Insofern ist es sinnvoll, den gesetzlichen Krankenkassen im Rahmen solcher Modelle direkte Vertragsabschlüsse mit pharmazeutischen Unternehmen zu ermöglichen."[216]

Da die Integrierten Versorgungsformen als Alternative zur herkömmlichen Regelvorsorgung und nicht lediglich als ergänzende Versorgung der Versicherten konzipiert wurden, sind die einzelnen Vertragspartner auch im Rahmen der neugeschlossenen Verträge verpflichtet, alle Leistungsansprüche der Versicherten im Rahmen der GKV zu erfüllen. Zudem dürfen nur solche Leistungen Gegenstand des Vertrages sein, die nicht vom Gemeinsamen Bundesausschuss (G-BA) von der GKV-Regelversorgung und Erstattung ausgeschlossen wurden.[217] Somit ist eine Leistungsausweitung zu Lasten der GKV ausgeschlossen; es sind jedoch Abweichungen vom Leistungskatalog der GKV möglich, wenn die abweichenden Regelungen

---

[212] vgl. DKG(2004), S.8
[213] vgl. Wallhäuser(2005), S. 3
[214] vgl. §140a Abs. 1 Satz 2 SGB V
[215] vgl. §140b Abs. 1
[216] vgl. Deutscher Bundestag (2010), S.33
[217] vgl. §140b Abs. 3 SGB V

„ [...] dem Sinn und der Eigenart der integrierten Versorgung entspricht, die Qualität,
die Wirksamkeit und die Wirtschaftlichkeit der integrierten Versorgung verbessert
oder aus sonstigen Gründen zu ihrer Durchführung erforderlich ist. "[218]

Tabelle A.1 im Anhang macht die gesetzlichen Änderungen deutlich und fasst zudem die wesentlichen Merkmale der Integrierten Versorgung zusammen, auf die in den folgenden Abschnitten detailliert eingegangen wird.

Nach der Neufassung des § 140a-d können auf der Kostenträgerseite einzelne, mehrere oder alle Krankenkassen Vertragspartner sein; die Verbände der einzelnen Kassenarten sind zwar als Vertragspartner ausgeschlossen, können jedoch koordinierende Funktion für ihre Mitgliedskassen übernehmen. Wie Tabelle A.1 deutlich macht, sind die KVen in der Neufassung des § 140a-d als Vertragspartner ausgeschlossen. Dies bedeutet gleichzeitig, dass der Sicherstellungsauftrag der KVen nicht mehr die Leistungserbringer im Rahmen der Integrierten Versorgungsformen umfasst. Die KVen sind lediglich noch bei den Gesamtverträgen auf Landesebene beteiligt, wo sie mit den einzelnen Krankenkassen Rahmenvereinbarungen zu Integrierten Versorgungsformen treffen können.[219] Die Gewährleistungspflicht nach § 75 SGB V wird somit folgerichtig auf die Behandlungspartner der Integrierten Versorgung übertragen.[220]

Die möglichen Vertragspartner sind in § 140b SGB V abschließend aufgezählt. Vertragspartner sind somit unmittelbare Leistungserbringer, sowie Gemeinschaften oder Träger der Leistungserbringer sowie Pharmaunternehmen und Hersteller von Medizinprodukten. Zudem können „Managementgesellschaften" Vertragspartner in Integrierten Versorgungsformen sein, die selbst z.B. bereits integrierte Versorgungskonzepte anbieten und hierfür wiederum Leistungserbringer unter Vertrag nehmen oder sich als Vertragspartner mit unterstützenden Dienstleistungen einbringen. Nach § 129 Abs. 5 SGB V können Apotheken zumindest vertragsrechtlich in die Integrierte Versorgung einbezogen werden; eine Einbeziehung in die Vergütungsstrukturen der Integrierten Versorgungsformen ist aufgrund der Arzneimittelpreisverordnung (AMPreisV) lediglich für die Krankenhausapotheke möglich. Insbesondere im Management der Arzneimittelversorgung kann sich die Apotheke jedoch in unterschiedlichen

---

[218] §140b Abs. 4 Satz 1 SGB V
[219] vgl. Hahne(2005), S.105
[220] vgl. Wahlhäuser(2005), S.5

66

Konzepten der Integrierten Versorgungsformen etablieren.[221] Dritte können dem Vertrag grundsätzlich bei Einverständnis aller Vertragspartner beitreten.

Die Vergütung kann im Rahmen der Integrierten Versorgungsformen frei zwischen den Vertragspartnern vereinbart werden.[222] Die Festlegung auf ein Vergütungskonzept ist dabei neben der Bestimmung des Versorgungsangebots für alle Verträge obligatorisch; die Ausgestaltung des Vergütungsmodells ist jedoch nicht festgeschrieben. Die Vergütung kann einzelleistungsbezogen oder über eine Pauschale erfolgen. Darüber hinaus wird nach § 140c Abs. 2 ermöglicht, dass ein beteiligter Leistungserbringer Budgetverantwortung insgesamt oder für klar abgegrenzte Teilbereiche des Versorgungsangebotes übernimmt.[223] Im Gegensatz zu früheren Vorschriften muss nach der Neufassung des § 140a-d nicht das gesamte Morbiditätsrisiko des Versicherten von den beteiligten Leistungserbringern übernommen werden, sondern die Leistungen des Vergütungsvolumens können genau definiert werden und ggf. auch an externe Leistungserbringer vergeben werden.[224] Gerade diese Möglichkeit eröffnet neue flexible Möglichkeiten der Umsetzung der Integrierten Versorgungsformen, auf die im weiteren Verlauf eingegangen wird.

Da die Vergütungsstruktur eine wesentliche Komponente für die Steuerungs- und Anreizmechanismen in den Integrierten Versorgungsformen darstellt, muss zudem die Zahl der Versicherten und ihre Morbiditätsstruktur bei der Festlegung der Honorierungsformen berücksichtigt werden.[225] Hiermit soll eine Selektion der teilnehmenden Versicherten in die Integrierten Versorgungsformen vermieden werden, so dass auch „schlechte Risiken" von der verbesserten Integration der Versorgung profitieren. Aus Sicht des Kostenträgers kann sogar argumentiert werden, dass insbesondere durch die Selektion von „schlechten Risiken" in Integrierte Versorgungsformen besonders hohe Einsparungen zu erzielen sind, da Defizite der herkömmlichen Regelversorgung ja insbesondere bei komplexen und chronischen Krankheitsverläufen bestehen und in solchen Fällen Managed Care Instrumente wie z.B. Case-Management und Utilization Reviews erst richtig greifen.[226]

Die Finanzierung der Integrierten Versorgungsformen gemäß § 140a-d SGB V erfolgte bis Ende 2003 über eine Bereinigung der vertragsärztlichen Gesamtvergütung und der Budgets

---

[221] vgl. Hahne(2005), S.115
[222] vgl. §140c Abs. 1 SGB V
[223] vgl. DKG(2004), S. 9
[224] vgl. Hahne(2005), S.115
[225] vgl. §140c Abs. 2 SGB V
[226] vgl. Wiechmann(2003), S. 95

teilnehmender Krankenhäuser. Im Zeitraum 2004-2008 erfolgte die Finanzierung im Rahmen einer Anschubfinanzierung in Höhe von 1% der Gesamtvergütung der KVn und der Kranken-hausvergütung.[227] Dieser Anteil an der Gesamtvergütung kann von den Krankenkassen einbehalten werden, soweit die einbehaltenen Mittel zur Finanzierung von geschlossen Verträgen der Integrierten Versorgungsformen erforderlich sind. Die Finanzierung der Integrierten Versorgungsformen ist somit nicht mit zusätzlichen Mittelaufwendungen bzw. expliziten Mittelkürzungen in anderen Bereichen der GKV verbunden. Der Gesetzgeber hat zudem in der Neufassung des §140d eine implizite Umverteilung der finanziellen Mittel durch die Anschubfinanzierung in der GKV unterbunden, indem die Verwendung der Mittel auf Leistungen der Krankenhäuser, vertragsärztliche Leistungen und besondere Integrationsauf-gaben beschränkt wurde.[228] Sofern die zur Verfügung stehenden finanziellen Mittel in den ersten 3 Jahren nach Vertragsabschluss nicht gemäß den Vorausberechnungen benötigt werden, sind sie an die KVen bzw. die Krankenhäuser zurückzuerstatten. Wird aufgrund einer Vielzahl von geschlossenen Verträgen eine höhere Anschubfinanzierung benötigt, so wird dieser Bedarf über eine höhere Bereinigung der Gesamtvergütung gedeckt.[229]

Die Umsetzung Integrierter Versorgungsformen kann qualitativ sehr unterschiedlich erfolgen. Grundsätzlich muss eine Entscheidung über die Teilnehmer (*Integrationstiefe*), die erbrachten Leistungen (*Indikationsbreite*) und die Budgetverantwortung bzw. die Risikoteilung erfol-gen.[230] Als Grundtypen der Integrierten Versorgungsformen können anhand dieser Entschei-dungsparameter indikationsspezifische Komplexpauschalen bzw. zeitbegrenzte Budgetüber-nahmen sowie andererseits eine vollumfängliche Budgetverantwortung durch ein festes Netzwerk von Leistungserbringern formuliert werden.[231] Abb. 6 verdeutlicht grafisch diese beiden unterschiedlichen Grundtypen der Integrierten Versorgungsformen.

Prototypen im Bereich der Komplexpauschalen sind bestimmte Operationen (z.B. Endopro-thesen), bei denen durch den intersektoral abgestimmten Behandlungsverlauf und die finanzi-elle Verantwortung durch die Leistungserbringer eine Qualitätssteigerung erreicht werden soll, die teilweise auch mit einer Gewährleistungspflicht seitens der Leistungserbringer vertraglich abgesichert wird. Für die Leistungserbringer können sich durch die Vereinbarung derartiger Verträge Skalenerträge bei Einkauf und Zulieferleistungen ergeben. Die Kranken-

---

[227] vgl. §140d Abs. 1 SGB V
[228] vgl. §140d Abs. 1 Satz 2 SGB V
[229] vgl. §140d Absatz 2 SGB V
[230] vgl. Hildebrand et al(2004), S.4
[231] vgl. DRG Zeitung (2004)

kassen profitieren von sinkenden Folgekosten bei komplexen Behandlungsverläufen (z.B. durch optimierte Rehabilitation). Der klar abgegrenzte Leistungsumfang und die unkomplizierte Budgetverantwortung führen zudem zu schnellen Vertragsabschlüssen, so dass die Krankenkassen in den Genuss der befristeten Anschubfinanzierung kommen. Dies ist auch der Grund, warum eine Umwandlung bestehender Strukturverträge in 140er-Verträge für die Krankenkassen ökonomische Anreize bietet.

Abbildung 6: Integrationstiefe und –breite im Versorgungsprozess

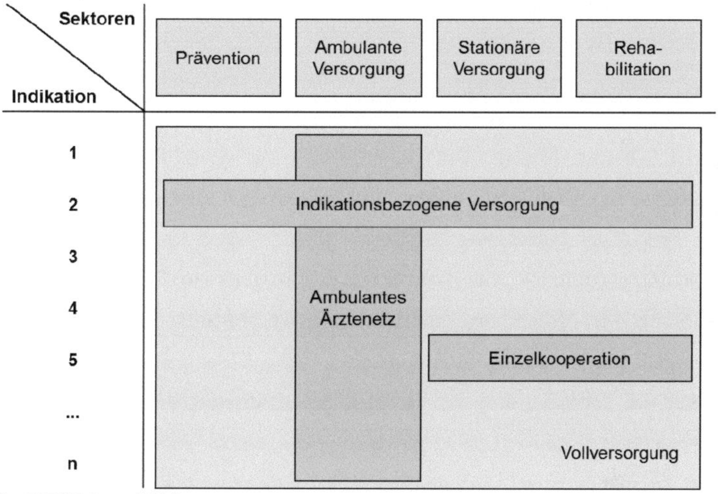

Quelle: DRG Zeitung(2004)

Ein Vertrag mit einer Budgetverantwortung für alle Versicherten einer Krankenkasse in einer definierten Region durch die beteiligten Leistungserbringer –sogenannte Populationsmodelle[232]- erfordert hingegen eine sorgfältige Vertragsausgestaltung und ist langfristig angelegt. Diese Variante der Integrierten Versorgung ist ökonomisch und medizinisch besonders vielversprechend, da alle Instrumente der Versorgungsoptimierung und Steuerung eingesetzt werden können. Gleichzeitig stellt sie jedoch auch hohe Anforderungen an die Informations-, Steuerungs- und Dokumentationssysteme innerhalb des Vertragsnetzwerks und setzt ein gegenseitiges Vertrauen der Vertragspartner voraus. Diese Form der Vollversorgung der Bevölkerung im Rahmen der Integrierten Versorgung stellt die vom Gesetzgeber originär intendierte Alternative zur herkömmlichen Regelversorgung dar.

---

[232] vgl. §140a Abs 1 Satz 2 SGB V

Für beide der oben genannten Grundtypen der Integrierten Versorgungsformen existieren zahlreiche Praxisbeispiele, auf deren Nennung an dieser Stelle verzichtet wird, da die Anzahl und Entwicklungsstand der Projekte einer ständigen Dynamik unterliegt. Eine grundsätzliche Aussage zum Engagement einzelner Krankenkassen lässt sich nicht treffen; mitgliederstarke Krankenkassen (z.B. Barmer, DAK) und einzelne Ortskrankenkassen mit hohem regionalen Marktanteil (z.B. AOK Baden-Württemberg, AOK Bayern) haben jedoch möglicherweise Vorteile bei der Konzeption und Umsetzung Integrierter Versorgungsformen, da sie aufgrund eines großen Versichertenbestands auch in einzelnen Regionen die ‚kritische Masse' an Versicherten für ein tragfähiges Konzept zur Integrierten Versorgung anbieten können.

3.2.3 Disease Management Programme

Der Begriff ‚Disease Management' bezieht sich auf einen Behandlungsansatz für eine Patientengruppe mit einer gleichartigen Erkrankung, bei denen die Behandlung über den gesamten Verlauf der Erkrankung koordiniert wird.[233] Dabei handelt es sich um ein Bündel von Einzelkomponenten mit dem Ziel der „[...] Schaffung und Etablierung eines Instrumentes zur Steuerung der Behandlung und Betreuung von Patienten mit definierten Gesundheitsstörungen über professionelle, institutionelle und sektorspezifische Grenzen hinweg."[234] Gestützt auf die Tatsache, dass ein Großteil der medizinischen Ausgaben sich auf kleine Patientengruppen konzentriert, zielt Disease Management darauf ab, die entsprechenden Leistungen für Patienten mit chronischen und kostenintensiven Erkrankungen im Rahmen einer integrierten und systematischen Versorgung effektiver und effizienter zu erbringen als dies in sektoral fragmentierten Behandlungsabschnitten der Fall ist.[235] Auch die Strukturierten Behandlungsprogramme in Deutschland orientieren sich an diesem Leitbild und gelten daher als eine Organisationsform der integrierten Versorgung.

Strukturierte Behandlungsprogramme (Disease-Management Programme, DMPs) wurden am 1. Januar 2002 im Rahmen des in Kraft getretenen Gesetzes zur Reform des sog. ‚Risikostrukturausgleiches' (RSA) eingeführt. Gesetzliche Grundlage der Strukturierten Behandlungsprogramme ist § 137e-g SGB V, wobei jedoch lediglich die Kriterien formuliert wurden,[236] anhand derer ein gemäß § 137e installierter gemeinsamer Koordinierungsausschuss –und seit

---

[233] vgl. Wiechmann(2003), S. 62
[234] SVR(2003), Ziff. 735
[235] vgl. Wiechmann(2003), S.61f
[236] vgl. § 137e SGB V

Januar 2004 der Gemeinsame Bundesausschuss- chronische Krankheitsbilder für die Einführung entsprechender strukturierter Behandlungsprogramme sowie Anforderungen an deren
Ausgestaltung benennen sollte. Gemäß § 137g SGB V[237] erfolgt dann die Zulassung der DMP
auf Antrag einer Krankenkasse bzw. ihres entsprechenden Verbandes. Im Rahmen eines
Strukturierten Behandlungsprogramms ist es Krankenhäusern zudem möglich, Verträge über
ambulante Behandlungen zu schließen, sofern dies für die Leistungserbringung erforderlich
ist.[238]

In Deutschland werden die Krankheitsbilder Asthma/COPD, Diabetes (Typ 1 und 2), Korona-
re Herzkrankheiten (KHK) und Brustkrebs im Rahmen von DMPs behandelt. Allen diesen
Krankheitsbildern ist eine hohe Prävalenz in der entsprechenden Altergruppe, hohe Folgekosten und hieraus resultierend ein hohes Einsparpotenzial durch Prävention bzw. regelmäßige
Diagnostik gemein. Der G-BA hat zudem im August 2014 die Einführung von weiteren
DMPs in den Krankheitsbildern Rheumatoide Arthritis, chronische Herzinsuffizienz, Osteoporose und Rückenschmerzen beschlossen.[239]

Eine Qualitätssicherung erfolgt im DMP über entsprechende Behandlungsleitlinien. Die
Finanzierung der DMP-Programme erfolgt über erhöhte Zahlungen aus dem Risikostrukturausgleich für Patienten, die an den DMP-Programmen teilnehmen. Die Teilnahme der
Versicherten an den DMPs ist freiwillig, die Krankenkassen können bei Teilnahme jedoch
Zuzahlungen der Versicherten für die Zeit der Teilnahme ermäßigen.[240] Aufgrund der
finanziellen Förderung haben Krankenkassen jedoch einen hohen finanziellen Anreiz,
möglichst viele Patienten in die DMPs einzuschließen.[241] Es besteht für die Kassen darüber
hinaus ein Anreiz, die entsprechenden Patienten möglichst kostengünstig zu versorgen. Dies
kann sowohl durch die Realisierung von Effizienzreserven im Versorgungsprozess, ein
geringes Qualitätsniveau oder auch durch Selektion von besonders „guten" DMP-Patienten
gelingen, die im Vergleich zum durchschnittlichen DMP-Patienten einen besseren Gesundheitszustand aufweisen.[242]

---

[237] i.V.m. § 137f und § 266 Abs. 7 SGB V
[238] vgl. § 116b Abs. 1 SGB V
[239] vgl. G-BA(2014)
[240] vgl. § 65a SGB V
[241] vgl. SVR(2007), Ziff. 318
[242] vgl. Greiner(2005), Wille/Resch(2005)

Für die DMPs ist eine externe Evaluation vorgeschrieben.[243] Erste Evaluationsergebnisse der DMPs der AOK für die Krankheitsbilder Diabetes Typ 2 und wurden im Juni 2007 veröffentlicht. Im DMP Diabetes Typ 2 sank dabei im Auswertungszeitraum von drei Jahren der durchschnittliche diastolische Blutdruck und die Zahl der Raucher wurde um etwa ein Drittel gesenkt. Die mittleren HbA1c-Werte blieben mit einem Mittel von rund 7% allerdings über den gesamten Beobachtungszeitraum konstant. Auch eine systematische Veränderung der einzelnen Leistungsausgaben konnte nicht beobachtet werden.[244] Mittlerweile liegen zahlreiche Evaluationsberichte der einzelnen Krankenkassen zu den entsprechenden DMPs vor. In seinem krankenkassenübergreifenden Bericht kommt das Bundesversicherungsamt für das Krankheitsbild Diabetes Mellitus 2 zu dem Schluss „[…] dass die am DMP teilnehmenden Patienten von der Teilnahme deutlich profitieren."[245] Zu den Krankheitsbildern KHK und Brustkrebs macht das BVA keine entsprechenden Aussagen.

3.2.4 Hausarztzentrierte Versorgung

Ein wichtiges Instrument der Leistungsgestaltung aus dem Bereich Managed Care, das Gatekeeper Prinzip, wird im deutschen Gesundheitssystem in Form der Hausarztzen-trierten Versorgung gemäß § 73b angeboten. Versicherte können sich hierbei gegenüber ihrer Krankenkasse verpflichten, ambulante fachärztliche Leistungen nur nach entsprechender Überweisung durch den von ihnen gewählten Hausarzt in Anspruch zu nehmen. Vertragspartner der Krankenkassen können Hausärzte, deren "Gemeinschaften" wie Berufsverbände oder kommerzielle Träger wie MVZs sein. Auch die KVen können Vertragspartner sein, insofern die Hausärzte bzw. ihre Zusammenschlüsse die KV hierzu ermächtigen. Die einzelnen Krankenkassen sind gesetzlich verpflichtet, ihren Versicherten eine hausarztzentrierte Versorgung anzubieten.

Auch bei der hausarztzentrierten Versorgung kann bei Patienten durch Anwendung von § 65a SGB V ein finanzieller Anreiz gesetzt werden, auf die freie Arztwahl beim Eintritt ins professionelle Gesundheitssystem zu verzichten. Ein Ziel der hausarztzentrierten Versorgung ist somit die verringerte Inanspruchnahme fachärztlicher Leistungen und eine bessere Abstimmung des Behandlungsprozesses innerhalb des ambulanten Sektors.

---

[243] vgl. § 137f Abs. 4 SGB V
[244] vgl. AOK(2007), S.33ff
[245] vgl. BVA(2009), S.7

Der Gesetzgeber hat neben der expliziten Trennung der vertragsärztlichen Versorgung in eine hausärztliche und fachärztliche Versorgung auch das Aufgabenspektrum des Hausarztes klar definiert. Im Mittelpunkt der hausärztlichen Tätigkeit steht dabei die kontinuierliche Betreuung des Patienten vor dem Hintergrund des häuslichen Umfelds, sowie die Koordination und Dokumentation des Behandlungsprozesses, Einleitung präventiver und rehabilitativer Maßnahmen und Integration weiterer, nichtärztlicher Maßnahmen.[246] Der Hausarzt übernimmt sozusagen „die Integration des Patienten im System"[247].

Darüber hinaus zielt die hausarztzentrierte Versorgung auch darauf ab, die Qualität der Leistungserstellung stärker durch die Kostenträger zu beeinflussen, indem die Krankenkassen aufgefordert werden, Verträge zur hausarztzentrierten Versorgung „[...] mit besonders qualifizierten Hausärzten [...] zu schließen."[248] Seitens der Kostenträger besteht dabei keine Verpflichtung auf Vertragsabschluss mit bestimmten Ärzten; der Vertragsabschluss muss jedoch aufgrund objektiver, öffentlich ausgeschriebener Auswahlkriterien erfolgen.[249] Die Krankenkasse kann somit keine Vertragsärzte gezielt von der hausarztzentrierten Versorgung ausschließen; sie kann jedoch eine Mindestqualität der Versorgung sicherstellen. Auch MVZs können an der hausarztzentrierten Versorgung teilnehmen, sofern sie die entsprechenden Qualitätsanforderungen erfüllen.[250] Die Vergütung der im Rahmen der hausärztlichen Versorgung erbrachten Leistungen kann dabei von der Vergütung der herkömmlichen Versorgung abweichen.[251]

Diese Aufwertung der Rolle des Hausarztes setzt eine hinreichende Qualifikation bei den beteiligten Hausärzten sowohl im Hinblick auf den Wissensstand bezüglich der zur Verfügung stehenden Behandlungsoptionen als auch auf die effiziente Organisation des Behandlungsprozesses (z.B. Überweisungen, Dokumentation) voraus.[252] Die Effektivität eines zusätzlichen Arztbesuches beim Hausarzt ist insbesondere bei aufgeklärten Patienten fraglich, sowie bei Patienten mit akuten, schweren Erkrankungen, deren Behandlung ein rasches Eingreifen durch den Facharzt erfordert, um eine Progredienz und hohe Folgekosten zu vermeiden.[253] Zudem kann die hausarztzentrierte Versorgung nur erfolgreich sein, wenn

---

[246] vgl. § 73 Abs. 1 SGB V
[247] Seitz/Fritz(2005), S.60
[248] § 73b Abs. 2 Satz 1 SGB V
[249] vgl. § 73b Abs. 2 SGB V
[250] vgl. § 73b Abs. 2 Satz 2 SGB V
[251] vgl. § 73b Abs. 3 Satz 2 SGB V
[252] vgl. SVR(2005), Ziff. 790
[253] vgl. Seitz/Fritz (2005), S.61

gleichfalls eine problemlose Kooperation mit den entsprechenden Fachärzten besteht, die den Hausarzt in der Erfüllung seiner Case-Management Aufgaben unterstützen.

Eine hausarztzentrierte Versorgung an sich stellt in der Regel noch keine sektorübergreifende Versorgung dar, wie die Entscheidung des Bundessozialgerichtes im Fall des BARMER Hausarztvertrages deutlich macht, da allein die Zusammenarbeit zwischen Hausarzt und Apotheker den Anforderungen einer sektorübergreifenden Versorgung gemäß § 140a SGB V nicht genügt.[254] Aufgrund der zentralen Rolle des Hausarztes in sektorübergreifenden Versorgungsformen ist die hausarztzentrierte Versorgung allerdings oft Bestandteil entsprechender Versorgungsstrukturen. Dies gilt sowohl in indikationsspezifischen Formen der Integrierten Versorgung als auch im besonderen bei populationsbezogenen Modellen.[255]

3.2.5 Besondere ambulante ärztliche Versorgung

Durch das GKV-WSG wurde mir der Einführung der besonderen ambulanten Versorgung gemäß § 73c SGB V die Möglichkeit zur selektiven Kontrahierung im ambulanten Sektor weiter ausgebaut. Die Krankenkassen können hierbei den Sicherstellungsauftrag für ihre Versicherten übernehmen, indem sie Selektivverträge mit ausgesuchten Leistungserbringern abschließen.[256] Die Teilnahme der Versicherten an der besonderen ambulanten Versorgung ist freiwillig und beträgt mindestens ein Jahr. Durch die Teilnahme verpflichten sich die Versicherten im Fall von Leistungsfällen, die durch den selektiven Versorgungsauftrag abgedeckt werden, nur die vertraglich gebundenen Leistungserbringer in Anspruch zu nehmen und erst auf deren Überweisung hin weitere Leistungserbringer zu kontaktieren.[257] Somit kann neben der Hausarztzentrierten Versorgung auch in anderen ärztlichen Fachgruppen und indikationsspezifisch das Gatekeeperprinzip in der GKV eingeführt werden. Neben Leistungserbringern können die Krankenkassen auch mit Gemeinschaften von Leistungserbringern, KVen sowie Trägern von Einrichtungen, die eine besondere ambulante Versorgung durch vertragsärztliche Leistungserbringer anbieten, kontrahieren.[258] Somit ist auch eine Managementgesellschaft oder ein MVZ ein potenzieller Vertragspartner für die Krankenkassen.

---

[254] vgl. Barmer Ersatzkasse (2008)
[255] vgl. Weatherly et al (2007)
[256] vgl. §73c Abs. 1 SGB V
[257] vgl. § 73a Abs. 2 SGB V
[258] vgl. § 73c Abs. 3 SGB V

3.3 Erweiterte Rolle der Leistungserbringer

Die dargestellten Organisationsformen stellen den gesetzlichen Rahmen dar, um Formen der Integrierten Versorgung auf Initiative eines oder mehrerer Akteure zu initiieren. Daneben existieren weitere Möglichkeiten Versorgung intersektoral wettbewerblich zu gestalten, indem einzelnen Akteuren die Bearbeitung neuer Aufgabengebiete (z.b. ambulante Versorgung der Krankenhäuser, Dienstleistungen durch die KV) oder die Organisation in neuen Einheiten (MVZs, Berufsausübungsgemeinschaften) gestattet wird.

Tabelle 4: Möglichkeiten des sektorübergreifenden Wettbewerbs

Krankenhäuser	Vertragsärzte/KV
Errichtung Medizinischer Versorgungszentren (§ 95)	Errichtung Medizinischer Versorgungszentren (§ 95)
Vor- und nachstationäre Behandlung (§ 115a)	Gründung von Dienstleistungsgesellschaften durch die KVen (§ 77)
Ambulantes Operieren (§ 115b)	Flexibilisierte Zulassungsverordnung der Ärzte (Ärzte-ZV i.V.m. SGB V, § 95 Abs. 3 und Abs. 9)
Ambulante Versorgung bei Unterversorgung (§ 116a)	Ambulante spezialfachärztliche Versorgung (§ 116b Abs. 1)
Ambulante Erbringung hochspezialisierter Leistungen (§ 116b Abs. 2)	
Ermächtigung von Hochschulambulanzen (§ 117) und psychiatrischen Institutsambulanzen (§ 118)	
Ermächtigung von Sozialpädiatrischen Zentren (§ 119) und Einrichtungen der Behindertenhilfe (§ 119a)	

Quelle: eigene Darstellung in Anlehnung an SVR(2007), Ziff. 293f

Analog zu dieser Versorgung im Rahmen einer erweiterten Rolle einzelner Leistungserbringer verändern sich auch die Möglichkeiten der Arzneimitteldistribution. Krankenhausapotheken sind gemäß § 14 ApoG Abs. 4 zur Abgabe von Arzneimitteln an den Patienten im Rahmen der ambulanten Behandlung im Krankenhaus berechtigt sofern das jeweilige Krankenhaus:[259]

- zur ambulanten vertragsärztlichen Versorgung gemäß § 116a SGB V ermächtigt ist,

---

[259] vgl. Weizel(2004)

- durch Verträge zur Erbringung hochspezialisierte Leistungen gemäß § 116b Abs. 2 SGB V berechtigt ist.
- Leistungen im Rahmen der Integrierten Versorgung nach § 140b Abs. 4 Satz 3 SGB V erbringt.
- Ambulante Leistungen im Rahmen der Strukturierten Behandlungsprogramme (Disease-Management-Programme) nach § 137 SGB V erbringt.

3.3.1 Medizinische Versorgungszentren

Infolge des GMG können ab dem 1.1.2004 neben Vertragsärzten und ermächtigten Ärzten auch sogenannte „Medizinische Versorgungszentren" an der ambulanten Versorgung der gesetzlich Krankenversicherten teilnehmen. Der Gesetzgeber beschreibt die MVZs als „[...] fachübergreifende ärztlich geleitete Einrichtungen, in denen Ärzte, die in das Arztregister nach Absatz 2 Satz 3 Nr. 1 eingetragen sind, als Angestellte oder Vertragsärzte tätig sind."[260] Ein MVZ besteht somit mindestens aus zwei Ärzten unterschiedlicher Fachrichtungen, die zur vertragsärztlichen Versorgung zugelassen sein müssen. Das Leitbild einer ganzheitlichen ambulanten Versorgung, welches mit Hilfe der MVZs angestrebt wird, steht somit in der Tradition des poliklinischen Versorgungskonzepts der ehemaligen DDR.[261] Die noch bestehenden Polikliniken der ehemaligen DDR wurden daher im Rahmen des GMG explizit in die Regelungen für die MVZs mit aufgenommen.[262]

Ursprüngliche waren für MVZs alle Leistungserbringer gründungsberechtigt, die aufgrund Zulassung, Ermächtigung oder Vertrag an der medizinischen Versorgung von GKV-Versicherten teilnehmen[263], also neben Ärzten auch Apotheker, berechtigte Krankenhäuser und deren Träger sowie Heil- und Hilfsmittelerbringer. Ausgeschlossen von der Gründung eines MVZs waren bis 2012 lediglich Pharmaunternehmen, Krankenkassen und Managementgesellschaften, die Leistungen für die GKV mit Hilfe dienstvertraglich verpflichteter Leistungserbringer anbieten.[264] Mit Inkrafttreten des GKV-VStG wurde der Kreise der Gründungsberechtigten stark eingeschränkt und bestimmte Rechtsformen (Aktiengesellschaft) als Rechtsform für MVZs untersagt.

---

[260] § 95 Abs. 1 S.2 SGB V
[261] vgl. Behnsen (2004a), S.602
[262] vgl. § 311 Abs. 2 S.2 SGB V
[263] vgl. § 95 Abs. 1 S.3 SGB V alte Fassung
[264] vgl. Behnsen (2004a), S.605

Die Medizinischen Versorgungszentren bieten die Chance, den Wettbewerb im kollektiven Vertragsrecht der GKV durch neue Anbieterstrukturen zu stärken und durch die Bündelung fachübergreifender Kompetenzen die Qualität der Behandlung bei komplexen Behandlungsverläufen zu verbessern.[265] Ein MVZ kann neben der Regelversorgung ebenfalls an der hausarztzentrierten Versorgung gemäß § 73b, Modell- und Strukturverträgen sowie IV-Verträgen gemäß § 140a ff teilnehmen und ist daher auch ein interessanter Vertragspartner für die gesetzlichen Krankenkassen beim Auf- und Ausbau neuer Versorgungskonzepte.

Problematisch für die praktische Umsetzung sind u.a. die teilweise Unvereinbarkeit der nach SGB V zugelassenen Organisationsformen der MVZs mit den länderspezifischen Heilberufs- und Kammergesetzen, die eine ambulante Heilbehandlung durch eine juristische Person (z.B. MVZ Musterstadt GmbH) nicht zulassen. Zudem haben die Krankenhäuser bei der Gründung von MVZs massive Wettbewerbsvorteile aufgrund der paritätischen Finanzierung.[266] Probleme bei der Umsetzung der rechtlichen Regelungen zu den MVZs resultierten zudem aus der fehlenden einheitlichen Auslegung des Tatbestandsmerkmals der fachübergreifenden Versorgung durch ein MVZ durch die jeweiligen Zulassungsausschüsse. Mit Inkrafttreten des VÄndG zum 1. Januar 2007 wurde diese Unklarheit beseitigt, indem § 95 Abs. 1 wie folgt erweitert und konkretisiert wurde:

„Eine Einrichtung nach Satz 2 ist dann fachübergreifend, wenn in ihr Ärzte mit verschiedenen Facharzt- oder Schwerpunktbezeichnungen tätig sind; [...] Sind in einer Einrichtung nach Satz 2 ein fachärztlicher und hausärztlicher Internist tätig, so ist die Einrichtung fachübergreifend. [...] "[267]

Eine fachübergreifende Versorgung ist nicht gegeben, wenn Ärzte mit unterschiedlichen Facharztbezeichnungen der Gruppe der Hausärzte nach § 101 Abs.5 AGB V zuzuordnen sind (z.B. Fachärzte für Allgemeinmedizin und Internisten ohne Schwerpunktbezeichnung, die gemäß § 73b SGB V hausärztlich tätig sind). Analog gilt dies für überwiegend und ausschließlich psychotherapeutisch tätige Ärzte und Psychotherapeuten.[268]

Darüber hinaus hat der Gesetzgeber zum Schutz der sonstigen in der jeweiligen KV organisierten Leistungserbringer und der betroffenen Versichertengemeinschaft vor Forderungsaus-

---

[265] vgl. Straub (2004), S.13f
[266] vgl. Wigge (2004), S. 241ff
[267] § 95 Abs. 1 Satz 3 SGB V
[268] vgl. Begründung zur Drucksache 16/2474, S. 21

fällen die selbstschuldnerische Bürgschaft gemäß § 773 BGB als Zulassungsvoraussetzung eines MVZs vorgeschrieben, so dass Forderungen von KVen und Krankenkassen auch nach einer eventuellen Auflösung des MVZs vollzogen werden können.[269] Durch die Bündelung unterschiedlicher Fachrichtungen ‚unter einem Dach' verstärkt sich die Transparenz im Versorgungsprozess im Vergleich zur hausärztlichen Versorgung noch einmal deutlich.

3.3.2 Flexibilisierte Zulassungsverordnung der Ärzte

Mit Inkrafttreten des Vertragsarztrechtsänderungsgesetztes (VÄndG) am 1. Januar 2007[270] kommt es zu weiteren Flexibilisierungen und zur Liberalisierung im Rahmen der ambulanten Versorgung mit möglichen Auswirkungen auf die Ausgestaltung neuer, integrierter Versorgungsformen. Ziel der entsprechenden Veränderungen sind in diesem Zusammenhang eine klarere Regelung bei der Ausgestaltung der MVZs und die Liberalisierung der ärztlichen Berufsausübung. Weitere Punkte des VÄndG umfassen die Verschiebung der Reform der vertragsärztlichen Vergütung und einen morbiditätsorientierten Risikostrukturausgleich sowie die Abmilderung regionaler Versorgungsprobleme.[271]

Die Möglichkeiten des einzelnen Vertragsarztes zur fachübergreifenden Versorgung und teilweise auch sektorübergreifenden Kooperation werden durch organisatorische Erleichterungen entscheidend erweitert. Zum einen wird dem einzelnen Vertragsarzt gestattet, Ärzte anderer Fachrichtungen in unbegrenztem Umfang und für beliebige, individuell vereinbarte Arbeitszeiten einzustellen. Voraussetzung ist lediglich, dass für die entsprechende Arztgruppe des anzustellenden Arztes keine Zulassungsbeschränkungen bestehen.[272] Die angestellten Ärzte werden zudem Mitglied der entsprechenden KV, sofern sie mindesten halbtags beschäftigt sind.[273] Dies impliziert gleichzeitig, dass ein gesondertes -evtl. anteiliges- Budget für diese angestellten Ärzte zur Verfügung steht; die bisherige Verpflichtung der Vertragsärzte zur Leistungsbegrenzung im Rahmen des bisherigen Praxisumfangs entfällt somit. Vertragsärzten bietet sich somit die Möglichkeit, stärker als bisher aus eigener Kraft Versorgungsketten zu bilden und ihr Behandlungsspektrum zu erweitern. Die derzeit weit verbreitete Gemeinschaftspraxis mit zwei Ärzten kann somit mittelfristig zu „[..] mittelständisch geprägten

---

[269] vgl. § 95 Abs. 2 Satz 6 SGB V
[270] vgl. Drucksache 16/2474
[271] vgl. Begründung zur Drucksache 16/2474, S. 15
[272] vgl. § 32a Abs. 1 Ärzte-ZV i.V.m. §95 Abs. 9 Satz 9 SGB V
[273] vgl. § 77 Abs 3 SGB V

Strukturen mit drei, vier oder sechs Medizinern heranwachsen [...].“[274] Gegenüber den Krankenkassen können derartige Zentren in Zukunft bei der Verhandlung indikationsbezogener Verträge voraussichtlich einheitlicher auftreten und die eigene Position besser vertreten, sowie die vereinbarten Behandlungsleistungen in einer arbeitsteiligen Behandlungskette effizienter und effektiver erbringen.[275]

Neben der Gründung fachübergreifender Zentren ergeben sich weitere Kooperationsformen auch durch die Möglichkeit zur Bildung örtlicher und überörtlicher Berufsausübungsgemeinschaften. Der Umfang der gemeinsamen Berufsausübung kann sich dabei auch auf einen spezifischen Teil des Leistungsspektrums beschränken. Alle zur vertragsärztlichen Versorgung zugelassenen Leistungserbringer -also neben Ärzten auch Psychotherapeuten oder MVZs- können sich demnach in einer BGB-Gesellschaft oder Partnergesellschaft mit einem Vertragsarztsitz (örtliche Berufsausübungsgemeinschaft) oder mehreren Vertragsarztsitzen (überörtliche Berufsausübungsgemeinschaft) zusammenschließen.[276] Diese überörtlichen Berufsausübungsgemeinschaften können auch über die Bezirksgrenzen einzelner KVen hinweg ausgeübt werden, sofern die Versorgungpflicht des Vertragsarztes im angestammten KV-Bezirk auch weiterhin gewährleistet werden kann.[277] Überspannt sich die überörtliche Berufsausübungsgemeinschaft über mehrere KV-Bezirke, so ist der Vertragsarztsitz zu wählen, der für die Genehmigungsentscheidung und die anzuwendenden Regelung bezüglich Leistungserstellung, Vergütung und deren Prüfungen für das gewählte Leistungsspektrum maßgeblich ist.[278]

Die Tätigkeit als Vertragsarzt ist zudem zukünftig mit einer Tätigkeit des Arztes im Krankenhaus oder in einer Vorsorge- oder Rehabilitationseinrichtung nach § 111 SGB V vereinbar.[279] Somit können zukünftig stationäre Behandlung und ambulante Nachsorge vom selben Vertragsarzt vorgenommen werden und eine wiederholte Inanspruchnahme des stationären Sektors vermieden werden. Für Vertragsärzte bedeutet diese Form der Integration des ambulanten Sektors eine Alternative zur Gründung eines Medizinischen Versorgungszentrums, so dass deren Ausgestaltung und Konkretisierung im Sinne einer fachübergreifenden Versorgung geschärft wird.

---

[274] vgl. Ärztezeitung(2006c)
[275] vgl. Ärztezeitung(2006d)
[276] vgl. § 33 Abs. 2 Ärzte-ZV
[277] vgl. § 33 Abs. 2 Ärzte-ZV
[278] vgl. § 33 Abs. 3 Ärzte-ZV
[279] vgl. Drucksache 16/2474, S. 11; Zulassungsverordnung für Vertragsärzte §20 Abs. 2

Das veränderte Vertragsarztrecht wird nach Ansicht der Ärzteschaft weitreichende Folgen für das Berufsbild des niedergelassenen Arztes und die mit ihm verbundenen Institutionen und Verbände haben.[280] Die neuen Kooperationsmöglichkeiten sind für den einzelnen Vertragsarzt zudem ohne Unterstützung anderer Vertragspartner oder Leistungserbringer möglich und sollen gezielt seine Rolle in einer sich verändernden Vertragslandschaft stärken.

3.3.3 Dienstleistungsgesellschaften der KVen

Auch die Rolle der KVen ändert sich und es ergeben sich neue Möglichkeiten in einer einzelvertraglich geprägten Versorgungslandschaft. Mit der Einführung des § 77a SGB V wurde explizit die Möglichkeit für die KVen geschaffen, Dienstleistungsgesellschaften zur Erfüllung Ihrer Aufgaben zu gründen. Das Leistungsspektrum dieser neuen Dienstleistungsgesellschaften umfasst insbesondere Beratungsleistungen bei Vertragsabschlüssen mit Kostenträgern, Datenverarbeitung, Datensicherung und Datenschutz sowie Beratung in allgemeinen wirtschaftlichen Fragen. Zudem können die neuen Dienstleistungsgesellschaften die Vertragsabwicklung und allgemeine Verwaltungsaufgaben übernehmen.[281] Mit dieser Regelung soll die „[...] Trennung der originär kollektivvertraglichen Aufgaben der Kassenärztlichen Vereinigungen [...] von den neuen Dienstleistungsaufgaben sicher[gestellt werden].“[282] Diese Gesellschaften müssen zudem nutzerfinanziert sein; eine Finanzierung aus Mitteln der einzelnen KV oder KBV ist ausgeschlossen.[283]

Als erste KV hat die KV Bayern im September 2006 eine eigenständige Tochtergesellschaft (Gedikon GmbH) gegründet, die seit März 2007 bundesweit Dienstleistungen für neue Kunden und neue Geschäftsfelder anbietet. Als solche Kunden werden u.a. andere Kassenärztliche Vereinigungen, Apothekenverbände und Kassenzahnärztliche Vereinigungen genannt. Die Gedikom GmbH soll insbesondere Callcenter-Dienstleistungen anbieten und medizinische Dienstleistungen im vertragsärztlichen Bereitschaftsdienst vermitteln, z.B. Termine für Mammographie-Screening vereinbaren sowie Hilfe bei der Suche nach freien Psychotherapieplätzen zu finden.[284] Ziel der KV Bayern ist es, mit der Gründung der Gedikom GmbH ein klares Zeichen für die Flexibilität „im zukünftigen Wettbewerb“[285] zu setzen.

---

[280] vgl. ÄZ(2006c)
[281] vgl. § 77a Abs. 2 SGB V
[282] Deutscher Bundestag(2006a), S. S.117
[283] vgl. § 77a Abs. 3 SGB V
[284] vgl. Ärztezeitung(2006b)
[285] Ärztezeitung(2006b)

Neben diesen versorgungsnahen Dienstleistungen können Tochterunternehmen von KVen auch Managementaufgaben und Unterstützung bei der Planung und Umsetzung Integrierter Versorgungsformen anbieten.[286] Somit sind auch die KVn indirekt wieder in die Integrierten Versorgungsformen gemäß § 140a-d integriert. Beispiele hierfür sind die Dienstleistungsgesellschaft der KV Brandenburg, die KV Consult- und Managementgesellschaft mbH (KV-Comm)[287] sowie die KV-Management GmbH der KV Sachsen-Anhalt.[288] Die neuen Gesellschaften sollen finanziell unabhängig von den jeweiligen KVen agieren. Die KV-Comm soll zudem mit dem Fortbildungs-, Workshop- und Seminarangebot bestehende Aufgaben der KV Brandenburg übernehmen.[289]

3.3.4 Ambulantes Operieren und Spezialfachärztliche Versorgung

Eine besondere Bedeutung für die selektive Öffnung der Krankenhäuser für die ambulante Versorgung haben die Vorschriften § 115b und § 116b SGB V. Bereits 1992 wurde durch die Einführung des ambulanten Operierens gemäß § 115b SGB V eine Teilnahme der Krankenhäuser an der vertragsärztlichen Versorgung möglich. 2003 wurden von der DKG, KBV und den Spitzenverbänden der Krankenkassen diejenigen ambulanten Operationen und stationersetzenden Eingriffe im AOP-Vertrag festgelegt, welche von den Krankenhäusern ambulant erbracht werden dürfen.[290] Die Veranlassung hierzu erfolgt in der Regel durch den niedergelassenen Vertragsarzt durch Überweisungsschein.[291]

Der AOP-Vertrag „[...] zielt darauf ab, [...] zur Vermeidung nicht notwendiger vollstationärer Krankenhausbehandlung[en] eine patientengerechte und wirtschaftliche Versorgung zu sichern und die Kooperation zwischen niedergelassenem Bereich und Krankenhausbereich zu verbessern."[292] Die Vergütung der ambulant erbrachten Leistungen erfolgt extrabudgetär gemäß den Punktwerten des EBM; der Krankenhausarzt ist somit hinsichtlich der Vergütung dem niedergelassenen Facharzt gleichgestellt.[293] Die Vergütung der zur Erbringung der

---

[286] vgl. Hansen(2009), S.146ff zum Aufgabenspektrum der KV Nordrhein Consult
[287] vgl. Ärztezeitung(2007)
[288] vgl. Ärztezeitung(2007a)
[289] vgl. Ärztezeitung(2007)
[290] Die letzte Aktualisierung des Vertrags wurde 2006 veröffentlicht
[291] vgl. AOP Vertrag(2006), §2 Abs. 1 Satz 1
[292] AOP Vertrag(2006), S.3
[293] vgl. AOP Vertrag(2006.), § 7 Abs. 1

ambulanten Leistungen benötigten Sachkosten (Verbrauchsmittel, Arzneimittel, Verbandsmittel, Hilfsmittel) erfolgt pauschal, sofern sie nicht bereits über den EBM abgegolten sind.[294]

Bis Ende 2011 konnten Krankenhäuser gemäß § 116b Abs. 2 zudem zur ambulanten Behandlung bestimmter hochspezialisierter Leistungen, seltener Erkrankungen und Erkrankungen mit besonderen Krankheitsverläufen berechtigt werden. Diese Berechtigung setzte eine Eignung des Krankenhauses voraus und musste die regionale Versorgungssituation berücksichtigen.[295] Die entsprechenden Leistungen und Erkrankungen wurden vom Gesetzgeber abschließend aufgelistet.[296] Der G-BA wurde beauftragt, diesen Katalog in Bezug auf „diagnostische[n] oder therapeutische[n] Nutzen, die medizinische Notwendigkeit und die Wirtschaftlichkeit"[297] der einzelnen Leistungen zu überprüfen und ggf. zu ergänzen. In Bezug auf die Wirtschaftlichkeit ist dabei die Erbringung mit der alternativen Leistungserstellung im niedergelassenen Sektor zu vergleichen. Weitere Details wurden durch die entsprechende Richtlinie des G-BA, welche die Erkrankung und die entsprechenden Diagnosen und Therapie spezifiziert, sächliche und personelle Anforderungen an das Krankenhaus festlegt sowie die Notwendigkeit einer Überweisung durch den Vertragsarzt regelt.[298] Mit Inkrafttreten des GKV-WSG war somit kein gesonderter Versorgungsvertrag zwischen Krankenkasse und berechtigtem Krankenhaus zwecks Versorgung und Vergütung gemäß § 116b SGB V mehr notwendig. Die Vergütung erfolgt unmittelbar durch die Krankenkassen zusätzlich zur Gesamtvergütung. Die Zulassung erfolgte auf Antrag des Krankenhausträgers durch die Länder unter Berücksichtigung der Krankenhausplanung und der vertragsärztlichen Versorgungssituation.[299]

Mit Inkrafttreten des GKV-VStG im Januar 2012 wurde die ambulante Versorgung im Krankenhaus in der oben beschriebenen Form durch die ambulante spezialfachärztliche Versorgung (ASV) ersetzt. Die ASV umfasst dabei die „Diagnostik und Behandlung komplexer, schwerer therapierbarer Krankheiten"[300]. Der Gesetzgeber unterscheidet hierbei schwere Verlaufsformen von Krankheiten mit besonderem Krankheitsverläufen (z.B. onkologische Erkrankungen, HIV/AIDS), seltene Erkrankungen mit geringen Fallzahlen (z.B. Tuberkulose,

---

[294] vgl. AOP Vertrag(2006), § 9
[295] vgl. § 116b Abs. 2 SGB V alte Fassung
[296] vgl. § 116b Abs. 3 SGB V alte Fassung
[297] § 116b Abs. 4 Satz 2 SGB V alte Fassung
[298] Bundesanzeiger 2008 Nr. 65: S. 1532
[299] vgl. § 116b Abs. 2 Satz 1 SGB V alte Fassung
[300] §116b Abs. 1 Satz 1 SGB V

Hämophilie) sowie hochspezialisierte Leistungen (z.B. Brachytherapie), welche in §116 Abs 1 Satz 2 aufgelistet sind, jedoch vom G-BA ergänzt werden können.[301]

Für die festgelegten Krankheitsbilder werden durch die ASV einheitliche Rahmenbedingungen für Krankenhäuser und Vertragsärzte festgelegt und die Versorgung der Patienten von interdisziplinären konkretisiert. Dabei können diese Teams auch aus sektorübergreifenden Kooperationsgemeinschaften zwischen Krankenhäusern und ambulanten Vertragsärzten bestehen.[302] Die ASV ist konzipiert als ein „ambulantes Versorgungsangebot, das auch durch Krankenhäuser erbracht werden darf."[303]

Im April und Juli 2014 sind die ersten Richtlinien zur ASV in den Krankheitsbildern „Tuberkulose und atypische Mykobateriose" sowie „gastrointestinale Tumoren und Tumoren der Bauchhöhle" in Kraft getreten. Insofern fehlen bis dato belastbare Erfahrungen und Ergebnisse der praktischen Umsetzung der ASV.

Der Gesetzgeber hat mit der ASV einerseits auf die Ambulantisierung von Krankheitsverläufen einerseits sowie andererseits auch auf den zunehmenden Bedarf an interdisziplinäre Teams zur Versorgung dieser Patientengruppen reagiert.

3.4 Perspektiven verschiedener Versorgungsformen

Die Umsetzung der einzelnen Möglichkeiten der Integrierten Versorgung in den oben dargestellten Ausprägungen hat sich in den letzten Jahren mit einer sehr unterschiedlichen Dynamik entwickelt. Die ersten Ansätze einer verstärkten Kooperation der Leistungserbringer durch die kollektivvertraglichen Alternativen der Modellvorhaben, Strukturverträge und DMPs haben dabei bereits ihren Zenit überschritten. Andere Varianten der Integrierten Versorgung entziehen sich alleine aufgrund Ihrer Aktualität einer systematischen Beurteilung bezüglich ihrem Beitrag zu einer rationalen Gesundheitsversorgung.[304]

Strukturverträge und Modellvorhaben wurden insbesondere als vertragliche Grundlage für die Förderung von Ärztenetzen und des ambulanten Operierens geschlossen. Trotz einer Vielzahl

---

[301] Vgl. §116b Abs. 5 SGB V
[302] Vgl. Klakow-Frank(2013), S.17
[303] Klakow-Frank(2013, S.17
[304] vgl. Wille(2008), S.89

von geschlossenen Verträgen im ambulanten Bereich blieben die Ergebnisse hinter den Erwartungen zurück.[305] Viele Strukturverträge in der ambulanten Versorgung wurden 2004 in Verträge gemäß § 140a-d umgewidmet, um die 1%ige Anschubfinanzierung zu erhalten. Aufgrund der systematischen wissenschaftlichen Evaluation haben die Erfahrungen aus Modellvorhaben insbesondere die Entwicklung einzelner DMPs geprägt.[306]

2011 waren knapp 11.000 DMPs zugelassen, in denen über 5,9 Mio eingeschriebenen Versicherten eingeschrieben waren. Ein Großteil der Teilnehmer (59,2%) entfiel dabei auf das DMP Diabetes Mellitus Typ 2. [307] Damit hat sich die Anzahl der Teilnehmer seit 2007 fast verdoppelt; die Anzahl der zugelassenen DMPs ist hingegen leicht zurückgegangen.

Einer der möglichen Gründe ist die Einführung des morbiditätsorientierten RSAs im Januar 2009 mit dem die DMPs für die Krankenkassen aufgrund der fehlenden zusätzlichen Vergütung für die in den bisherigen Programmen eingeschriebenen Patienten deutlich an finanzieller Attraktivität verloren haben.[308] Bis dato konnten die Krankenkassen durch die Durchführung der DMPs auf niedrigem Qualitätsniveau und dem vermehrten Einschluss von Patienten mit leichtem chronischen Krankheitsverlauf positive Deckungsbeiträge erwirtschaften.[309] Wie die Krankenkassen die geplante Einführung von DMPs in weiteren Indikationen kosteneffektiv umsetzen werden, ist momentan noch offen.

Die Öffnung der Krankenhäuser für ambulante Leistungen sich als zusätzlicher Baustein zur Unterstützung der Wirtschaftlichkeit und Qualität in der der herkömmlichen Versorgung hat sich mittlerweile etabliert. Die Anzahl der an Krankenhäusern ambulant durchgeführten Operation ist von 575.613 im Jahr 2002 auf zuletzt 1.867.934 im Jahr 2012 gestiegen. Dies entspricht einem durchschnittlichen jährlichen Wachstum von 12,5%, wobei diese Steigerung nur partiell auf eine steigende Anzahl von teilnehmenden Krankenhäusern (jährliches Wachstum um 6,7% auf 2.017 in 2012) sondern vielmehr auf eine höhere Anzahl von Operationen pro Krankenhaus zurückzuführen ist.[310]

---

[305] vgl. SVR(2003), Ziff. 690
[306] vgl. AOK-Bundesverband Internetseiten – Lexikon – Stichwort Modellvorhaben
[307] vgl. Gaßner/Köhn(2013), S.59
[308] Eine weitere Erklärung ist schlicht die Abnahme der Anzahl gesetzlicher Krankenkassen im Zeitraum 2007-2011, wodurch sich zwangsläufig die Anzahl der zugelassenen DMPs reduziert.
[309] vgl. SVR(2007), Ziff. 318
[310] Statistisches Bundesamt(2007b), eigene Berechnungen

Mit Inkrafttreten des GKV-WSG sind die Krankenkassen seit April 2007 zudem verpflichtet, ihren Versicherten eine hausarztzentrierte Versorgung und einen speziellen Hausarzttarif hierzu anzubieten. Seitdem haben zahlreiche KVen Verträge mit Krankenkassen abgeschlossen und jede Krankenkasse bietet mittlerweile entsprechende Programme an.

Die Integrierten Versorgungsformen gemäß § 140a-d SGB V und die Medizinischen Versorgungszentren stehen am Ende einer Entwicklung hin zur konsequenten Umsetzung einzelvertraglich koordinierter Versorgungsstrukturen, welche flankiert durch die erweiterter Rolle der Vertragsärzte und der KVen eine besondere Dynamik für die Veränderung der Versorgungslandschaft entfalten. Insbesondere bei diesen Versorgungsformen lassen sich daher neben einer Momentaufnahme bisher nur qualitative Trends für die weitere Ausgestaltung erkennen.

Wenige Monate nach Inkrafttreten des GMG lagen ca. 100 Anträge auf Gründung eines MVZs vor, 30 MVZs wurden bis Oktober 2004 zugelassen, wobei oft auch bestehende Gemeinschaftspraxen in die Form eines MVZ überführt wurden.[311] Bis Ende 2013 ist die Anzahl der MVZs weiter deutlich auf zuletzt 2.006 gestiegen, von denen bei 795 ein Krankenhaus als Träger beteiligt ist. Ende 2013 waren 12.788 Ärzte in MVZs tätig, welche überwiegend in Angestelltenverhältnis tätig sind (88,9%); ein Trend der sich seit 2006 beschleunigt hat, als noch über ein Drittel der Ärzte in MVZs Vertragsärzte waren. 773 der MVZs unter Krankenhausbeteiligung arbeiten ausschliesslich mit angestellten Ärzten. Entsprechend hat sich auch die durchschnittliche Arbeitsgröße von 3,6 Ärzten auf 6,4 Ärzte pro MVZ deutlich erhöht.[312]

Ein besonders heterogenes Bild bzgl. der Umsetzung bilden die Verträge gemäß § 140a-d SGB V. Um jederzeit einen vollständigen Überblick über die geschlossenen Verträge zu erhalten und Zahlungskürzungen aufgrund der Anschubfinanzierung nachvollziehen zu können, wurde von der Kassenärztlichen Bundesvereinigung, der Deutschen Krankenhausgesellschaft und den Spitzenverbänden der Krankenkassen die Einrichtung einer gemeinsamen Registrierungsstelle zur Unterstützung der Umsetzung des § 140d SGB V vereinbart und die Bundesgeschäftsstelle Qualitätssicherung gGmbH (BQS) mit der Einrichtung dieser Registrierungsstelle beauftragt.[313] Aufgabe der Registrierungsstelle war die Erfassung der Meldun-

---

[311] vgl. Straub(2004), S.12
[312] vgl. KBV(2014), S.3ff
[313] die BQS Bundesgeschäftsstelle Qualitätssicherung gGmbH wurde 2001 von der Bundesärztekammer, der Deutschen Krankenhausgesellschaft e.V., den Spitzenverbänden der Krankenkassen und dem Verband der Privaten Krankenversicherung e.V. gegründet. (http://www.bqs-online.de/)

gen der Krankenkassen über abgeschlossene Verträge nach § 140a-d SGB V und die Erteilung von Auskünften über abgeschlossene Verträge an Krankenhäuser und KVen.

Ende 2008 lagen der BQS insgesamt 6.407 gemeldete Verträge zur Integrierten Versorgung vor, wobei die Anzahl der neu gemeldeten Verträge im letzten Jahr der Anschubfinanzierung deutlich auf 756 im Vergleich zu ca. 1.500 im Mittel der Jahre 2004-2008 zurückging.[314] Bei der Anzahl der teilnehmenden Versicherten und Vergütungsvolumen handelte es sich um Planzahlen und Schätzungen der Krankenkassen, Die Anzahl der Teilnehmer wurde dabei von nur sehr wenigen, insbesondere indikationsübergreifenden (32) Verträgen getrieben, die mit insgesamt 3,75 Mio ca. 93% der Versicherten repräsentieren, gleichzeitig aber nur 17% des Vergütungsvolumens (110 € pro Teilnehmer pro Jahr) repräsentieren. Das Vergütungsvolumen wurde hingegen insbesondere von 168 Verträgen mit einem jeweiligen Vergütungsvolumen von über 1 Mio Euro und insgesamt 426 Mio € (53% der Gesamtvergütung) getrieben.[315]

Tabelle 5: Kennzahlen zur Integrierten Versorgung 2004-2008

	2004	2005	2006	2007	2008
vorliegende Meldungen zu Verträgen zur integrierten Versorgung	1.477	3.454	4.875	6.074	6.407
geschätze Anzahl teilnehmender Versicherter (in Tausend)	679	2.973	3.762	3.956	4.036
geschätzes Vergütungsvolumen (in Mio. €)	248	498	650	768	811
Anteil der Verträge unter Beteiligung von Krankenhäusern	64,6%	58,6%	52,7%	50,7%	48,1%
Anteil der Verträge unter Beteiligung niedergelassener Ärzte	41,6%	43,3%	49,0%	53,6%	54,3%

Quelle: BQS(2009), eigene Berechnugnen

---

[314] vgl. BQS(2009), S.15
[315] vgl. BQS(2009), S.18

Dabei zeigt sich insgesamt eine abnehmendes Anzahl von Patienten pro Vertrag sowie eine steigende Vergütung pro Patient. Das Vergütungsvolumen ist aber im Vergleich zum GKV-Gesamtvolumen sehr gering.

Abbildung 7: Entwicklung von Patienten pro Vertrag und Vergütung pro Patient

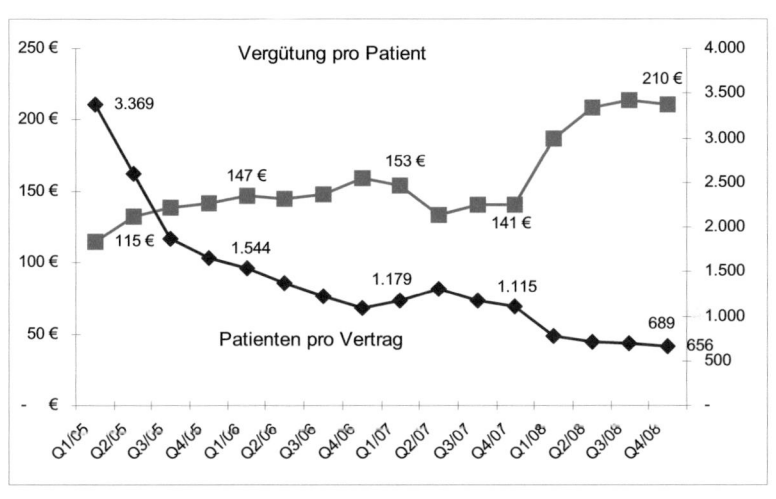

Quelle: BQS Quartalsberichte, eigene Berechnungen

Bei der Analyse der Vertragspartner wird deutlich, dass der Anteil die Bedeutung der Krankenhäuser als alleiniger direkter Vertragspartner abgenommen und im Gegenzug die Rolle niedergelassener Ärzte zugenommen hat. Die einzelnen Verträge erfassen jedoch lediglich die direkten Vertragspartner und lassen somit keine Herleitung der an der gesamten Versorgungskette beteiligten Leistungserbringer und sonstigen Versorgungspartner zu.[316]

Durch Beendigung der Anschubfinanzierung Ende 2008 liegen keine weiteren Strukturdaten der BQS für die Folgejahre vor. Hinweise zur Entwicklung der Integrierten Versorgung bietet eine Befragung des SVR bei gesetzlichen Krankenkassen im Rahmen des Sondergutachtens 2012.[317] Dabei geht der SVR von einem deutlichen Rückgang der Verträge ab 2009 aus; in 2008 und 2009 wurden jeweils über 700 Verträge von den Krankenkassen beendet. Im Gegensatz hierzu zeigen jedoch für den Zeitraum 2008-2011 Schätzungen zur Teilnehmerzahl (+15,9% auf 1,92 Mio) und Ausgaben (+10,4% auf 1,35 Mrd. €) für die verbleibenden

---

[316] vgl. BQS(2009), S. 21
[317] vgl. SVR(2012), Ziff. 207ff

Verträge ein positiver Trend.[318] Dies kann als Beleg dafür gewertet werden, dass von Krankenkassen insbesondere Verträge mit geringer Teilnehmeranzahl gekündigt wurden und der Fokus auf „erfolgreiche" Verträge verschoben wurde.

3.5 Zwischenfazit

Die Integrierte Versorgung in Deutschland ist vor dem Hintergrund der Managed Care Prinzipien entwickelt worden. Managed Care darf dabei nicht als geschlossenes Konzept verstanden werden, sondern hat ebenso wie die Integrierte Versorgung eine verbesserte Steuerung der Gesundheitsversorgung zum Ziel. Von besonderem Interesse für das deutsche Gesundheitswesen sind die zu diesem Zweck eingesetzten Managed Care Instrumente, die grundsätzlich auch im Rahmen der Integrierten Versorgung zur Anwendung kommen können. Bei der Übertragbarkeit einzelner Elemente müssen jedoch die Rahmenbedingungen der regulierten europäischen Gesundheitsmärkte berücksichtigt werden.

Es wird deutlich, dass Managed Care als Steuerungsmöglichkeit der Gesundheitsversorgung grundsätzlich auf die GKV übertragbar ist und zahlreiche Instrumente von Managed Care bereits Einzug in das deutsche Gesundheitswesen gehalten haben. Organisatorisch hat der Gesetzgeber insbesondere durch die Integrierte Versorgung nach § 140a-d SGB V die Grundlagen für eine verstärkte Kooperation von Leistungserbringern und Kostenträgern geschaffen. Die Medizinischen Versorgungszentren, Flexibilisierungen des Vertragsarztrechts durch das VÄndG, die Öffnung der Krankenhäuser für die ambulante Versorgung, die hausarztzentrierte sowie die spezialfachärztliche Versorgung setzen zudem wichtige Impulse für eine wettbewerbliche Dynamik an den Sektorengrenzen, die im Einzelfall komplexe Organisationsformen unentbehrlich macht.

Die Neufassung des § 140a-d SGB V im Jahre 2004 hat zudem die einzelvertragliche Basis und den Grundsatz der Vertragsfreiheit für die Modelle der Integrierten Versorgung festgeschrieben. Der Wegfall einer verpflichtenden bundeseinheitlichen Rahmenvereinbarung zwischen Krankenkassen und KVen sowie die Sicherstellung der Finanzierung durch die 1%ige Anschubfinanzierung hat im Zeitraum 2004-2008 zu einer Vielzahl unterschiedlicher Formen der Integrierten Versorgung bezüglich Integrationstiefe und –breite geführt. Nach Auslaufen der Anschubfinanzierung sind in den vergangenen Jahren daher insbesondere

---

[318] vgl. SVR(2012), Ziff. 209ff

Verträge mit geringen Teilnehmerzahlen beendet wurden. Auch die Aufnahme pharmazeutischer Unternehmen und Medizinproduktehersteller in 2011 hat zu keinem Schub in der Ausweitung der Integrierten Versorgung geführt.

Insgesamt zeigt sich jedoch deutlich, dass die Prinzipien von Managed Care und das Primat einer sektorübergreifenden bzw. sektorkooperativen Versorgung auf dem Vormarsch sind. Den Akteuren im Gesundheitswesen –und auch der Pharmaindustrie- bietet sich somit die Möglichkeit, Versorgungsprozesse in flexibleren Strukturen und unter zunehmend selektiv-vertraglichen Rahmenbedingungen neu zu denken und umzusetzen.

4 Die Rolle des Arzneimittels im Versorgungsprozess

Im folgenden Abschnitt wird zunächst auf die Rolle der Arzneimittel im deutschen Gesundheitswesen und die Nachfragestruktur eingegangen (Kapitel 4.1). Eine kurze Darstellung des besonderen Nachfrageprozesses nach Arzneimitteln und ihrer Rolle als Inputfaktor im Versorgungsprozess (Kapitel 4.2) erscheint für das weitere Verständnis der Steuerungsmechanismen notwendig. Die wichtigsten Steuerungsmechanismen für die Arzneimittelversorgung werden in Kapitel 4.3 thematisiert, da diese auch für alternative Anreizmodelle in neuen Versorgungsformen implizit oder explizit zu berücksichtigen sind; sowohl als Substitut, als Kombination oder Basis für die Weiterentwicklung einer alternativen Arzneimittelsteuerung. Abgeleitet aus dieser Darstellung werden im Zwischenfazit (Kapitel 4.4) Anforderungen an alternative Steuerungsinstrumente in neuen Versorgungsformen abgeleitet.

4.1 Arzneimitteleinsatz in der GKV

4.1.1 Definition, Zulassung und Erstattung

Arzneimittel sind gemäß des Gesetzes über den Verkehr mit Arzneimitteln (Arzneimittelgesetz: AMG):

„Stoffe und Zubereitungen aus Stoffen, die dazu bestimmt sind, durch Anwendung am oder im menschlichen [...] Körper

(1) Krankheiten, Leiden, Körperschäden oder krankhafte Beschwerden zu heilen zu lindern, zu verhüten oder zu erkennen

(2) die Beschaffenheit, den Zustand oder die Funktion des Körpers oder seelische Zustände erkennen zu lassen

(3) vom menschlichen [...] Körper erzeugte Wirkstoffe oder Körperflüssigkeiten zu ersetzen

(4) Krankheitserreger, Parasiten oder körperfremde Stoffe abzuwehren, zu beseitigen oder unschädlich zu machen oder

(5) Die Beschaffenheit, den Zustand oder die Funktionen des Körpers oder seelische Zustände zu beeinflussen. "[319]

---

[319] vgl. §2 Abs. 1 AMG

Auch Gegenstände, auf die Arzneimittel aufgebracht sind und die dazu bestimmt sind, dauerhaft oder vorübergehend mit dem menschlichen Körper in Verbindung gebracht zu werden, gelten als Arzneimittel.[320] So gelten beispielsweise Blutzuckermessgeräte als Hilfsmittel, die Blutzuckerteststreifen jedoch aufgrund ihrer pharmakologischen Wirkung als Arzneimittel.

Arzneimittel stellen eines der wichtigsten Instrumente des ärztlichen Handelns dar und entfalten gleichzeitig eine „[...] psychologische Wirkung in der Interaktion zwischen Arzt und Patient."[321] Dabei tragen Arzneimittel als Inputfaktor zusammen mit anderen Kapazitäten des Gesundheitswesens (personell oder sachlich) zur Erstellung des medizinischen Angebots bei.[322] Medikamente stiften somit für sich betrachtet keinen Nutzen, sondern entfalten diesen erst in der Kombination mit anderen Leistungen des Gesundheitswesens.[323] Die isolierte Betrachtung des Arzneimitteleinsatzes unter Effektivitätsgesichtspunkten ohne Berücksichtigung der vielfältigen, komplementären und substitutiven Verflechtungen zu anderen Produktionsfaktoren ist daher nicht zielführend.[324]

Über die Zulassung eines Arzneimittels zur Verschreibung entscheidet das Bundesinstitut für Arzneimittel und Medizinprodukte (BfArM). Damit ein neues Medikament zum therapeutischen Einsatz zugelassen werden kann, muss der Hersteller Wirksamkeit, Unbedenklichkeit und pharmazeutische Qualität nachweisen.[325] Seit 1995 können pharmazeutische Hersteller auch die Zulassung bei der europäischen Zulassungsbehörde EMA (European Medicines Agency) beantragen. Für bestimmte Arzneimittel ist ein zentrales Zulassungsverfahren (*centralized procedure*) bei der EMA vorgeschrieben. Der Hersteller kann andererseits im Rahmen des dezentralen Zulassungsverfahrens *(mutual recognition procedure)* nach erfolgreicher Zulassung in einem EU-Mitgliedstaat die Zulassung für alle übrigen Länder im Rahmen der gegenseitigen Anerkennung (*mutual recognition procedure*) erreichen; die EMA fungiert in diesen Fällen bei Unstimmigkeiten zwischen den Mitgliedsstaaten als Schiedsstelle.[326]

---

[320] vgl. §2 Abs. 2 Satz 1 AMG,
[321] SVR(1987), S. 83f
[322] vgl. Wille/Mehnert/Rohweder(1994), S. 46; siehe auch Kapitel 4.2.2
[323] Eine Ausnahme bildet hier die Selbstmedikation, wobei auch hier die Therapietreue des Patienten einen Einfluss auf die Effektivität des Arzneimitteleinsatzes hat.
[324] vgl. Wille/Mehnert/Rohweder(1994), S. 52f
[325] vgl. §1 AMG
[326] vgl. §25b AMG,

Die automatische Erstattung der Kosten eines Arzneimittels in voller Höhe des vom Hersteller festgesetzten Preises durch die Kostenträger des Gesundheitssystems nach erfolgreicher Zulassung, wie sie in Deutschland bis 2011 praktiziert wurde, bildet international die Ausnahme. Im Regelfall reicht die Zulassung nicht aus, um eine Erstattung für das Arzneimittel durch die Mehrzahl der Kostenträger, insbesondere durch soziale Krankenversicherungen, zu erzielen. Voraussetzung für die Erstattung ist zum einen der inkrementelle medizinische Nutzen des Arzneimittels; in vielen Ländern wird zudem das inkrementelle Kosten-Nutzen-Verhältnis eines Arzneimittels als Bewertungskriterium für die Erstattungsentscheidung herangezogen.[327] In Deutschland wird seit Inkrafttreten des Arzneimittelmarkt-Neuordnungsgesetzes (AMNOG) ebenfalls eine Nutzenbewertung neuer Arzneimittel mit anschliessender Festlegung des Erstattungsbetrags durchgeführt.[328]

4.1.2 Marktstruktur und Umsatzentwicklung

Der Markt für Arzneimittel kann in verschiedene Teilmärkte untergliedert werden, welche anhand der Kriterien Vertriebsweg, Verschreibungs- bzw. Rezeptpflicht und Erstattungsfähigkeit definiert werden können.[329] Als Vertriebsweg für Arzneimittel ist grundsätzlich die Apotheke vorgesehen; bestimmte Arzneimittel (z.B. Vitaminpräparate) können auch im Einzelhandel vertrieben werden. Ein direkter Verkauf von nicht-verschreibungspflichtigen Arzneimitteln findet in der Apotheke für die sogenannten Over-the-Counter Produkte (*OTC-Produkte*) statt, die mit dem Ziel einer Linderung geringfügiger Krankheitserscheinungen eingesetzt werden und deren unsachgemäßer Verbrauch im Rahmen der Selbstmedikation in der Regel nicht zu einer Gefährdung der Gesundheit führt.[330] Im Rahmen dieser Untersuchung ist jedoch lediglich die Gruppe der verschreibungspflichtigen und erstattungsfähigen Arzneimittel von Interesse, die mit 77,1% auch den mit Abstand größten Anteil am bundesdeutschen Apothekenumsatz ausmacht.[331]

In Deutschland waren im Jahre 2010 laut *Roter Liste* über 8.500 Arzneimittel zugelassen. Diese Zahl erhöht sich auf ca. 40.000, wenn für jedes Arzneimittel die einzelnen Wirkstärken und Darreichungsformen separat gezählt werden. 2012 betrug der Arzneimittelumsatz über alle Ausgabenträger 45,7 Mrd. €, wobei auf die GKV mit 32,9 Mrd. € der mit Abstand größte

---

[327] vgl. Wasem/Greß/Niebuhr(2005), S. 6
[328] vgl. §35a SGB V; Der Prozess der Nutzenbewertung wird in Kapitel 4.3.3 erläutert
[329] vgl. Wasem/May(2000), S.5
[330] vgl. Schnell(2002), S. 9
[331] vgl. ABDA-Internetseiten – Zahlen, Daten, Fakten 2005

Anteil entfiel.[332] Mit 40,5 Mrd. € (Stand: 2012) wurden knapp 89% des Arzneimittelumsatzes in den Apotheken erwirtschaftet, bei denen die Arzneimittel wiederum über 90% des Gesamtumsatzes ausmachten.[333] Die Steuerung der Arzneimittelversorgung im Rahmen der GKV ist somit von besonderer Bedeutung für die Patienten, Hersteller, den Großhandel und die Apotheken.[334] Abbildung 8 zeigt die Entwicklung der Arzneimittelausgaben im Vergleich zu den Gesamtausgaben der GKV und dem BIP; es wird deutlich, dass die Arzneimittelausgaben seit Mitte der 90er Jahre überproportionale Wachstumsausgaben aufweisen.

Abbildung 8: Entwicklung der Arzneimittelausgaben (Index 1993 = 100)

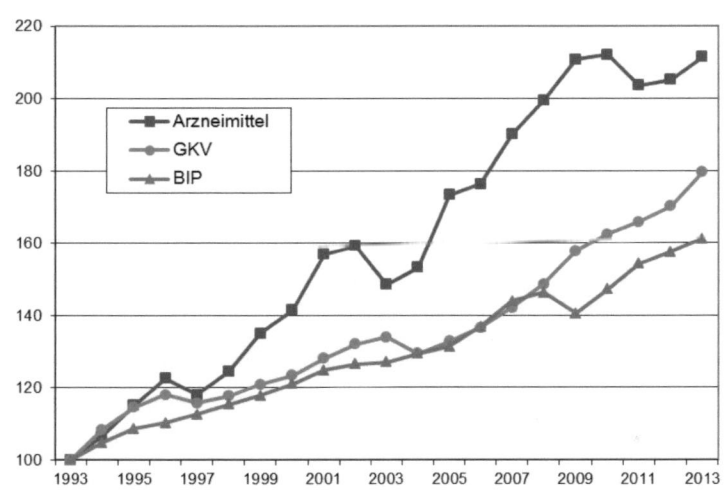

Quelle: BMG(2014b); Statistisches Bundesamt(2014) , eigene Darstellung

Trotz diskretionärer Eingriffe in das System der GKV seit Mitte der 90er Jahre ließen sich die Ausgabensteigerungen für Arzneimittel jeweils nur kurzfristig dämpfen. Die starken Rückgänge in den Jahren 1997, 2004 und 2010 sind auf die Zuzahlungsregelungen im Rahmen des 2. GKV-NOG (1997) und die temporäre Erhöhung des Kassenrabatts von 6% auf 16% im Zuge des GMG (2004) bzw. dem AMNOG (2011) zurückzuführen. Bereits in den Folgejahren nach diesen Maßnahmen stiegen die Arzneimittelausgaben wieder überproportional. Umsatzsteigerungen sind dabei nicht nur auf steigende Verordnungszahlen oder gestiegene

---

[332] vgl. Statistisches Bundesamt(2014), Tabelle 1
[333] vgl. ABDA Internetseiten – Zahlen, Daten, Fakten 2013 (24. Umsatzstruktur der Apotheken)
[334] vgl. SVR(2005), Ziff. 765

Arzneimittelpreise, sondern insbesondere auch auf die Strukturkomponente zurückzuführen, welche die Substitution zwischen verschiedenen Arzneimitteln (*Intermedikamenteneffekt*) bzw. zwischen verschiedenen Packungsgrößen (*Intramedikamenteneffekt*) darstellt.[335]

Die Ausgaben für Arzneimittel verteilen sich dabei u.a. aufgrund von chronischen Krankheitszuständen und der hieraus resultierenden Dauermedikation bei den betroffenen Patienten asymmetrisch auf die Gruppe von Versicherten, die ein Arzneimittel erhält. So erhielten beispielsweise Barmer GEK 77,2% aller Versicherten ein Arzneimittel („Arzneimittel-Patienten") wobei 50% der der Arzneimittelausgaben lediglich von 4,36% der „Arzneimittel-Patienten" verursacht wurden; 90% der Arzneimittelkosten wurde von gut einem Drittel der „Arzneimittel-Patienten" (33,6%) verursachten 90% der Ausgaben für Arzneimittel.[336] Die höchsten Umsatzanteile hatten 2012 Arzneimittel in den ATC-Klassifikationen der Immunsuppressiva (8,2% des GVK-Fertigarzneimittelmarkts), Antidiabetika (6,8%) und Angiotensinhemmstoffe (6,6%), Antiasthmatika (5,5%) und Analgetika (5,4%). Insgesamt entfielen 2006 73,5% der Umsätze auf die 30 umsatzstärksten ATC-Gruppen.[337]

Nach Ablauf des Patentschutzes können in Deutschland Nachahmerpräparate (*Generika*) vermarktet werden, deren Preis in der Regel deutlich unter dem Preis des Originalpräparates liegt. Deutschland ist nach den USA der zweitgrößte Generikamarkt weltweit.[338] Die Anzahl der Generika-Wirkstoffe hat sich zudem von 1987 bis 2003 von 256 auf 466 Wirkstoffe knapp verdoppelt.[339] Der Generikaanteil an den Verordnungen in der GKV ist zudem von 1993-2012 kontinuierlich von 41,6% auf 74,6% gestiegen; der Umsatzanteil hingegen ist im gleichen Zeitraum nur leicht von 32,3% auf 36,7% gestiegen.[340]

Die dargestellte Umsatzentwicklung macht deutlich, dass insbesondere die Arzneimittelversorgung einen Ansatzpunkt für die Rationalisierung der Gesundheitsversorgung im Rahmen der GKV darstellt. Rationalisierungspotenziale in der Arzneimittelversorgung ergeben sich durch den Ausschluss nachweislich unwirksamer Medikamente und Regulierungen für Medikamente mit geringerer bzw. gleicher Wirksamkeit als vergleichbare Medikamente mit

---

[335] vgl. Wille(2004), S. 194
[336] vgl. Glaeske/Schicktanz(2012), S. 60
[337] vgl. Schwabe/Paffrath(2013), S.5
[338] vgl. Accenture(2005), S.23
[339] vgl. SVR(2005), Ziff. 772, vgl. auch Mossialos(2003)
[340] Vgl. Schwabe/Paffrath(2013), S.22

gleichen bzw. geringeren Preisen.[341] Neben der Substitution von Originalpräparaten durch Generika rücken dabei vor allem die *Analogpräparate* (auch als *Me-Too* Präparate bezeichnet) in den Vordergrund der Überlegungen, wobei eine allgemeine Aussage bezüglich des Nutzens von Analogpräparaten für eine rationale Gesundheitsversorgung schwer fällt.[342] Einerseits können Analogpräparate einen Preiswettbewerb auslösen und aufgrund (marginal) veränderter pharmakologischer Eigenschaften zusätzlichen Patientengruppen eine Therapiealternative bieten. Andererseits können sie bei einer Hochpreisstrategie und konsequentem Marketing des entsprechenden Pharmaunternehmens bei den Ärzten die Arzneimittelkosten erhöhen ohne die Qualität der Versorgung zu steigern.[343] Die Einsparpotenziale durch entsprechende Maßnahmen werden im Arzneimittelverordnungs-Report auf insgesamt 3,3 Mrd. € geschätzt; dies entspricht 13,8% der GKV-Arzneimittelausgaben.[344]

4.2 Prozess der Arzneimittelnachfrage

Der Prozess der Arzneimittelnachfrage ist zum einen durch eine Dreiteilung der Nachfrage geprägt, was zu veränderten Anreizbedingungen einzelner Akteure bzgl. einer optimalen Arzneimittelversorgung führt und in der GKV durch zahlreiche Hürden und Einschränkungen auf der einzelnen Akteursebene geprägt ist. Arzneimittel gehen zudem als Inputparameter in den Versorgungsprozess ein mit dem Ziel, Effizienz und Effektivität des Gesundheitssystems zu erhöhen.

4.2.1 Dreiteilung der Arzneimittelnachfrage

Im Vergleich zu den meisten anderen Konsumgütern ergibt sich für verschreibungspflichtige Arzneimittel eine Dreiteilung der Nachfrage: Die Leistung wird vom Patienten nachgefragt, vom Arzt verordnet und von der Krankenkasse bezahlt.[345] Patienten treten somit auf dem Markt für Arzneimittel hauptsächlich als Konsumenten auf[346], Leistungserbringer als Produzenten von Gesundheit und Nachfrager von Arzneimitteln und Kostenerstatter als „Agenten"

---

[341] vgl. Wille(2004), S.189
[342] zur Definition von Analogpräparaten sowie Pro und Contra vgl. Wild/Puig (2004), S.717f
[343] vgl. Schwabe/Paffrath(2008), S. 114
[344] vgl. Schwabe/Paffrath(2008), S.30 Tab 1.8. Es existieren bereits zahlreiche Steuerungsmechanismen der Arzneimittelversorgung, welche im Abschnitt 4.3 kurz erläutert werden, um diese Einsparpotenziale zu erzielen.
[345] vgl. Chou(2003), S.18f
[346] auf dem Versicherungsmarkt handeln die Patienten jedoch als Entscheider und wählen die Krankenkasse, deren Leistungsangebot und Tarif den eigenen (erwarteten) Bedürfnissen entspricht

des Patienten, die gemäß den gesetzlich (GKV) bzw. vertraglich (PKV) festgelegten Bedingungen mit dem Versicherten die Kosten für Arzneimittel übernehmen.[347]

Dabei ist bei allen beteiligten Akteuren das Problem der Informationsasymmetrie zu beachten, das zu Anreizproblemen zwischen den Beteiligten führen kann. Abbildung 9 illustriert die Informations- und Leistungsströme zwischen den am Nachfrageprozess beteiligten Akteuren.

Abbildung 9: Beziehungen zwischen Arzt, Krankenkasse und Versicherten/Patient

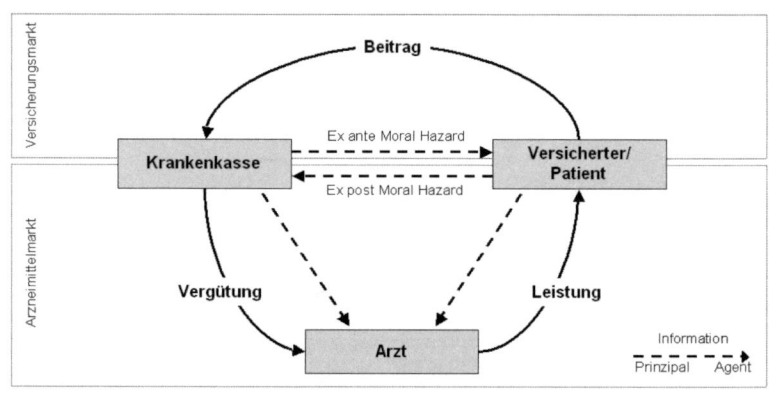

Quelle: modifiziert nach Werblow(2004), S.31

Dem Arzt kommt hierbei eine Sonderstellung zu, da er zum einen Sachverwalter des Patienten ist und daher eine möglichst hochwertige Versorgung mit Arzneimitteln befürworten sollte; auf der anderen Seite ist er Agent der Versicherung und dieser gegen-über zu einer qualitativ hochwertigen und wirtschaftlichen Verordnung mit Arzneimitteln verpflichtet.[348] Seitens des Versicherten ist das Phänomen des *Moral Hazards* beim Arzneimittelkonsum besonders zu berücksichtigen. Das Bestehen einer Krankenversicherung führt zum einen zu Verhaltensänderungen des Versicherten vor Eintritt des Ereignisses (*ex-ante Moral Hazard*) z.B. in Form verminderter Prävention. Für den Fall der Krankenversicherung besteht zum anderen das Risiko, dass nach Eintritt des Krankheitsfalls unnötige Leistungen durch den Patienten nachgefragt werden bzw. unzureichend umgesetzt werden (z.B. mangelnde Compliance bei Arzneimitteln). Dies Phänomen wird als *ex-post Moral Hazard* bezeichnet.[349]

---

[347] vgl. Friske(2003), S.19
[348] vgl. Werblow(2004), S.30
[349] vgl. Breyer/Zweifel/Kifmann(2003[4]), S.208

Die o.g. Akteure sowie die Apotheke bestimmen in den verschiedenen Phasen des Nachfrageprozesses die Auswahl des Arzneimittels. Die einzelnen Phasen des Nachfrageprozesses verdeutlicht Abbildung 10. Die Nachfrage nach verschreibungspflichtigen Arzneimitteln beschränkt sich in Deutschland auf das professionelle Gesundheitssystem. Notwendige Voraussetzung für eine Nachfrage nach Arzneimitten ist daher, dass der Versicherte vom Laiensystem in das professionelle Gesundheitssystem wechselt.

Abbildung 10: Prozess der Nachfrage nach Arzneimitteln

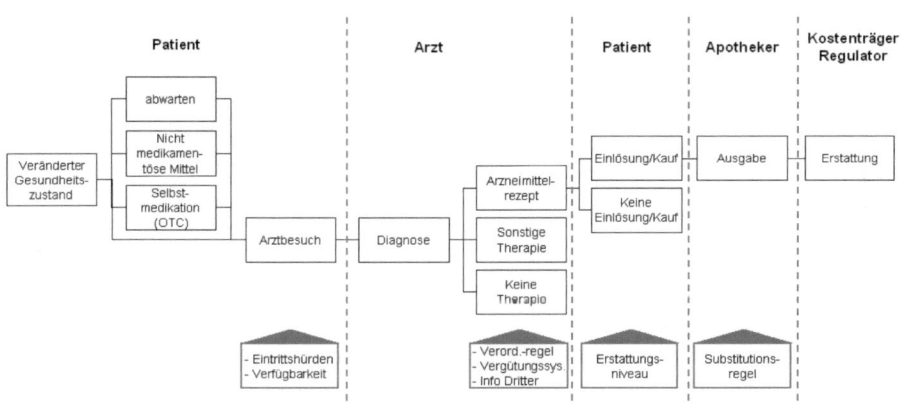

Quelle: eigene Darstellung

Der Versicherte stellt im ersten Schritt eine Veränderung seines Gesundheitszustandes fest, wobei die Ursache dieser Veränderung aufgrund verschiedener Bestimmungsfaktoren und Dimensionen von Gesundheit von ihm selbst in den meisten Fällen nicht eindeutig bestimmbar ist.[350] Er kann nun eine Veränderung des Zustands abwarten, nicht medikamentöse Maßnahmen ergreifen (z.B. Diät, körperliche Betätigung, Heil- oder Hilfsmittel) oder eine Selbstmedikation vornehmen. Im Falle einer Selbstmedikation (OTC-Produkte) entscheidet der Versicherte eigenständig über Art und Umfang der medizinischen Maßnahme, nimmt die Leistung in Anspruch und zahlt diese Leistung aus eigenen Mitteln. Bereits nach Eintritt des veränderten Gesundheitszustands oder im Anschluss an die beschriebenen Maßnahmen kann der Versicherte das professionelle Gesundheitssystem in Anspruch nehmen und die Nachfrageentscheidung über die geeignete Maßnahme zur Wiederherstellung des gewünschten Gesundheitszustands an den wesentlich besser informierten Arzt abgeben. Die Wahrschein-

---

[350] vgl. Toepfer(1997), S.26

lichkeit des Eintritts hängt dabei von monetären (Praxisgebühr) und nicht-monetären Eintrittshürden (Überweisung, Formulare), sowie der generellen Verfügbarkeit des professionellen Gesundheitssystems (Arzt- bzw. Krankenhausdichte) ab.

Der Arzt wird nach gestellter Diagnose über weitere therapeutische Maßnahmen entscheiden und ggf. ein Arzneimittel verordnen. Je nach Ausgestaltung des Vergütungssystems und Verordnungsregeln (z.B. Negativliste, Richtgrößen) wird sich der Arzt dabei mehr oder weniger stark an den Interessen des Patienten orientieren und als dessen Sachverwalter auftreten. Der Arzt kann jedoch auch versuchen, bei der Verordnung seine eigenen Interessen einfließen zu lassen und sein Einkommen mittels seines Verordnungsverhaltens zu maximieren.[351] Dieses Verhalten kann je nach Ausgestaltung des Vergütungssystems sowohl bei der grundsätzlichen Entscheidung für oder gegen eine Arzneimittelverordnung als auch bei der Entscheidung für oder gegen die Verordnung bestimmter Wirkstoffe, Wirkstoffgruppen oder Packungsgrößen eintreten. Zudem muss der Einfluss Dritter (Meinungsbildner, Kollegen, Pharmaberater) auf die Verordnungsentscheidung des Arztes berücksichtigt werden.

Der Patient kann nun über die Einlösung bzw. Kauf des Arzneimittels entscheiden und dabei die entsprechenden Versicherungskonditionen (z.B. Erstattungsniveau des Arzneimittels) für eine rationale Entscheidung heranziehen. Gemäß dem Erstattungsniveau wird das Arzneimittel im Fall einer Einlösung durch den Patienten vom Kostenträger erstattet.

Diese systematische Dreiteilung der Nachfrage nach Arzneimitteln wird in integrierten Versorgungsformen systematisch aufgebrochen, indem die einzelnen Einflussfaktoren des Verhalten der Akteure variiert bzw. durch alternative Steuerungselemente ersetzt werden. Für Patienten verändert sich durch ein Gatekeepersystem die Verfügbarkeit des professionellen Gesundheitssystems; monetäre Eintrittshürden können beseitigt werden. Auch der Arzt wird seine Verordnung je nach Budget- und Ergebnisverantwortung im Vergleich zur herkömmlichen Versorgung verändern, zudem ändert sich der Einfluss Dritter je nach Versorgungsform.

4.2.2. Arzneimittel als Inputfaktoren im Versorgungsprozess

Im Gesundheitswesen werden finanzielle Mittel zur Bereitstellung von Inputfaktoren (z.B. personelle Ressourcen und Sachmittel wie medizinische Geräte und Arzneimittel) eingesetzt. Diese Inputfaktoren bilden das Versorgungsangebot. Aktiviert durch die Nachfrager (Patien-

---

[351] vgl. Breyer/Zweifel/Kifmann(2003[4]), S.310

ten) werden die Inputfaktoren zur Erstellung des benötigten Outputs eingesetzt. Der Output des Gesundheitssystems lässt sich dabei z.b. in Form der Anzahl der in Anspruch genommenen Röntgenuntersuchungen, Pflegetage, Krankenhaustage oder Anzahl der Untersuchungen im ambulanten Sektor quantifizieren. Die Inanspruchnahme der Leistungen allein lässt im Gesundheitswesen jedoch keinen Rückschluss auf den erzielten Nutzen zu, da keine individuelle Zahlungsbereitschaft seitens des Patienten offenbart wird.[352] Einen patientenrelevanten Nutzen stiftet das Gesundheitssystem erst, wenn die Outputs zu einer besseren Erreichung der langfristigen gesundheitlichen Ziele und Wirkungen (z.b. Lebensqualität, Lebenserwartung) beitragen.

Die Zielgröße der *Effizienz* bezieht sich dabei auf das Einsatzverhältnis der Inputebene zur Outputebene und somit auf die Leistungserstellung. Eine Leistungserstellung erfolgt somit effizient, wenn bei gegebenem Input durch eine Veränderung der Kombination der Inputfaktoren kein höherer Output erzielt werden konnte bzw. ein gegebener Output mit dem geringstmöglichen Input erzielt wurde. Der Begriff der Effizienz bezieht sich somit auf die bestmögliche Kombination substitutiver bzw. komplementärer Inputfaktoren

Die *Effektivität* eines Versorgungsangebots bezieht sich auf das Verhältnis der Output- und Outcomeebene. Der Grad der Effektivität einer Maßnahme bestimmt sich daraus, wie gut diese Maßnahme geeignet ist, ein festgelegtes Ziel zu erreichen. Im Gesundheitswesen kann somit eine medizinische Leistung effizient erbracht werden, aber dennoch eine geringe Effektivität bezüglich gewünschter Outcomeparameter erzielen.[353] Muss über eine Mittelallokation im Gesundheitswesen entschieden werden, so ist sowohl eine effiziente Leistungserstellung als auch eine hohe Effektivität des Outputs in Bezug auf die gewünschten Outputs anzustreben. Im Rahmen einer gesundheitsökonomischen Evaluation kann das Instrument der Kosten-Effektivitäts-Analyse für einzelne medizinische Maßnahmen eine Entscheidungshilfe darstellen.

---

[352] vgl. Wille/Mehnert/Rohweder(1994), S.48
[353] Beispielsweise kann die Produktion eines patentgeschützten Arzneimittels effizient erfolgen. Liefert das Arzneimittel jedoch beim entsprechenden Patienten keinen medizinischen Mehrnutzen gegenüber einem preisgünstigen Generikum, so ist dieses Arzneimittel kein Beitrag zu einer effektiven Arzneimitteltherapie.

Abbildung 11: Der Zusammenhang von Effizienz und Effektivität

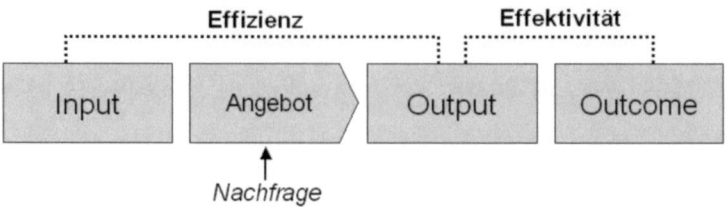

Quelle: eigene Darstellung

Pharmazeutische Unternehmen können bezüglich ihrer derzeitigen Funktion im Versorgungs-prozess als Inputlieferanten verstanden werden, die einen Inputfaktor (Arzneimittel) in den Versorgungsprozess einbringen, welcher komplementär zu anderen Inputfaktoren bestimmte Versorgungsleistungen ermöglicht oder vereinfacht bzw. andere Inputfaktoren substituiert. Arzneimittel müssen dabei in der Lage sein, Effizienz bzw. Effektivität des Gesundheitssys-tems zu verbessern, um einen Beitrag zur rationalen Gesundheitsversorgung zu leisten.

Die Effektivität wird dabei in der Regel insbesondere durch innovative Originalpräparate[354] gesteigert, welche medizinischen Fortschritt darstellen und dafür sorgen, dass gesundheitliche Outcomes mit einem geringeren Inputeinsatz erreicht werden können oder mit bisherigem Aufwand ein höheres Zielniveau erreicht werden kann. Auch ein höheres Zielniveau bei insgesamt steigenden Kosten ist möglich. In diesem Fall ist das Kosten-Nutzen-Verhältnis als Bewertungskriterium heranzuziehen.[355] Ob ein innovatives Arzneimittel jedoch die Effektivi-tät der Gesundheitsversorgung verbessert, ist möglicherweise zum Zeitpunkt der Zulassung nicht offensichtlich und muss im Rahmen einer Kosten-Nutzen- bzw. Kosten-Effektivitätsanalyse geklärt werden.[356] Eine Selektion von Arzneimitteln, die als Inputfaktor im Rahmen des Versorgungsprozesses von der GKV erstattet werden dürfen, kann unter dem Gesichtspunkt der Effektivität im Rahmen einer ‚vierten Hürde' erfolgen und zu einer effektiven Arzneimitteltherapie beitragen, wie es in zahlreichen Gesundheitssystemen bereits der Fall ist. Neben der Wirksamkeit, Sicherheit und Qualität eines Arzneimittels wird dabei

---

[354] Zu möglichen Definitionen des Begriffs „Innovation" im Arzneimittelmarkt vgl. auch Kie-wel/Rostalski(2000), S.67ff und Weisenfeld(2001), S.709. Der Begriff der medizinisch-therapeutischen Innovation im Arzneimittelmarkt muss vom Begriff der wirtschaftlichen Innovation (vgl. Münnich(2000), S.116f) abgegrenzt werden. Auch wenn sich ein Arzneimittel nicht als neuer Inputfaktor im Produktionspro-zess des Gutes Gesundheit am Markt durchsetzt, bleibt es aufgrund seiner dennoch als medizinisch-therapeutische Innovation zu bezeichnen.

[355] vgl. Wille/Mehnert/Rohweder (1994), S. 63

[356] Näheres zur Methodik der gesundheitsökonomischen Evaluation vgl. bei Drummond et al(1997), Schöff-ski/v.d. Schulenburg(2007³)

als vierte Hürde auch die Kosteneffektivität überprüft und anhand dieser über eine Erstattung zulasten der Kostenträger entschieden.[357] In einem ersten Schritt kann dabei der Nutzen des Arzneimittels im Vergleich zu verfügbaren therapeutischen Alternativen verglichen werden und im Anschluss daran eine Erstattungsobergrenze festzulegen.[358] Hierfür ist eine Normierung auf einen messbaren Effektivitätsparameter notwendig, um die Effektivität unterschiedliche Arzneimittel und nichtmedikamentöser Therapien vergleichen zu können. Analogpräparate und Generika können die Effizienz des Gesundheitssystems verbessern, indem über einen Preiswettbewerb finanzielle Mittel zur alternativen Verwendung freigesetzt werden und die Opportunitätskosten von Gesundheitsleistungen im Arzneimittelsektor vermindert werden.[359]

4.3 Steuerungsmechanismen in der herkömmlichen Versorgung

Neben der 2011 eingeführten Nutzenbewertung existieren in der GKV zahlreiche Regulierungsinstrumente, welche die Nachfrage- und Angebotseite des GKV-Arzneimittelmarkte beeinflussen. In der Integrierten Versorgung und über Direktverträge der Pharmaindustrie mit den Krankenkassen können alternative Steuerungsinstrumente vereinbart werden (z.B. Herstellerrabatte, reduzierte Selbstbeteiligungen). Sowohl für die pharmazeutischen Unternehmen als auch die Kostenträger ist für jeden einzelnen Fall zu ermitteln, ob die einzelvertraglichen Konditionen kollektive Steuerungsmechanismen konterkarieren oder diese möglicherweise substituieren können.

Die kollektivvertraglichen Instrumente bilden die Preis-Referenzpunkte für Anbieter und Nachfrager von Arzneimitteln. Für den Patienten ist die Höhe der Selbstbeteiligung von entscheidender Bedeutung, für Ärzte sind es die Richtgrößen und die Bonus-Malus-Regelung. Für die Kostenträger stellen die Festbeträge Erstattungsobergrenzen für bestimmte Arzneimittel dar, die auch in alternativen Vergütungsvereinbarungen mit pharmazeutischen Unternehmen nicht überschritten werden dürfen.[360] Daher sind grundlegende Kenntnisse über Ziele und Auswirkungen der Regulierungsinstrumente für den weiteren Verlauf dieser Untersuchung von Interesse. Als Vorgehensweise können die einzelnen Instrumente bezüglich der

---

[357] vgl. Schöffski/v.d. Schulenbuerg(2007³), S.429
[358] vgl. SVR(2005), Ziff. 34
[359] vgl. Wille/Mehnert/Rohweder(1994), S.63
[360] vgl. GKV WSG

Wirkungsebene und betroffenen Akteure eingruppiert werden.[361] In der folgenden Darstellung wird lediglich auf die Ebene der Akteure abgestellt.

4.3.1 Patientenebene

Die Selbstbeteiligung für Arzneimittel ist eines der wichtigsten Finanzierungs- und Steuerungsinstrumente, um die Nachfrage des Patienten nach Arzneimitteln zu beeinflussen und die privaten Haushalte an den Arzneimittelkosten der GKV zu beteiligen. Bereits seit 1923 existieren in der GKV unterschiedliche Formen der Zuzahlungen.[362]

Die Selbstbeteiligung für Arzneimittel ist in § 31 SGB V Abs. 3 geregelt und erfolgt in der GKV über eine prozentuale Zuzahlung mit fixem Element. Kinder und Jugendliche haben keine Zuzahlung zu leisten. Die Höhe der Zuzahlung beträgt 10% des Abgabepreises, mindestens 5 Euro, maximal 10 Euro und darf die Kosten des Mittels nicht überschreiten.[363] Die maximalen jährlichen Zuzahlungen für GKV Leistungen sind zudem an eine Belastungsgrenze gekoppelt, die sich nach Bruttoeinkommen und Chronizität des Gesundheitszustands des Versicherten richtet.[364] Die privaten Haushalte bilden mit einem Anteil von 17,7% (7,0 Mrd. €) den nach der GKV zweitgrößten Ausgabenträger für Arzneimittel[365], wobei OTC-Arzneimittel und nicht-erstattungsfähige Präparate mit berücksichtigt sind.

Selbstbeteiligungen für Arzneimittel sorgen dafür, dass pharmazeutische Unternehmen nicht nur Ärzte von dem zusätzlichen Nutzens eines Präparats zu überzeugen haben, sondern ggf. auch die Patienten.[366] Es ist jedoch fraglich, ob der Patient in der Lage ist, den Wert eines Präparats richtig einzuschätzen und möglicherweise aufgrund der Selbstbeteiligung die Inanspruchnahme nach Arzneimitteln einschränkt. Im Rahmen der Integrierten Versorgung können Krankenkassen ihren Versicherten modifizierte Regelungen der Selbstbeteiligung anbieten, von denen evtl. auch Pharmaunternehmen bei Einbindung in den Vertrag durch eine Umsatzausweitung profitieren könnten.

---

[361] vgl. Cassel/Wille(2006), S. 628
[362] vgl. Chou(1993), S.65ff
[363] vgl. § 61 Satz 1 SGB V,
[364] vgl. § 62 SGB V
[365] vgl. Statistisches Bundesamt(2008), Tab. 2.1 und 2.9
[366] In Deutschland ist Publikumswerbung durch das Heilmittelwerbegesetz eingeschränkt

4.3.2 Leistungserbringerebene

Das dominierende Instrument zur Steuerung der Arzneimittelausgaben bildet die Budgetierung der Arzneimittelausgaben. Bis 2002 wurde die Budgetierung im Rahmen eines Arzneimittelbudgets und einer Kollektivhaftung aller Vertragsärzte bei Überschreitung des jeweiligen Budgets durchgeführt. Aufgrund juristischer Schwierigkeiten und Umsetzungsprobleme eines Kollektivregresses wurden die Arzneimittelbudgets 2002 im Rahmen des Arzneimittel-Ablösungsgesetzes (ABAG) durch Ausgabenvolumina, Zielvereinbarungen zwischen KVen und Krankenkassen sowie Richtgrößen ersetzt.[367] Die Vertragspartner einigen sich dabei prospektiv auf Ausgabenvolumina für Arznei- und Verbandsmittel und schliessen Zielvereinbarungen zur Umsetzung von Maßnahmen zur Sicherung der Versorgungs- und Wirtschaflichkeitsziele.[368] Parallel hierzu werden individuelle, fachgruppenspezifische Richtgrößen für das Verordnungsvolumen der einzelnen Arztpraxis ermittelt, bei deren Überschreiten Wirtschaftlichkeitsprüfungen und Individualregresse drohen.[369]

Der Budgetierung durch Richtgrößen liegt die Annahme zugrunde, dass der Arzt durch eine angebotsinduzierte Nachfrage die Menge der Verordnungen ausweitet, um sein Einkommen zu maximieren und seine eigene Leistungserbringung durch größtmögliche Substitution über den komplementären Inputfaktor Arzneimittel zu minimieren.[370]

Es hat sich jedoch gezeigt, dass die Zielvereinbarungen auf Bundesebene in den letzten Jahren nicht zu einer signifikanten Dämpfung des Kostenanstiegs im Arzneimittelsektor haben führten, wie besonders 2005 drastisch deutlich wurde:

> „Noch im November letzten Jahres hatte die Selbstverwaltung sich selbst eine Zielgröße von 5,8 Prozent Ausgabenwachstum für das Jahr 2005 gesetzt. Tatsächlich ist diese Zielmarke um mehr als das Dreifache verfehlt worden. Eine derartige Verfehlung eigener Ziele hätte in jedem anderen Wirtschaftsbereich für die Vorstände drastische Konsequenzen."[371]

---

[367] AOK-Bundesverband Internetseiten – Rubrik Lexikon
[368] vgl. § 84 Abs. 1 SGB V
[369] vgl. § 84 Abs. 6 SGB V
[370] vgl. Breyer/Zweifel/Kifman(2003⁴), S. 307
[371] BMG(2005a)

Im Rahmen des AVWG wurde daher mit einer *Bonus-Malus-Regelung* die Haftung der Vertragsärzte für die steigenden Arzneimittelkosten weiter verstärkt.[372] Die Bonus-Malus-Regelung sieht vor, dass für Wirkstoffe und Wirkstoffgruppen in verordnungsstarken Indikationsgebieten von den einzelnen KVen Zielvereinbarungen zu den Durchschnittskosten pro Tagesdosis auf Grundlage der verfügbaren Präparate des unteren Preisdrittels und einer angenommenen mittleren Tagesdosis festgelegt werden. Diese Durchschnittskosten werden von Krankenkassen und KVen auf Grundlage der ATC-Klassifikation des DIMDI ermittelt, wobei pro Wirkstoffgruppe eine Leitsubstanz als Referenz für die Zielkosten je DDD festgelegt werden kann.[373]

Werden diese Kosten aufgrund der vermehrten Verordnung besonders günstiger Arzneimittel oder geringerer Dosierungen unterschritten, kann die entsprechende KV von den Krankenkassen einen Bonus erhalten, welcher von dieser unter den Vertragsärzten mit wirtschaftlicher Verordnungsweise zu verteilen ist. Werden die Zielvereinbarungen überschritten, so kann die Krankenkasse vom Vertragsarzt einen -je nach Höhe der Überschreitung gestaffelten- finanziellen Ausgleich (Malus) verlangen.[374]

Im Oktober 2007 haben sich Krankenkassen und die Kassenärztliche Bundesvereinigung darauf geeinigt, die Bonus-Malus-Regelung ab 2008 und rückwirkend für 2007 nicht mehr anzuwenden, d.h. es werden keine individuellen Regresse angestoßen. Diese Vereinbarung ist insbesondere Folge der hohen Verbreitung von Rabattverträgen, im Generika-Segment, welche zudem immer nur selektiv für die an den jeweiligen Verträgen teilnehmenden Ärzten Gültigkeit besitzen. Da zudem rabattierte Arzneimittel von der Bonus-Malus-Regelung ausgenommen sind und die Nettopreise der Arzneimittel nicht bekannt sind, kann eine sinnvolle Wirtschaftlichkeitsprüfung nicht mehr erfolgen. Zudem beklagen die Krankenkassen ungerechtfertigte Bonus-Zahlungen aufgrund Festbetragsanpassungen und den erheblichen Verwaltungsaufwand bei der Durchsetzung von arztindividuellen Malus-Zahlungen. Alternativ haben sich KBV und Krankenkassen auf die Einführung einer Quotenregelung zur Ausschöpfung von Wirtschaftlichkeitsreserven in 12 Arzneimittelgruppen inklusive entsprechender Leitsubstanzen geeinigt.[375]

---

[372] vgl. § 84a Abs 7a SGB V
[373] vgl. § 84 Abs. 7a i.V.m. § 73 Abs. 8, Satz 5 SGB V
[374] vgl. § 84 Abs. 7a Satz 6 SGB V
[375] vgl. Deutsches Ärzteblatt (2007)

Des Weiteren wurde mit Inkrafttreten des GKV-WSG ein Zweitmeinungsverfahren bei der Verordnung besonderer Arzneimittel eingeführt. Dieses betrifft insbesondere Spezialpräparate, mit hohen Jahrestherapiekosten oder erheblichem Risikopotenzial, bei denen aufgrund ihrer besonderen Wirkungsweise Fachkenntnisse erforderlich sind, die über das übliche Niveau hinausgehen, um die Patientensicherheit und den Therapieerfolg sicherzustellen. Näheres zu Wirkstoffen, Anwendungsgebieten, Patientengruppen und Qualifikation des fachkundigen Arztes wird vom G-BA festgelegt.[376] Die Verordnung des besonderen Arzneimittels durch den Arzt erfolgt dann in Abstimmung mit dem fachkundigen Arzt, welcher von der entsprechenden Kassenärztlichen Vereinigung im Einvernehmen mit den Verbänden der Krankenkassen bestimmt wird. Der entsprechende Arzt muss seine Beziehungen zur pharmazeutischen Industrie offen legen.[377] Die so verordneten Arzneimittel sind im Fall einer Wirtschaftlichkeitsprüfung als Praxisbesonderheit zu berücksichtigen.[378]

4.3.3 Erstattungsebene: Kostenträger und Regulator

Bei der Regulierung des Erstattungsniveaus für zugelassene Arzneimittel bilden seit 1989 die Festbeträge eines der zentralen Instrumente. Seit 2007 ist zudem die Festsetzung eines Erstattungshöchstbetrages auf Grundlage einer Kosten-Nutzen Bewertung möglich, seit 2011 ist für neue Arzneimittel eine Nutzenbewertung obligatorisch.

Festbeträge

Mit dem Gesundheitsstrukturgesetz wurde 1989 die Festbetragsregelung eingeführt und seitdem vielfach im Zuge von Änderungen der gesetzlichen Rahmenbedingungen modifiziert. Ziel der Festbetragsregelung ist eine Begrenzung der Arzneimittelausgaben in der GKV bei gleichzeitigem Erhalt einer angemessenen therapeutischen Wahlfreiheit für den Arzt. Die Festbeträge stellen somit keine direkte Preisregulierung des Arzneimittelmarktes, sondern lediglich eine Obergrenze für die Erstattung des Arzneimittelpreises durch die GKV dar.[379] Der Versicherte hat demnach die Preisdifferenz zum Festbetrag in Form einer Selbstbeteiligung zu leisten. Das System der Festbeträge wurde nach seiner Einführung in Deutschland in zahlreichen europäischen und außereuropäischen Ländern in veränderter Form eingeführt.[380]

---

[376] vgl. § 73d Abs. 1 SGB V
[377] vgl. § 73d Abs. 2 SGB V
[378] vgl. § 73d Abs. 3 SGB V
[379] vgl. Stargardt/Schreyögg/Busse(2005), S.469
[380] vgl. Stargardt/Schreyögg/Busse(2005), S.469

Die Berechnung der Festbeträge erfolgt nach einem zweistufigen System. In einem ersten Schritt werden vom G-BA Gruppen von Arzneimitteln vorgeschlagen, für welche Festbeträge festgesetzt werden sollen und nach einem ersten Anhörungsverfahren beschlossen werden. Der Gesetzgeber sieht dabei drei Stufen von Festbetragsgruppen vor:[381]

Stufe I: *Arzneimittel mit denselben Wirkstoffen*

Stufe II: *Arzneimittel mit pharmakologisch-therapeutisch vergleichbaren Wirkstoffen, insbesondere mit chemisch verwandten Stoffen*

Stufe III: *Arzneimittel mit therapeutisch vergleichbarer Wirkung, insbesondere Arzneimittelkombinationen*

In einem zweiten Schritt werden die konkreten Festbeträge vom Spitzenverband Bund der Krankenkassen berechnet und treten nach einem erneuten Anhörungsverfahren und Veröffentlichung im Bundesanzeiger in Kraft. Über 2/3 der in Deutschland verordneten Arzneimittel unterliegen der Festbetragsregelung.[382] Der Umsatzanteil ist jedoch seit 1997 auf zeitweise unter 39,7% gesunken und lag im Januar 2007 bei 43,5%. Dies ist auch eine Folge der wachsenden Preisdifferenz zwischen Festbetragssegment und sonstigen Arzneimitteln.[383]

Ein isolierter Effekt der Festbetragsregelungen kann aufgrund der Vielzahl von Regulierungen im GKV-Arzneimittelmarkt nur schwer ermittelt werden.[384] Das System der Festbeträge hat zudem Auswirkungen auf den Preiswettbewerb zwischen einzelnen Arzneimittelherstellern. Senken Hersteller von Originalpräparaten den Preis ihres Arzneimittels in den meisten Fällen auf Festbetragsniveau, so ist aufgrund der Preisanhebung durch Generikahersteller teilweise ein Angleich der Preise auf Festbetragsniveau zu beobachten. Es fand somit lange Zeit kein Preiswettbewerb unterhalb des Festbetragniveaus statt.[385] Erst mit Einführung der Zuzahlungsbefreiung für Arzneimittel, deren Preis 30% unterhalb des Festbetrags liegt, hat sich ein Preiswettbewerb unterhalb des Festbetragniveaus entwickelt.[386]

Mit der Einführung von Festbeträgen für sogenannte ‚Jumbo-Gruppen' patentgeschützter Wirkstoffe der Stufe II im Rahmen des GMG und die verschärften Anpassungsregelungen im

---

[381] vgl. § 35 Abs. 1 SGB V
[382] vgl. VFA(2007), S.52
[383] vgl. auch Schwabe/Paffrath(2008), Tab. 4.8
[384] Der BKK-Bundesverband schätzt die Einsparungen durch Festbeträge in 2004 auf 2,5 Mrd. € ein.
[385] zu weiteren Folgen der Festbetragsregelungen vgl. Stargardt/Schreyögg/Busse(2005), S. 472ff
[386] Im Oktober 2008 waren ca. 10.000 Generika von der Zuzahlung befreit (vgl. pro Generika(2008))

Rahmen des AVWG zum 1. April 2006[387] wurde seitens des Gesetzgebers versucht, weitere Rationalisierungsreserven im GKV-Arzneimittelmarkt zu erschließen. Es zeigt sich jedoch, dass die pharmazeutischen Unternehmen nicht mehr in jedem Fall die Preise ihrer Präparate auf das Festbetragsniveau absenken. Das Festbetragssystem kann zudem zu einem intensiven Preiswettbewerb zu Lasten forschender Pharmaunternehmen führen, da im Festbetragssegment langfristig ein Wettbewerb zwischen Generikaherstellern und Erstanbietern nur über den Arzneimittelpreis stattfindet und daher im langfristigen Gleichgewicht der Arzneimittelpreis den Grenzkosten der Produktion entspricht. Im Falle einer Mischkalkulation forschender Pharmaunternehmen, bei der F&E-Aktivitäten aus dem laufenden Umsatz finanziert werden, kann das Festbetragssystem grundsätzlich zu sinkender Innovationstätigkeit im Arzneimittelsektor führen.[388]

Kosten-Nutzen-Analyse und Erstattungshöchstbeträge

Vor Inkrafttreten des GKV-WSG im April 2007 wurde vom Institut für Qualität und Wirtschaftlichkeit im Gesundheitswesen (IQWiG) lediglich der Nutzen eines Arzneimittels nach Beauftragung durch den G-BA oder das BMG bewertet.[389] Seit April 2007 wird auf Antrag dieser Nutzen in ein Kostenverhältnis übersetzt. Diese Nutzen-Analyse soll auf der Grundlage „internationale[r] Standards der evidenzbasierten Medizin und der Gesundheitsökonomie"[390] erfolgen und den therapeutischen Zusatznutzen für die Patienten im Verhältnis zu den Kosten mit alternativen medikamentösen und nicht-medikamentösen Therapieformen bewerten. Dabei sollen insbesondere die Nutzen-Parameter Verbesserung des Gesundheitszustandes, Verkürzung der Krankheitsdauer, eine Verlängerung der Lebensdauer, eine Verringerung der Nebenwirkungen sowie eine Verbesserung der Lebensqualität sowie auf der Kostenseite die Angemessenheit und Zumutbarkeit einer Kostenübernahme durch die Versichertengemeinschaft berücksichtigt werden.[391] Die Kosten-Nutzen-Analyse erfolgt in zwei Schritten, bei denen als erstes der therapeutische Zusatznutzen im Vergleich zu bestehenden Therapien bestimmt wird und dieser erst bei positivem Ergebnis ins Verhältnis zu den zusätzlichen Kosten gesetzt wird.[392]

---

[387] vgl. AVWG, S.984
[388] vgl. Friske(2003), S.117
[389] vgl. § 35b Abs. 1 SGB V i.V. mit §139b Abs. 1-2 SGB V
[390] GKV-WSG, S. 384
[391] vgl. GKV-WSG, S. 383f
[392] vgl. IQWiG(2008), S. VI

Das Ergebnis der Kosten-Nutzen-Bewertung für Arzneimittel, für die kein Festbetrag Anwendung findet, dient dem Spitzenverband Bund der Krankenkassen als Grundlage für die Festlegung eines Erstattungshöchstbetrages. Dem pharmazeutischen Unternehmen ist vor der Bestimmung des Erstattungshöchstbetrages Gelegenheit zur Stellungnahme zu geben. Die Entwicklungskosten für das Arzneimittel sind bei der Festlegung angemessen zu berücksichtigen. Alternativ kann der Höchstbetrag im Einvernehmen mit dem pharmazeutischen Unternehmen bestimmt werden. Ausgenommen von einem Höchstbetrag sind Arzneimittel, deren Kosteneffektivität nachgewiesen ist oder für die keine zweckmäßige Therapiealternative vorhanden ist.[393]

Nutzenbewertung nach §35a SGB V

Seit 2011 wird für alle neu zugelassenen Arzneimitteln direkt nach Markteintritt durch den G-BA eine Nutzenbewertung durchgeführt. Diese erfolgt auf Grundlage eines Dossiers, welches vom pharmazeutischen Unternehmer einzureichen ist und durch Institute (z.B. das IQWiG) bewertet wird.[394] Entscheident für den Erstattungsbetrag ist der Zusatznutzen, welcher gegenüber einer vorher festgelegten Vergleichstherapie und bestimmten Patientengruppen erzielt wird. Wird kein Zusatznutzen festgestellt, so wird das Präparat in eine bestehende Festbetragsgruppe eingruppiert oder –falls diese nicht exisiert- in den anschliessenden Preisverhandlungen über den möglichen Rabatt gegenüber der GKV verhandelt. Erzielen GKV-Spitzenverband und Pharmaunternehmen keine Einigung so ist eine Schiedsverfahren bzw. eine erneute Nutzenbewertung nach 12 Monaten möglich. Die folgende Abbildung gibt die einzelnen Schritte der Nutzenbewertung wider.

---

[393] vgl. § 31 Abs. 2a SGB V
[394] vgl. G-BA Internetseiten – Themenschwerpunkte- Arzneimittel – Nutzenbewertung 35a

Abbildung 12: Prozss der Nutzewenbewertung nach §35a SGB V

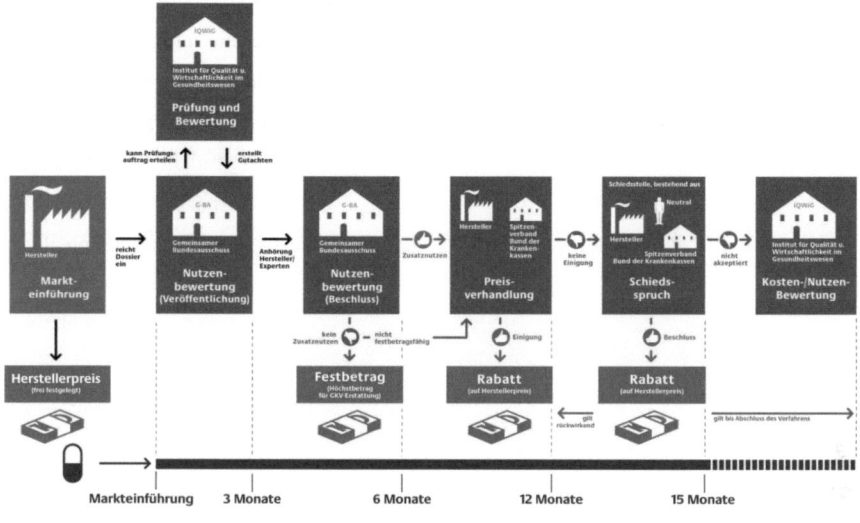

Quelle: BMG Internetseiten

Für Arzneimittel, die zur Behandlung seltener Leiden gemäß Verordnung (EG) Nr. 141/2000 des Europäischen Parlaments und des Rates vom 16. Dezember 1999 zugelassen sind und deren Umsatz zu Lasten der GKV nicht mehr als 50 Mio € im Jahr beträgt, muss zwar ein Dossier beim G-BA eingereicht werden, der Zusatznutzen gilt aber als belegt.[395]

Für Kritik seitens der Pharmaindustrie sorgt inbesondere der hohe Aufwand des Verfahrens, die Festlegung der Vergleichstherapie, methodische Probleme im Bewertungsprozess (Risiko-Nutzen-Abwägung, Evidenznachweise, nachträgliche Subgruppenbildung) sowie die Steueuerungsstruktur des Prozesses, bei der GKV-Spitzenverband eine dominierende Rolle spielt. Ein weiterer Kritikpunkt ist die internationale Preisreferenzierung und hierbei vorallem die Frage nach der wirtschaftlichen Vergleichbarkeit der Vergleichsländer mit Deutschland.[396]

Bis Ende 2013 wurden 79 Verfahren vom G-BA initiiert und davon bereits 64 abgeschlossen. 28 Wirkstoffen (46%) wurde dabei kein Zusatznutzen attestiert; Insbesondere Arzneimittel in kardiovaskulären Indikationen schnitten unterdurchschnittlich ab. Als eine Folge der Nutzen-

---

[395] vgl. §35a Abs 1 Satz 10 SGB V
[396] vgl. VFA(2013a), S.6ff

bewertung haben pharmazeutische Unternehmer in 7 Fällen ihre Arzneimittel vom deutschen Markt zurückgezogen.[397]

4.3.4 Apothekerebene: Substitution und Management

Je nach Ausgestaltung des Rezeptes durch den verordnenden Arzt hat der Apotheker die Möglichkeit, steuernd in die Arzneimittelauswahl einzugreifen. Hierzu stehen ihm die kollektivvertraglichen Instrumente der *Aut-Idem-Regelung* und die *Importquotenregelung* zur Verfügung. Die Details beider Regelungen sind im Rahmenvertrag der Spitzenverbände der Krankenkassen und des Deutschen Apothekerverbandes enthalten, den beide Verbände nach Maßgabe von § 129 SGB V vereinbaren.[398] Der Rahmenvertrag gilt für alle gesetzlichen Krankenkassen und alle Apotheken, die Mitglied des Deutschen Apothekerverbandes sind.

Mit der Abgabe von importierten, preisgünstigen Arzneimitteln sollen weitere Wirtschaftlichkeitsreserven in der GKV erschlossen werden. Diese Arzneimittel müssen den maßgeblichen Abgabepreis des Referenzarzneimittels um mindestens 15% oder 15 Euro unterschreiten. Ausgenommen von dieser Regelung sind Referenzprodukte, für die ein Rabattvertrag gemäß § 130a geschlossen wurde. Die Apotheke ist verpflichtet, 5% des zu Lasten der Krankenkasse verordneten Arzneimittelumsatzes durch Importe zu bedienen und hierdurch ein Einsparpotenzial von 10% des durch die Importquote festgelegten Umsatzes zu erzielen.[399]

Die Aut-Idem-Regelung trat am 23. Februar 2002 im Zuge des Arzneimittelausgabenbegrenzungsgesetzes (AABG) in Kraft. Der Apotheker ist im Fall der Aut-Idem- Regelung zur Abgabe eines preisgünstigen Produktes verpflichtet, wobei als preisgünstig die drei preisgünstigsten Produkte mit gleichem Wirkstoff, vergleichbarer Wirkstärke und Darreichungsform gelten.[400] Der verordnende Arzt kann auf dem Rezeptformular diese Möglichkeit durch Ankreuzen des ‚Aut-Idem'-Kästchens ausschließen.[401] Nach Maßgabe des GKV-WSG hat der Apotheker zudem seit April 2007 vor Abgabe eines wirkstoffgleichen Arzneimittels zu prüfen, ob für den entsprechenden Versicherten ein Rabattvertrag der Krankenkasse für den

---

[397] vgl. Dingermann(2014), S.40ff
[398] vgl. § 129 Abs. 2 SGB V
[399] vgl. § 5 Rahmenvertrag(2007)
[400] vgl. § 4, Abs. 2 Rahmenvertrag(2007)
[401] vgl. § 73 Abs. 5 Satz 2 SGB V

verordneten Wirkstoff besteht und das entsprechende Präparat verfügbar ist. In diesem Fall ist dieses Arzneimittel abzugeben; die Abgabe eines anderen Präparates ist unzulässig.

In beiden Fällen –Importregelung sowie Aut-Idem-Regelung- zeigt sich bereits, wie im Falle der Rabattverträge einzelvertragliche Steuerungsinstrumente zur Erhöhung der Wirtschaftlichkeit in der Pharmakotherapie kollektivvertragliche Instrumente ersetzen können.

Seit 2012 sind mit Inkrafttreten des GKV-Versorgungsstrukturgesetzes (GKV-VStG) zudem befristete Modellvorhaben zur Verbesserung der Qualität und Wirtschaftlichkeit der Arzneimittelversorgung durch KVn und Apotheker auf Landesebene möglich.[402] Seit Juli 2014 wird das erste Modell dieser Art in Sachsen und Thüringen durchgeführt.[403] Es besteht aus den Modulen Wirkstoffverordnung, Medikationskatalog und Medikationsmanagement, wobei letzteres erst 2015 umgesetzt werden soll. Wirkstoffverordnung und Medikationskatalog sollen die Arzneimittelsubstitution und die leitliniengerechte Therapie erleichtern; Das Medikationsmanagement soll insbesondere bei chronisch kranken Patienten mit mehr als fünf Präparaten zum Einsatz kommen.[404]

4.4 Zwischenfazit

Arzneimittel stellen einen bedeutenden Kostenfaktor im Rahmen der GKV-Leistungsausgaben dar, der zudem überdurchschnittliche Wachstumsraten aufweist. Der Nachfrageprozess ist dabei von einer Dreiteilung der Nachfrage und entsprechenden Informationsasymmetrien geprägt. Arzneimittel sind als wichtiger Inputfaktor geeignet, Effizienz und Effektivität der Gesundheitsversorgung zu steigern.

Im Rahmen der Regelversorgung existieren bereits zahlreiche Steuerungsmechanismen zur Ausgabenbegrenzung, die grundsätzlich auch für die Integrierte Versorgung gelten. Allen diesen Steuerungsinstrumenten ist jedoch gemein, dass sie im Rahmen des Kollektivrechts Anwendung finden und in ihrer Wirkung auf das Verhalten einzelner Akteure abzielen. Eine prozessbezogene Steuerung der Pharmakotherapie entlang sektorübergreifender Schnittstellen

---

[402] vgl. §64a Abs 1 SGB V
[403] Das Projekt ist als Modellvorhaben gemäß §64a intentiert; hierzu Bedarf es noch dem Beitritt weiterer gesetzlicher Krankenkassen
[404] vgl. ABDA-Internetseiten, Rubrik Gesundheit & Gesellschaft – Verbraucherschutz – ABDA-KBV-Modell - ARMIN

findet derzeit nicht statt. Alternative Instrumente der Arzneimittelsteuerung in der Integrierten Versorgung müssen hingegen deren sektorübergreifende Perspektive sowie die Dimensionen Qualität und Wirtschaftlichkeit gleichermaßen berücksichtigen. Sie müssen zudem anreizkompatibel und administrierbar sein, um zur Optimierung der Arzneimittelversorgung beizutragen. Ansonsten sind die Instrumente der herkömmlichen Versorgung hinreichend. Dritte (auch die Pharmaindustrie) können möglicherweise einen Beitrag dazu leisten, die Voraussetzungen zur Implementierung eines solchen Instruments zu schaffen bzw. ein derartiges Instrument zur Verfügung stellen.

Die Auswirkungen der Integrierten Versorgung auf den Arzneimitteleinsatz sind stark von der Ausgestaltung der Versorgungsform und dem Stellenwert der Arzneimitteltherapie abhängig, so dass pauschale Aussagen zu möglichen Veränderungen nicht getroffen werden können. Gleichzeitig erschwert die heterogene, oft regionale Umsetzung der Integrierten Versorgung eine klare Strategie der pharmazeutischen Hersteller zur Beteiligung an neuen Versorgungskonzepten. Die Form der Beteiligung der Pharmaindustrie sollte sich daher nicht an einer Analyse bereits umgesetzter Versorgungskonzepte orientieren, sondern muss sich am Ziel der Integrierten Versorgung, einer rationalen Gesundheitsversorgung und der Arzneimittelversorgung im Besonderen ausrichten. Dies ist gleichzeitig Prämisse zur Integration der Pharmaindustrie im Versorgungsprozess und deren verstärkte Beteiligung als direkter Vertragspartner an Projekten der Integrierten Versorgung.

Die Zielsetzung der Integrierten Versorgung, durch die stärkere Zusammenarbeit und Vernetzung einzelner Leistungssektoren die Qualität und Effizienz der Versorgung zu verbessern, lässt sich dabei grundsätzlich auf die Arzneimittelversorgung übertragen. Die Darstellung der derzeitigen Steuerungselemente in der herkömmlichen Versorgung hat gezeigt, dass auch für den Arzneimittelsektor, eine „doppelte Desintegration"[405] in organisatorischer und ökonomischer Dimension vorliegt, da Steuerungselemente akteurs- und sektorbezogen eingesetzt werden und die Effizienz und Effektivität des Arzneimittels im Gesamtprozess nur unzureichend berücksichtigen.

Für die entsprechende Steuerung der Arzneimitteltherapie in integrierten Versorgungsformen hat der Gesetzgeber keine formellen Vorgaben gemacht. Zudem hat sich noch keine Form der Steuerung in der Praxis so weit etabliert, dass sie quasi als Standard der alternativen Arznei-

---

[405] Sohn(2006), S.14

mittelversorgung in neuen Versorgungsformen gelten könnte. Aus den bisherigen Ausführungen lassen sich jedoch Anforderungen an Steuerungsprinzipien der Pharmakotherapie in neuen Versorgungsformen ableiten:

Gesamtperspektive: Die Analyse muss die Arzneimitteltherapie entlang des gesamten Therapieprozesses bewerten. Optimalerweise werden auch Auswirkungen der Steuerung außerhalb der neuen Versorgungsform erfasst, um Rückschlüsse auf die gesamtwirtschaftliche Effizienz zuzulassen.

Zurechenbarkeit und Anreizkompatibilität: Erfolge und Misserfolge einer rationalen Arzneimittelsteuerung müssen einzelnen Akteuren in neuen Versorgungsformen eindeutig zugeordnet werden können und diese Akteure müssen hierfür ökonomisch belangt bzw. belohnt werden können. Zudem muss jeder Akteur Anreize haben, im Sinne der Gesamteffizienz zu handeln. Diese Anforderungen sind zudem stark abhängig von der ökonomischen Integration der Versorgungsform (Gesamtcapitation vs. ‚fee-for service')

Administrierbarkeit: Das entsprechende Instrument muss mit Hinblick auf die Verfügbarkeit von Daten administrierbar sein. Dies bezieht sich sowohl auf initiale Analysen als auch auf das Controlling mit dem entsprechenden Instrument.

Qualitäts- und Wirtschaftlichkeitsdimension: Um die Arzneimittelsteuerung in der Integrierten Versorgung langfristig als Alternative zu den traditionellen Steuerungsmechanismen zu etablieren, muss das Instrument neben der Wirtschaftlichkeitsdimension eine Qualitätsdimension berücksichtigen, um eine Unter- und Fehlversorgung der Patienten bzgl. der Pharmakotherapie zu vermeiden.

Der Einsatz eines derartigen Instruments der Arzneimittelsteuerung stellt Anforderungen an die Organisation und die Kompetenz eines sektorübergreifenden Versorgungsnetzwerkes. Wird das Arzneimittel im Rahmen des oben beschriebenen Nachfrageprozesses als Inputfaktor verstanden und wird eine Optimierung des Einsatzes angestrebt, so muss das Versorgungsnetzwerk in der Lage sein, diesen Prozess im Rahmen eines klinischen Behandlungspfades abzubilden.

5 Die Rolle der Pharmaindustrie in Deutschland

Notwendige Voraussetzung für eine Beteiligung der Pharmaindustrie als Partner in der Integrierten Versorgung ist zum einen, dass die Integrierte Versorgung tatsächlich messbare Auswirkungen auf Arzneimittel für das einzelne pharmazeutische Unternehmen hat und die stärkere Integration des Unternehmens in die Versorgungsprozesse tatsächlich zu einer verbesserten Positionierung des Unternehmens gegenüber dem Status quo bzw. der ‚Nicht-Integration' führt. In den folgenden Kapiteln wird daher einleitend die Pharmaindustrie in Deutschland (Kapitel 5.1), ihr Geschäftsmodell (5.2) und ihre derzeitige Rolle in der Integrierten Versorgung dargestellt (5.3).

5.1 Die Pharmaindustrie in Deutschland

5.1.1 Umsatz, Beschäftigung und Branchenstruktur

2012 wurden in Deutschland pharmazeutische Erzeugnisse im Wert von 28 Mrd € produziert, wobei hiervon mehr als 2/3 exportiert wurden.[406] Der Arzneimittelumsatz in Deutschland aller in- und ausländischen Unternehmen betrug 2012 39,8 Mrd €, wobei ein Anteil von 85,4% (34,02 Mrd €) auf rezeptpflichtige Arzneimittel entfiel.

Der Markt für pharmazeutische Produkte wird entgegen der allgemeinen Wahrnehmung in den Medien nicht von wenigen Großkonzernen bestimmt, sondern weist eine durchaus mittelständisch geprägte Struktur auf. Bezieht man auch Kleinbetriebe mit weniger als 20 Mitarbeitern in die Berechnungen ein, so ergibt sich für Deutschland eine Anzahl von über 854 Betrieben, von denen über 90% weniger als 500 Mitarbeiter haben.[407] Der kumulierte Umsatz der drei Marktführer Novartis Pharma, Pfizer und 1A Pharma betrug 2012 lediglich 13,2% des Umsatzvolumens im GKV-Markt, wobei kein einzelnes Unternehmen einen Marktanteil von mehr als 7% erzielt. Die zehn führenden Hersteller im deutschen Pharmamarkt vereinen 10,4 Mrd. €, also lediglich 34,2% des Umsatzvolumens auf sich.[408] Eine marktbeherrschende Stellung für einen einzelnen Hersteller ist somit für den Arzneimittelsektor grundsätzlich nicht gegeben. Da sich aber insbesondere forschende Arzneimittelhersteller auf die Entwicklung und Vermarktung von Arzneimitteln in ausgewählte Indikationen beschränken, kann es in einzelnen Teilmärkten (Onkologie, Asthma,

---

[406] vgl. VFA (2013)
[407] vgl. BPI(2013), S.6
[408] vgl. Schwabe/Paffrath(2013), S.207f; eigene Berechnungen

114

etc) temporär zur Marktdominanz einzelner Hersteller kommen.[409] Der Patentschutz für Arznei-mittel sorgt zudem für temporäre Monopole einzelner Unternehmen, falls sich das patentge-schützte Präparat nicht durch andere auf dem Markt befindliche Arzneimittel bzw. andere Therapieformen substituieren lässt.

Die Beschäftigtenzahl der pharmazeutischen Industrie lag im Jahr 2012 bei knapp 110.000 Personen. Dabei stieg die Anzahl der Beschäftigten im Vergleich zum Vorjahr um 4,3% an.[410] Der Großteil der Beschäftigten (78.024) ist in forschenden Arzneimittelunternehmen tätig. In diesem Branchensegment nahm die Mitarbeiterzahl ebenfalls leicht um 0,6% gegenüber dem Vorjahr zu. [411] Neben der Forschung & Entwicklung ist ein Großteil der Beschäftigten in der pharmazeutischen Industrie im pharmazeutischen Außendienst (Vertrieb) tätig. Diese Mitar-beiter stehen in direktem Kontakt mit den Leistungserbringern im ambulanten und stationären Sektor und informieren regelmäßig über Produkte des jeweiligen Unternehmens, mit dem Ziel, den jeweiligen Leistungserbringer von den Vorteilen der hauseigenen Präparate gegenüber anderen Therapiealternativen zu überzeugen.

Im Unterschied zu sonstigen Branchen lässt sich die pharmazeutische Industrie unabhängig von Größe, Herkunft und Tätigkeitsschwerpunkt (Therapiegebiete) des einzelnen Unternehmens zum einen in die Gruppe von Herstellern gliedern, die neue Wirkstoffe und Wirkmechanismen entwickeln und vermarkten (*forschende Arzneimittelhersteller*) und zum anderen in die Gruppe von Herstellern einteilen, die ihren Umsatz mit der Produktion und Vermarktung patentfreier Originalpräparate generieren (Nachahmer). Bei den Produkten der Nachahmerunternehmer muss zudem unterschieden werden zwischen *Generika*, wirkstoffgleichen Kopien zumeist niedermole-kularer Wirkstoffe, sowie *Biosimilars*. Biosimilars sind Nachahmerprodukte meist komplexer Biopharmazeutika, welche aufgrund des Herstellungsprozesses nicht vollkommen identisch zum Original sind und daher im Gegensatz zu Generika einer separaten Zulassung bedürfen. Die unterschiedlichen Interessen, die sich hierdurch ergeben, werden auch in der Verbandsstruktur der Pharmaindustrie deutlich. Der Bundesverband der Pharmazeutischen Industrie (*BPI*) ist der älteste Interessenverband der Pharmaindustrie in Deutschland und vertritt die Interessen von rund 240 Unternehmen und Institutionen der pharmazeutischen Industrie.[412] Meist handelt es sich dabei um mittelständische Pharmaunternehmen.

---

[409] vgl. Schweitzer(2007²), S.24
[410] vgl. BPI (2013), S.9
[411] vgl. VFA(2013) Hierbei ist zu berücksichtigen, dass nicht alle forschenden Pharmaunternehmen Mitglied des vfa sind, so dass die tatsächliche Anzahl höher liegt.
[412] vgl. BPI Internetseiten

Die Interessen der forschenden Arzneimittelhersteller werden auf politischer Ebene seit 1993 vom Verband forschender Arzneimittelhersteller (*VFA*) vertreten, der nach eigenen Angaben die Interessen von 45 weltweit führenden forschenden Arzneimittelherstellern und über 100 Tochter- und Schwesterfirmen in der Gesundheits-, Forschungs- und Wirtschaftspolitik vertritt.[413] Die Interessen der Generika- und Biosimilarhersteller in Deutschland werden zum einen vom Wirtschaftsverband *pro generika* vertreten, der derzeit 16 Mitglieder vertritt, und nach eigenen Aussagen „75% des gesamten Arzneimittelbedarfs der Gesetzlichen Krankenversicherung [abdeckt].[414] Seit 1986 vertritt zudem der *Deutsche Generikaverband* insbesondere die Interessen der kleineren und mittleren Generikahersteller und setzt sich für einen Wettbewerb von möglichst vielen Generikaherstellern ein.[415] Die Interessen der Arzneimittelhersteler im Bereich der Selbstmedikation werden vom *Bundesverband der Arzneimittelhersteller (BAH)* vertreten.[416]

Die beiden Gruppen der forschenden Arzneimittelhersteller und Generikahersteller werden im Folgenden getrennt voneinander betrachtet, da die beiden Geschäftsmodelle weitgehend komplementär sind und sich daher auch unterschiedliche Ansatzpunkte für eine aktivere Rolle der Pharmaindustrie im Versorgungsprozess für die jeweilige Gruppe von Herstellern anbieten. Die führenden Unternehmen in beiden Bereichen sind in Tabelle 7 wiedergegeben.

Tabelle 6: GKV-Umsatz Top 5 Pharmaunternehmen (2012, Mio. €)

Forschende Arzneimittelhersteller		Generikahersteller	
Unternehmen	*Umsatz*	*Unternehmen*	*Umsatz*
Novartis Pharma	1.606,6	1A Pharma	1.122,9
Pfizer	1.265,1	Ratiopharm	1.011,6
MSD	1.076,1	Hexal	969,2
Sanofi-Aventis	1.028,4	Winthrop	812,1
Abbott	702,4	Aliud	784,0

Quelle: Schwabe/Paffrath(2013), S.207

---

[413] vgl. VFA Internetseiten
[414] Pro Generika Internetseiten – Rubrik Verband – Grundsätze und Ziele (Stand: 2014)
[415] vgl. Deutscher Generikaverband Internetseiten - Satzung
[416] vgl. Bundesverband der Arzneimittelhersteller Internetseiten - Satzung

Dabei müssen jedoch auch Verflechtungen einzelner Unternehmen bzw. Konzerne zwischen diesen beiden Marktsegmenten berücksichtigt werden. So sind die Unternehmen Novartis Pharma GmbH, die Hexal AG und die 1A Pharma Teil der Novartis Deutschland GmbH, der deutschen Tochtergesellschaft der Novartis AG. Die Novartis Deutschland GmbH ist damit die größte Pharmagruppe im deutschen Pharmamarkt mit einem kombinierten Umsatz von über 3,7 Mrd €. Neben der Novartis Deutschland GmbH besitzt auch Sanofi-Aventis mit dem Anbieter Winthorp AG einen bedeutenden Geschäftszweig im Generikasegment. Das Unternehmen Merck KgaA hat sein Generikageschäft (Merck dura) im Mai 2007 an die US-Firma Mylan Laboratories verkauft. Das Unternehmen TEVA (Umsatz 2012 im GKV Markt: 458,9 Mio €) hat sich wiederum mit dem Kauf des Generikaherstellers Ratiopharm im Generikasegment verstärkt.

5.1.2 Das Geschäftsmodell

Forschende Arzneimittelhersteller entwickeln und erforschen neue Wirkstoffe und Wirkmechanismen sowohl in eigenen Forschungsstätten als auch in Zusammenarbeit mit wissenschaftlichen Instituten oder in Kooperation mit anderen Unternehmen. Im Rahmen eines Lebenszyklus-Managements entwickeln diese Arzneimittelhersteller zudem neue galenische Formulierungen und Darreichungsformen von patentgeschützten Wirkstoffen.[417] Forschende Arzneimittelhersteller stehen in unterschiedlicher Weise in Konkurrenz mit anderen forschenden Arzneimittelherstellern sowie mit Generikaherstellern. Ein Forschungswettbewerb findet vor allem zwischen den großen, multinationalen Konzernen auf internationaler Ebene statt, wohingegen sich der Wettbewerb mit Generikaherstellern auf nationale Märkte konzentriert.[418] Forschende Arzneimittelhersteller haben einen Anteil von 71% am Gesamtumsatz von 18,3 Mrd € im GKV Markt bewertet zum AVP.

Die F&E-Kosten für neue Wirkstoffe lagen 1991 noch bei schätzungsweise 231 Mio. € und stiegen bis 2001 auf über 800 Mio. € an.[419] Diese steigenden Ausgaben sind mittlerweile nur noch von Großkonzernen zu finanzieren, die über ein weltweites Vertriebsnetz oder entsprechende Kooperationen und über eine kritische Masse verfügen, um neue Wirkstoffe profitabel weltweit vermarkten zu können.[420] Alternativ sichern sich Pharmaunternehmen durch

---

[417] vgl. Accenture(2005), S.14
[418] vgl. Boroch/Cassel(1993), S.114
[419] vgl. VFA(2006), S. 24; ebenso ähnlich Barral(2004, unv.), zit. nach Schwabe/Paffrath(2008), S.171
[420] vgl. Krafft(2001), S.637

Vorauszahlungen an kleine, forschungsintensive Unternehmen die exklusiven Vermarktungs-rechte für in der klinischen Prüfung befindliche Wirkstoffe. Die Bedeutung des pharmazeuti-schen Mittelstands, der in Deutschland besonders ausgeprägt ist, wird daher in Zukunft weiter zurückgehen[421] und der Wettbewerb zwischen multinationalen Konzernen wird sich verstär-ken. Hinzukommen die Ausweitung der Festbetragsregelungen auf patentgeschützte Präpara-te[422] sowie die Nutzenbewertung nach AMNOG, die für spezialisierte Anbieter mit einem eng begrenzten Produktportfolio hohe Umsatzrisiken bedeuten können.

Zusätzlich zu Forschungs- und Entwicklungsausgaben investieren forschende Arzneimittel-hersteller einen Großteil ihrer Ausgaben in Marketing- und Vertriebsmaßnahmen, um den Bekanntheitsgrad eines neuen Arzneimittels möglichst schnell bei möglichst vielen Verord-nern zu erhöhen. Die meisten Originalhersteller fokussieren ihre Aktivitäten auf ausgewählte Indikationsgebiete, in denen sie eine führende Stellung einnehmen.[423]

Die Patentlaufzeit erlaubt es den forschenden Arzneimittelherstellern, ihre F&E-Investitionen zu refinanzieren, welche in der Regel in der ersten Hälfte der Patentschutzzeit anfallen; erst in der zweiten Hälfte findet die Markteinführung statt, so dass bis zum Eintritt von Generika nur ca. 10 Jahre exklusiver Vermarktungszeitraum verbleiben.[424] Eine schnelle Amortisation der F&E-Ausgaben ist daher insbesondere davon abhängig, wie schnell und umfassend ein Arzneimittel Marktzugang und in welchem Umfang es von den Kostenträgern eine Erstattung erhält. Entscheidend ist zudem, welche Preispolitik ein Unternehmen verfolgt. Eine Hoch-preispolitik für ein neues Arzneimittel setzt voraus, dass der Zusatznutzen für den Verordner klar erkennbar ist. Die Akzeptanz eines hohen Preises ist insbesondere bei einer Monopolstel-lung oder einer Nischenindikation besonders hoch.[425] Eingeschränkt wird diese bereits in der Patentlaufzeit durch die parallele Einführung und Entwicklung von Analogpräparaten, welche die Monopolstellung des Erstanbieters in der Substanzklasse drastisch verkürzen können. Ein Beispiel hierfür aus dem Therapiegebiet Herzkreislauf sind die Sartane (Angiotension-I-Rezeptorblocker), bei denen bereits ein halbes Jahr nach Einführung des ersten Sartans (Losartan) in Deutschland Analogpräparate verfügbar waren.[426] Auch durch die Festbetrags-

---

[421] vgl. Accenture(2001), S. 12; Jüngstes Beispiel sind die Übernahmen der Unternehmen Schwarz Pharma AG durch den belgischen Pharmakonzern UCB, sowie der Zusammenschluss der Altana Pharma GmbH mit dem dänischen Pharmakonzern Nycomed.
[422] vgl. § 35 SGB V
[423] vgl. Accenture(2005), S.14f
[424] vgl. Schöffski(2002), S. 200
[425] vgl. Schöffski(2002), S.199
[426] vgl. Schöffski(2002), S. 200

regelung kann nach Ablauf des Patentschuzes einzelner Substanzen der Festbetragsgruppe indirekt Preisdruck auf die Hersteller eines Originalpräparates ausgeübt werden. Forschende Arzneimittelhersteller investieren daher auch nach Zulassung eines Präparates in entsprechende Arzncimittelstudien, um ihre Präparate gegenüber anderen Präparaten abzugrenzen.

In der gesundheitspolitischen Diskussion verweisen forschende Arzneimittelhersteller und ihr Interessenverband, der VFA, besonders auf die Innovationskraft der Branche, die mit erheblichen Investitionen in Forschung und Entwicklung verbunden ist und hierüber positive Auswirkungen auf die Beschäftigungssituation und Wertschöpfung am Standort Deutschland hat. Es wird zudem der Patientennutzen durch neue Arzneimittel besonders in Nischenindikationen und bei schwerwiegenden Erkrankungen, wie der Krebsbehandlung, betont.[427] Forschende Arzneimittelhersteller können in ihrem Kerngeschäft somit nur mittelfristig und begrenzt durch Anpassung ihrer Investitionen an sich verändernde Rahmenbedingungen am Standort Deutschland aufgrund gesundheitspolitischer Entscheidungen reagieren.

Das Geschäftsmodell der *Generika- und Biosimilarhersteller* basiert auf der Nutzung und Vermarktung patentfreier Wirkstoffe. Sie nehmen dabei Bezug auf die Zulassungsunterlagen des Originalherstellers, es wird kein eigener Nachweis der Wirksamkeit oder Unbedenklichkeit der Substanz erbracht.[428] Der Generikahersteller muss für das Arzneimittel lediglich die pharmazeutische Qualität und die Bioäquivalenz gegenüber dem Referenzarzneimittel nachweisen.[429] Generikahersteller können dabei bereits vor Patentablauf auf die Unterlagen des Originalanbieters zurückgreifen[430] und bereits während der Patentlaufzeit mit der Produktion der Substanz beginnen[431], so dass das Generikum in den allermeisten Fällen bereits am Tag des Patentablaufs am Markt erhältlich ist. Im Falle von Biosimilars ist bei der European Medicines Agency (EMA) zudem ein separates Zulassungsverfahren zu durchlaufen, in dem eine ähnliche Bioäquivalenz, Qualität, Sicherheit und Effektivität im Vergleich zum Referenzarzneimittel nachgewiesen werden müssen.[432] Generikahersteller können zudem im Rahmen einer Early-Entry-Strategie bereits vor Patentablauf ein Präparat auf den Markt bringen. Hierbei erhält ein bestimmter Generikahersteller gegen Zahlung einer vertraglich vereinbarten Summe an den Originalhersteller das Recht, sein Generikum bereits vor Ablauf

---

[427] vgl. VFA(2006), S.20ff
[428] vgl. Accenture(2005), S.19
[429] vgl. Accenture(2005), S.19
[430] vgl. Deutscher Bundestag (2005)
[431] vgl. Deutscher Bundestag (2005)
[432] vgl. EMA Internetseiten – Human Regulatory- Q&A Similar biological products - Biosimilar medicince

des Patentschutzes – und somit exklusiv und vor anderen Generikaherstellern- am Markt anzubieten.

Hersteller von Generika und Biosimilars konkurrieren am Markt sowohl mit forschenden Arzneimittelherstellern als auch mit anderen Generikaherstellern in einem Teilmarkt des Pharmamarktes, dem generikafähigen Markt, welcher durch den Gesamtumsatz aller generikafähigen/patenfreien Originalsubstanzen und Generika gebildet wird. Die Größe des generikafähigen Marktes in der GKV betrug 2013 14,6 Mrd € zu AVP; in diesem Teilsegment des GKV-Arzneimittelmarktes entfielen 67,37 auf Generika, der Rest auf Altoriginale der Erstanbieter.[433]

Das Geschäftsmodell der Nachahmer impliziert, dass gegenüber den einzelnen Kundengruppen nicht mit Schliessung einer therapeutischen Lücke durch das entsprechende Arzneimittel geworben werden kann. Entscheidender Wettbewerbsparameter ist sowohl gegenüber dem Erstanbieter als auch anderen Nachahmern der Preis. Von Bedeutung ist zudem, ob die Verordner von der gleichwertigen Qualität eines Generikums bzw. Biosimilars gegenüber dem Originalpräparat überzeugt werden können und die entsprechenden Patienten vom Originalpräparat auf das Nachahmerprodukt umgestellt werden. Eine weitere Möglichkeit zur Umstellung ergibt sich, wenn innerhalb einer Substanzklasse eine bestimmte Substanz ihren Patentschutz verloren hat. In diesem Fall argumentieren die Nachahmer mit der therapeutischen Vergleichbarkeit aller Wirkstoffe innerhalb der Substanzgruppe und mit einer unproblematischen Substituierung. Ein Beispiel hierfür ist der Wirkstoff Simvastatin, dem ersten Generikum in der Substanzgruppe der Statine.[434] Der Patentablauf kann auch zu einer absoluten Ausweitung der Patientenzahl führen, wenn bestimmte Therapien aufgrund eines verbesserten Kosten-Nutzenverhältnisses nun auch für bis dato unbehandelte Patienten erschwinglich werden.

Im Vergleich zu vielen forschenden Arzneimittelherstellern haben sich die Generikahersteller oft nicht auf bestimmte Therapiegebiete beschränkt, sondern streben danach, ein möglichst breites Sortiment in den verschiedensten Therapiegebieten anzubieten. Daher kommt im Gegensatz zu den forschenden Arzneimittelherstellen zum gezielten Marketing für medizinische Fachkreise die Bewerbung der gesamten Produktpalette bzw. des Unternehmens über die

---

[433] vgl. Pro Generika(2014), S.8
[434] Neben der generikafähigen Substanz Simvastatin besteht die Festbetragsgruppe aus den Wirkstoffen Atorvastatin, Pravastatin, Fluvastatin, Lovastatin (ATC Grupp C10)

Massenmedien als zusätzliche Säule der Marketingstrategie hinzu. Des Weiteren ist der Apotheker für die Generikahersteller von besonderer Bedeutung, da dieser auch im Rahmen der Aut-Idem-Regelung Einfluss auf die Arzneimittelwahl hat. Dieser Entscheidungsspielraum führte in den vergangenen Jahren zu steigenden Naturalrabatten der Generikahersteller gegenüber den Apotheken.[435] Mit Inkrafttreten des AVWG sind Naturalrabatte an Apotheken untersagt.[436]

In der gesundheitspolitischen Diskussion verweisen Generikahersteller und der Interessenverband pro generika insbesondere auf die Einsparungen, die durch die Substitution von Originalpräparaten durch Generika erzielt werden können. Für das Jahr 2013 spricht der Verband pro generika von realisierten Einsparungen von 12,3 Mrd € für die GKV.[437] Im Arzneimittelverordnungsreport 2013 wird auf weiteres Einsparpotenzial von 1,55 Mrd. € durch wirtschaftlichere Verordnung von Generika und Verzicht auf umstrittende Arzneimittel verwiesen.[438] Die Nachahmer betonen zudem, dass sie durch weitere gesundheitspolitische Eingriffe (Generika-Rabatt von 10%, Preisdruck durch Zuzahlungsbefreiung[439]) zusätzliche Sparbeiträge für die GKV leisten.[440]

Kritik an der Preispolitik der Generikahersteller wird immer wieder mit Hinblick auf internationale Preisvergleiche geübt.[441] Generalisierbare und pauschale Aussagen über das Preisgefüge von Generika in Deutschland mit anderen europäischen Ländern lassen sich allerdings nur schwer treffen.[442]

5.1.3 Marketing und Vertrieb

Die Einführung neuer Präparate erfordert von der Pharmaindustrie eine kontinuierliche Information der Entscheidungsträger bzgl. der Arzneimitteltherapie, um ihre Präparate dauerhaft erfolgreich am Markt zu positionieren. Dabei stehen Produkt- und Umsatzorientierung bei der Kommunikation mit den entsprechenden Adressaten im Vordergrund. In Abhängigkeit des Produktlebenszyklus und den Erfordernissen des entsprechenden Teilmarktes

---

[435] Zwischen 2002 und 2004 stiegen die Naturalrabatte an Apotheken von 150 Mio. € (2002) auf 289 Mio. € (2004) an.
[436] vgl. AVWG(2006), S.987
[437] vgl. ProGenerika Internetseiten – Rubrik Standpunkte, Gute Gründe für Generika und Biosimilars
[438] vgl. Schwabe/Paffrath(2013), S.22
[439] vgl. AVWG(2006)
[440] vgl. ProGenerika(2006), S.15
[441] Vgl. Schwabe/Paffrath(2013), S.23
[442] vgl. Accenture(2005), S.27

werden daher in den Pharmaunternehmen Marketingstrategien entwickelt und die entsprechenden Maßnahmen hauptsächlich durch den pharmazeutischen Außendienst umgesetzt.

Abbildung 13 zeigt die F&E- sowie die Marketing- und Vertriebsausgaben als Anteil an den Umsätzen für drei ausgewählte internationale Pharmaunternehmen im Mittel der Jahre 2004-2006.[443] Während die Ausgaben für Forschung und Entwicklung im Durchschnitt bei 16,3% liegen, machen die Vertriebskosten (19,3%) und sonstige Marketing- und Administrationskosten (33,1%) durchschnittlich 52,4% der Umsatzerlöse aus. Für die einzelnen Ländergesellschaften werden in der Regel keine Zahlen ausgewiesen, so dass konkrete Aussagen zu den Marketing- und Vertriebskosten für Deutschland nicht möglich sind.

Abbildung 13:
Kostenstruktur ausgewählter Pharmaunternehmen (∅ 2004-06)

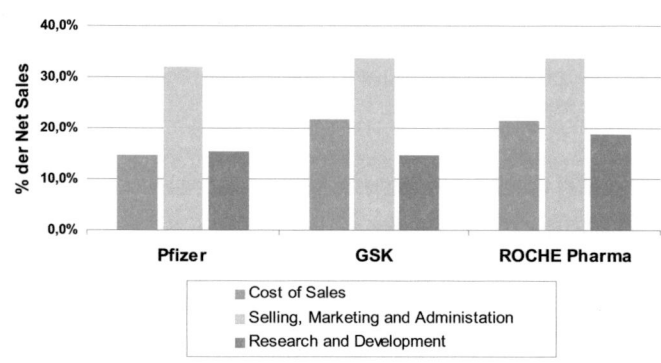

Quelle: Pfizer Annual Report 2006, GlaxoSmithkline Annual Report 2006,
Roche Pharma division Annual Report 2006 , Internetseiten der Unternehmen

Es können grundsätzlich sechs Formen des Marketings in der pharmazeutischen Industrie unterschieden werden: direkter Arztkontakt durch den Pharmareferenten („detailing"), Direktmarketing („mailing"), Musterabgabe („sampling"), Anzeigen in Fachzeitschriften, Finanzierung bzw. Unterstützung von Fortbildungsveranstaltungen („Continuous Medical Education" – CME) und Publikumswerbung.[444] In Deutschland regelt das Heilmittelwerbegesetz (HWG) Näheres zur Werbung mit verschreibungspflichtigen Arzneimitteln, Medizinprodukten und Heilmitteln bzw. Heilverfahren. Die Werbung für verschreibungspflichtige

---

[443] zur besseren Vergleichbarkeit wurde für die ROCHE AG lediglich die Umsatz- und Kostenstruktur des Pharmageschäfts gewählt.
[444] vgl. Schweitzer(2007[2]), S.83f

Arzneimittel ist dabei auf Fachkreise[445] beschränkt, so dass die Publikumswerbung in Deutschland keine Rolle spielt.[446]

Das Marketing in der Pharmaindustrie ist in der Regel produktbezogen ausgerichtet, wobei mehrere Produkte eines Therapiegebietes organisatorisch zu einer Produktgruppe zusammengeführt werden können. Der einzelne Produktmanager ist dabei für den Umsatz und Deckungsbeitrags I seines Produktes verantwortlich und koordiniert die entsprechenden Marketingmaßnahmen in Abstimmung mit weiteren Funktionsbereichen im Unternehmen (z.B. Gesundheitspolitik, Medizin, Kommunikation, Distribution, Schulungsabteilung).[447] Hauptadressat der Marketingaktivitäten für verschreibungspflichtige Präparate ist der einzelne Arzt (niedergelassen oder Klinik) sowie der Krankenhaus- und Offizinapotheker.

Gegenüber diesen Kundengruppen ist der pharmazeutische Außendienst Hauptkommunikationsinstrument. Es ist Aufgabe des Außendienstes, über das Wirkprofil des entsprechenden Arzneimittels zu informieren. Da der Arzt bzw. Apotheker in der Regel die Therapieentscheidung für den Endverbraucher trifft, muss es dem einzelnen Pharmaberater im persönlichen Kundenkontakt gelingen, den Nutzen des Präparates so darzustellen, dass der Arzt dieses Präparat dem Patienten verordnet bzw. der Apotheker entsprechend substituiert.[448] Je nach Therapiegebiet und verfügbaren Behandlungsalternativen werden in einem solchen Gespräch Handlungsbedarf und Problemfelder etablierter Therapieschemata in der entsprechenden Indikation thematisiert. Auf der Ebene der pharmakologisch-wissenschaftlichen Information werden dann Grundlagen des Präparates (Wirkstoffe, Indikationen, Kontraindikationen, Risiken, Nebenwirkungen) vermittelt, das Präparat anschließend vorteilhaft gegenüber alternativen Therapien positioniert und dem Kunden entsprechende Informationen (Studienergebnisse, Fachinformationen) und Muster zur Verfügung gestellt. Durch eine langfristige aktive Beziehungspflege mittels Einladungen zu Fortbildungsveranstaltungen, Abgabeartikeln und kontinuierlicher Präsenz beim Kunden soll der Arzt letztendlich dauerhaft Verordnungen für das entsprechende Präparat generieren.[449] Ein Absatz findet jedoch erst bei Einlösung des Rezepts durch den Patienten beim Apotheker statt. Aufgrund dieses besonderen mehrstufigen

---

[445] Fachkreise sind Angehörige der Heilberufe oder des Heilgewerbes, Einrichtungen die der Gesundheit von Tier und Mensch dienen oder sonstige Personen, die mit Arzneimitteln Handel treiben (vgl. § 2 HWG)
[446] vgl. §10 HWG
[447] vgl. Schöffski(2002), S.273
[448] vgl. Trilling(2003), S. 56
[449] vgl. Sohn(2006), S.140

Verkaufsprozesses, bei dem der Pharmaberater keine direkten Abschlüsse tätigt, wird seine Tätigkeit auch als „missionary selling" bezeichnet.[450]

Der pharmazeutische Außendienst gliedert sich in der Regel in einen Geschäftszweig mit Fokus auf die Besprechung wenig erklärungsbedürftiger Präparate beim niedergelassenen Hausarzt bzw. Internisten und Außendienstmitarbeitern, die Spezialpräparate bei ausgewählten Facharztgruppen oder Klinikärzten vertreiben. Hinzu kommt in den meisten Fällen ein Klinik-Außendienst (Key Account Management), der Vertragsverhandlungen mit Krankenhausapothekern entweder für Einzelprodukte oder das Produktportfolio eines Pharmaunternehmens führt. Ende 2007 waren nach Information des Berufsverbands der Pharmaberater in Deutschland ca. 15.000 Pharmaberater tätig.[451] Dies entspricht bei ca. 300.000 berufstätigen Ärzten 20 Ärzten pro Pharmaberater; in den USA ist die Betreuungsdichte mit pro 9 Ärzten pro Pharmaberater noch deutlich höher.[452] Schätzungen für die USA, welche die Außendienstkosten inklusive der Overhead- und Schulungskosten sowie Kosten für Besprechungsmaterial ausweisen, zeigen, dass über 35% aller Marketingkosten 2004 auf den Außendienst entfielen. Werden die Kosten für Arzneimittelmuster –welche ja fast ausschließlich durch den Außendienst abgegeben werden- von anteilig knapp 28% hinzugerechnet, so sind fast zwei Drittel der Marketingkosten dem pharmazeutischen Außendienst zuzurechnen.[453]

Diese intensive Betreuung des einzelnen Kunden ist insbesondere für forschende Arzneimittelhersteller nur wirtschaftlich, wenn kontinuierlich neue Wirkstoffe zur Verfügung stehen, zugelassen und vom Kostenträger erstattet werden. Der erzielbare Preis muss dabei sowohl die F&E-Kosten als auch die laufenden Marketing- und Vertriebskosten decken. Zudem muss der Arzt als Entscheidungsträger im Therapieprozess problemlos von bisherigen Therapien auf neuartige Therapiealternativen umstellen können. Da diese Voraussetzungen des traditionellen Geschäftsmodells in immer weniger Indikationsgebieten erfüllt sind, reduzieren zahlreiche Pharmaunternehmen bereits seit einigen Jahren ihre Außendienstkapazitäten im Massenmarkt bzw. flexibilisieren diese über Outsourcing an spezialisierte Personaldienstleister (Pharmexx, Marvecs u.a.)

Die Einflussnahme der Pharmaindustrie auf das Verordnungsverhalten des einzelnen Arztes ist immer wieder Gegenstand der öffentlichen Diskussion. Der SVR hat in seinem Gutachten

---

[450] vgl. Krafft(2001), S.646
[451] BdP(2007), S.25
[452] vgl. Saul(2006)
[453] vgl. Gagnon/Lexchin(2008), S.30

2005 explizit Kritik an Marketingpraktiken der Pharmaindustrie geübt, u.a. an der Ausweitung von Krankheitsbegriffen und Indikationen, der selektiven Publikation von Studienergebnissen, honorierten Anwendungsbeobachtungen und Finanzierung von Selbsthilfegruppen. Mit der Kritik an der besonders großzügigen Rabattierung von Arzneimitteln gegenüber Krankenhäusern, um eine Folgeverordnung im niedergelassenen Bereich zu generieren, zeigt der SVR zudem, wie strukturelle Defizite des deutschen Gesundheitssystems Aktivitäten einzelner Marktteilnehmer begünstigen, welche möglicherweise der Gesamteffizienz des medizinischen Versorgungsprozesses diametral entgegenstehen.[454]

Nach erster Betrachtung der Branche der pharmazeutischen Industrie bestehen keine Argumente gegen eine grundsätzliche Beteiligung der Pharmaindustrie an der Integrierten Versorgung. Sowohl im Bereich der forschenden Arzneimittelhersteller als auch im Segment der Generikahersteller existieren keine Unternehmen mit marktbeherrschender Stellung, mit Hilfe derer potenzielle Vertragspartner unter Druck gesetzt werden könnten. Zudem verfügen die Pharmaunternehmen mit ihren pharmazeutischen Außendiensten und Klinikaußendiensten über direkte Kontakte mit den Leistungserbringern und werden von diesen als verlässlicher Partner respektiert. Es zeigt sich jedoch auch, dass bisher kein systematischer Ansatz in der Pharmaindustrie erkennbar ist, Unternehmen über ihre Rolle als ‚Inputlieferant' hinaus im Versorgungsprozess zu positionieren. Integrationslösungen müssen zudem immer für den Einzelfall und unter Berücksichtigung der Struktur der Branche getroffen werden, so dass am Ende keine pauschale Empfehlung bezüglich der Rolle der Pharmaindustrie stehen kann, sondern vielmehr die Eignung und Umsetzbarkeit einzelner Modelle für den jeweiligen Unternehmenstyp evaluiert werden muss.

5.2 Einbindung in die Versorgung

Die Pharmaindustrie kann in verschiedenen Formen mittelbar oder unmittelbar vertragllich in die Versorgung eingebunden werden. Die Möglichkeiten hierzu in der herkömmlichen Versorgung werden in Kapitel 5.2.1 beschrieben. Umfassendere Möglichkeiten bilden jedoch selektivvertragliche Instrumente wie die Rabattverträge gemäß § 130a SGB V (Kapitel 5.2.2.) sowie mittelbare und unmittelbare Möglichkeiten in der Integrierten Versorgung (Kapitel

---

[454] SVR(2005), zit. nach AVR(2006), S.33

125

5.2.3). Die verschiedenen Möglichkeiten werden exemplarisch an einigen Fallbeispielen illustriert.

5.2.1 Vertragliche Beziehungen in der herkömmlichen Versorgung

Die vertraglichen Beziehungen der pharmazeutischen Industrie zu den Organen der Selbstverwaltung und Leistungserbringern sowie der vertragliche Rahmen der Arzneimittelversorgung sind vor allem in den §§ 31-35b, 84 und 129- 131 SGB V geregelt.[455] Die §§ 31-35b regeln den Anspruch der Versicherten auf die Versorgung mit Arznei- und Heilmitteln sowie ggf. deren Ausschluss und Regelungen zur Festbetragssetzung von Arzneimitteln. Die Festsetzung der Arzneimittelbudgets und Richtgrößen durch die Spitzenverbände der Krankenkassen und der Kassenärztlichen Vereinigungen ist in § 84 geregelt, wobei die pharmazeutische Industrie nicht an der vertraglichen Vereinbarung und Umsetzung dieser Vereinbarungen beteiligt ist.

Als direkter Leistungserbringer im Rahmen der GKV sind sowohl die Bundesverbände der pharmazeutischen Industrie als auch einzelne Unternehmen der pharmazeutischen Industrie ausgeschlossen. Im Rahmen von Rahmenverträgen zur Arzneimittelversorgung gemäß § 131 SGB V können Spitzenverbände der Krankenkassen und der pharmazeutischen Industrie zudem Vereinbarungen zu Packungsgrößen und Ausstattungen sowie zum erleichterten Datenaustausch schließen.

Die Beziehungen zwischen pharmazeutischen Unternehmen und Apotheken sind in   § 129 SGB V geregelt, wobei die Spitzenverbände der Krankenkassen und der Deutsche Apothekerverband zusätzlich einen Rahmenvertrag zu den im SGB V (§ 129) enthaltenen Vorschriften über die Abgabe von Arzneimitteln vereinbaren.[456] Abweichende Regelungen hierzu sind im Rahmen der Integrierten Versorgung möglich, so dass finanzielle Einsparungen im Rahmen der Arzneimitteltherapie auch an die beteiligten Apotheken weitergegeben werden können.[457]

---

[455] Weitere gesetzliche Grundlagen der Arzneimittelversorgung bilden: das Arzneimittelgesetz (AMG). Es regelt als zentrale Rechtsvorschrift vor allem die Herstellung, Zulassung und Abgabe von Arzneimitteln sowie die staatliche Überwachung der Arzneimittelversorgung. Das Apothekengesetz (ApoG) und Apothekenbetriebsordnung (ApBetrO) regeln die Voraussetzungen zur Erlaubnis für und die Anforderungen an den Betrieb von Apotheken. Die Arzneimittelpreisverordnung (AMPreisV) macht insbesondere Vorgaben über die zulässigen Preisaufschläge des pharmazeutischen Großhandels und der Apotheken. (vgl. Simon(2005), S.171)
[456] vgl. § 129 Abs. 2 SGB V
[457] vgl. § 129 Abs. 5b SGB V

5.2.2 Selektive Rabattverträge

Abweichend von den Rahmenverträgen des § 129 SGB V können einzelne pharmazeutische Unternehmen direkte Vertragspartner einzelner Krankenkassen werden und im Rahmen des § 130a Abs. 8 SGB V Rabattverträge mit einzelnen Krankenkassen schließen. Krankenkassen oder ihre Verbände können demnach zusätzlich zum gesetzlich vorgegebenen Kassenrabatt auf den Herstellerabgabepreis[458] mit einzelnen Pharmaunternehmen Rabatte für eines oder mehrere zur Erstattung zugelassene Arzneimittel vereinbaren. Diese Rabatte können als Staffelrabatte vereinbart und in ihrer Höhe an das Umsatzvolumen und an Mehrerlöse gegenüber dem vereinbarten Umsatzvolumen gekoppelt werden.[459] Diese Rabattverträge sind auch im Rahmen der Integrierten Versorgung gemäß § 140a-d anwendbar. Grundsätzlich lassen sich drei Vertragsformen unterscheiden:

- *Rabattverträge zu Einzelsubstanzen:* Für ein bestimmtes Präparat wird ein Rabatt vereinbart. Dabei kann es sich z.B. um ein hochpreisiges Spezialpräparat eines Originalherstellers handeln.
- *Rabattverträge zu Substanz-/Indikationsgruppen:* Oft handelt es sich hierbei um Substanzen eines Therapiegebietes (z.B. Bluthochdruck).
- *Rabattverträge zum Gesamtportfolio eines Pharmaunternehmens:* Generikahersteller schliessen i.d. Regel Rabattverträge für ihr gesamtes Portfolio mit einzelnen Kassen ab.

Rabattverträge sind für die Krankenkassen immer dann von wirtschaftlichem Interesse, wenn höhere Wirtschaftlichkeitsreserven als durch § 129 SGB V erzielbar sind. Dies ist dann der Fall, wenn die Höhe des Rabattes zugunsten der Krankenkasse die Preisdifferenz zum Durchschnittspreis der drei preisgünstigsten Generika im Rahmen der Aut-Idem-Regelung übersteigt[460] oder wenn bei patentgeschützten Originalen keine Generika zwecks Substitution zur Verfügung stehen. Es muss dabei berücksichtigt werden, dass eine Rabatt gemäß § 130a nicht allein der Krankenkasse in vollem Umfang zugute kommt, sondern möglicherweise im Rahmen der Integrierten Versorgung nach einem bestimmten Verteilungsschlüssel auch an die anderen Vertragspartnern ausgeschüttet wird. Diese Situation ist in Abbildung 14 dargestellt. Insbesondere bei der Vereinbarung von Staffelrabatten auf den Mehrumsatz bestimmter

---

[458] vgl. §130a Abs. 1 und 2 SGB V
[459] vgl. § 130a Abs. 8 Satz 2 SGB V
[460] Dies gilt grundsätzlich auch für Arzneimittel, die der Festbetragsregelung unterliegen

Arzneimittel kann eine Incentivierung der Leistungserbringer und Apotheker durch eine Gewinnbeteiligung notwendig sein.

Abbildung 14: Rabattverträge in der Integrierten Versorgung

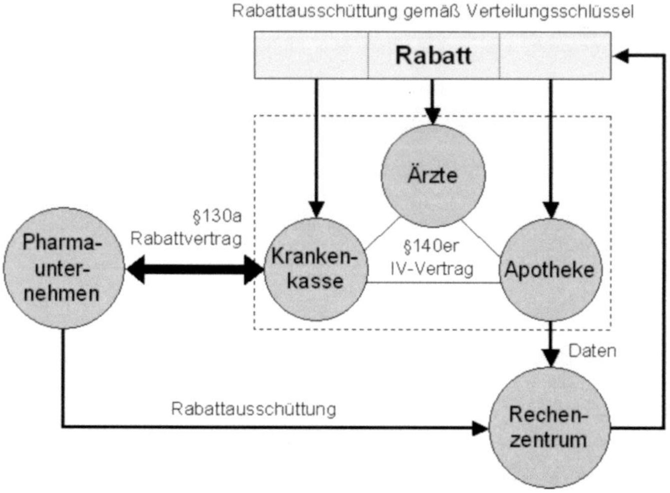

Die Höhe des Rabattes, dem eine Krankenkasse im Rahmen der Integrierten Versorgung zustimmen wird, ist somit von den exogenen Größen der Preisdifferenz und dem Rabattanteil abhängig. Ein 130a-Rabattvertrag ist in jedem Fall für die Krankenkasse vorteilhaft, wenn ein Rabatt auf das preisgünstige Generikum gewährt wird, wobei seitens des Pharmaunternehmens nur eine eingeschränkte Motivation bestehen dürfte, einen solchen zusätzlichen Rabatt anzubieten.[461] Stehen keine Substitute für ein bestimmtes Präparat zur Verfügung, so können über einen Rabattvertrag im Fall eines patentgeschützten Originals dann Wirtschaftlichkeitsreserven in der Integrierten Versorgung erzielt werden, wenn der Rabattvertrag nicht zu Mengenausweitungen zu Lasten kostengünstigerer[462], etablierter Therapiealternativen führt. Pharmaunternehmen können über Rabattverträge nach 130a finanzielle Anreize setzen, bestimmte Präparate im Rahmen der Integrierten Versorgung verstärkt einzusetzen oder eine bevorzugte Listung des Präparates in besonderen Versorgungsformen zu erzielen. Wie

---

[461] Im Einzelfall wird das Unternehmen ggf. aus Gründen der Marktausweitung direkt bei Markteintritt einen solchen Rabatt gewähren, wobei sehr schnell ein Preiswettbewerb eintreten dürfte.

[462] Eine Kostenbetrachtung muss im Rahmen einer gesundheitsökonomischen Betrachtung erfolgen. Ein reiner Preisvergleich ist nicht zulässig

Abbildung 20 jedoch deutlich macht, bleibt das entsprechende Pharmaunternehmen auch über einen § 130a Vertrag mit der Krankenkasse außerhalb der Vertragsstruktur der Integrierten Versorgung. Der Rabattvertrag bietet dem Pharmaunternehmen keine Möglichkeit, sich innerhalb des Versorgungsnetzwerkes über die preisliche Dimension hinaus als Partner zu profilieren.

Rabattverträge nach § 130a SGB V stellen zudem nach Inkrafttreten des Gesetzes zur Verbesserung der Wirtschaftlichkeit in der Arzneimittelversorgung (AVWG) zum 1. Mai 2006 eine substitutive Regelung zur Erstattung gemäß Festbetragsregelung nach § 35 SGB V dar. Einzelne Krankenkassen können demnach mit einem pharmazeutischen Unternehmen, das ein Festbetragsmedikament anbietet, eine Vereinbarung nach § 130a Abs. 8 SGB V abschließen und können entgegen den Regelungen des § 35 SGB V die Arzneimittelkosten abzüglich der vereinbarten Zuzahlungen und Abschläge erstatten. Die Vereinbarung ist nur zulässig, wenn die Mehrkosten der Überschreitung des Festbetrags hierdurch ausgeglichen werden können.[463] Dabei können auch Rabatte festbetragsfreier Arzneimittel gegen eventuelle Mehrkosten für Festbetragsmedikamente verrechnet werden. Mit Inkrafttreten des AMNOG wurden zudem weitere Formen des Preisnachlasses analog den neu eingeführten Regelungen des §130c ergänzt (Preis-Volumen-Verträge, Capitation-Budget-Verträge, Pay for Performance-Verträge)[464]

Darüber hinaus sind für indirekt beteiligte Akteure der Rabattverträge (Ärzte, Apotheker, Patienten) zusätzliche Anreize geschaffen worden, rabattierte Arzneimittel bevorzugt einzusetzen. Da Verordnungen von rabattierten Arzneimitteln gemäß § 130a nicht Gegenstand der Auffälligkeitsprüfungen sind, können Ärzte durch die gezielte Umstellung auf diese Präparate eine Wirtschaftlichkeitsprüfung vermeiden, da die Wirtschaftlichkeit bereits durch Vereinbarungen in den entsprechenden Verträgen gewährleistet sein soll.[465] Voraussetzung hierfür ist, dass der Arzt dem entsprechenden Rabattvertrag beigetreten ist.[466] Ärzte können zudem von der Bonus-Malus-Regelung bzw. Alternativregelungen befreit werden, sofern sie rabattierte Arzneimittel verordnen.[467] Die Ausschöpfung der Wirtschaftlichkeitsreserven durch diese

---

[463] vgl. §31 Abs. 2 Satz 2ff SGB V
[464] Vgl. §130a Abs. 8 Satz 2 SGB V
[465] vgl. § 106 Abs. 2 Satz 7 SGB V
[466] Tritt der Arzt dem Vertrag nicht bei, so werden die entsprechenden Rabatte als Pauschalbetrag von der Rückforderung abgezogen (vgl. SGB V §106 Abs. 5c Satz 2). Detaillierte Vorgaben, die den Beitritt der Ärzte zu Rabattverträgen gemäß §130a Abs. 8 regeln, sind von der Selbstverwaltung auszuarbeiten.
[467] vgl. § 84 Abs. 4 Satz 2 SGB V

Modifikationen setzt voraus, dass der Arzt durch die Vertragspartner oder Dritte[468] jederzeit über die aktuelle Vertragssituation informiert ist.

Apothekern sind zudem über eine modifizierte Aut-Idem-Regelung verpflichtet, bei wirkstoffgleichen Arzneimitteln bevorzugt Präparate abzugeben, für die ein Rabattvertrag zwischen der betreffenden Krankenkasse und Pharmaunternehmen abgeschlossen wurde. Nur wenn kein Rabattvertrag für das entsprechende Arzneimittel existiert, hat der Apotheker ein preisgünstigeres Arzneimittel nach Maßgabe des Rahmenvertrags vorzunehmen.[469] Patienten können ebenfalls durch die Regelungen des GKV-WSG von Rabattverträgen profitieren, indem die Zuzahlungen im Fall der Abgabe eines rabattierten Arzneimittels halbiert oder aufgehoben wird, falls hierdurch Einsparungen zu erwarten sind. Die Entscheidung hierüber trifft die entsprechende Krankenkasse.[470] Für die Pharmaunternehmen ergeben sich andererseits Anreize zum Abschluss von Rabattverträgen durch die Möglichkeit, Marktinformationen mit einem hohen Detaillierungsgrad für die entsprechende Region und Verordnungen des Geltungsbereiches des Rabattvertrages zu erhalten.[471]

Ein Beispiele zur Kombination eines § 130er Vertrages mit einer Integrierten Versorgung gemäß § 140a-d SGB V stellt das Versorgungsmodell Reflux dar, welches von der Deutschen BKK, der Netzallianz Südniedersachsen, dem Hartmannbund Niedersachsen und AstraZeneca Deutschland im Oktober 2007 initiiert wurde. Ziel ist die Verbesserung der Versorgungseffektivität und –effizienz von Refluxpatienten. An dem Modell-Projekt in der Region Südniedersachsen sind rund 700 Allgemeinmediziner, hausärztliche Internisten und gastroenterologisch tätige Internisten beteiligt. Kern des Projekts ist die Behandlung von Refluxpatienten gemäß eines vereinbarten Behandlungspfads. Flankiert wird das Modell von einem Rabattvertrag für den Wirkstoff Omeprazol. Zudem übernimmt AstraZeneca anteilig anfallende Risiken bei den Versorgungskosten. [472]

Mit Inkrafttreten des GKV-WSG hat die Bedeutung von Rabattverträgen stark zugenommen. Im Juli 2007 hatten rabattierte Arzneimittel einen Anteil (Packungen) am gesamten GKV Markt von 21% (April 07: 4%). Im generikafähigen Markt betrug der Anteil 31%; von den

---

[468] siehe beispielsweise den Service Deutsches Arztportal: http://www.deutschesarztportal.de
[469] vgl. § 129, Abs. 1 SGB V
[470] vgl. § 31 Absatz 3, Satz 4 SGB V
[471] vgl. § 305a SGB V
[472] vgl. AstraZeneca(2007)

verordneten Generika waren bereits 36% der Packungen rabattiert vs. 6% im April 2007.[473] Diese Steigerungen verfügbarer Packungen sind sowohl auf eine gestiegene Anzahl an Pharmaherstellern mit Rabattvertrag für ihr Portfolio (April 07: 15 vs. 55 im Juli 07) als auch Krankenkassen mit Vertrag (34 vs. 239) zurückzuführen.[474] Diese Entwicklung zeigt jedoch auch, dass allein ein Rabattvertrag kaum in der Lage ist, einem pharmazeutischen Unternehmen langfristig Alleinstellungsmerkmale im Wettbewerb zu verschaffen. Für die meisten Generikahersteller stellen Rabatte eine notwendige Grundlage zur Sicherung des Geschäftsmodells dar. Für forschende Arzneimittelhersteller wiederum gibt es weniger Handlungsdruck zum Abschluss von reinen Rabattverträgen, sondern stärker um die strategische Ausrichtung in einem einzelvertraglich dominierten Markt.[475]

Eine weitere Form der Rabattverträge ist nach Inkrafttreten der frühen Nutzenbewertung gemäß §130c SGB V möglich. Demnach können Hersteller nach der Durchführung einer frühen Nutzenbewertung und zentralen Preisverhandlungen gemäß §130b die Erstattung von Arzneimitteln „[...] über mengenbezogene Staffelung des Preisnachlasses [Preis-Volumen Verträge], ein jährliches Umsatzvolumen mit Ausgleich von Mehrerlösen [Capitation-/Budget-Verträge] oder eine Erstattung in Abhängigkeit von messbaren Therapieerfolgen [Pay-for-Performance Verträgen] [...] regeln.[476] Arzneimittelverordnungen im Rahmen des §130c sind zudem -sofern dies vertraglich vereinbart wurde- von den Prüfstellen als Praxisbesonderheiten anzuerkennen[477], was sicherlich einen starken Anreiz bei der bevorzugten Verordnung dieser Präparate bei den Ärzten setzen sollte.

Im Gegensatz zu Rabattverträgen gemäß §130a Abs. 8, welche vorzugsweise im Generikamarkt Anwendung finden, sind die Verträge jedoch per definitionem auf innovative Arzneimittel anwendbar. Es ist jedoch keine umfassende Nutzung dieser Möglichkeit zu erwarten, da der preisliche Spielraum für weitere Rabatte nach Einigung gemäß §130b für pharmazeutische Unternehmen beschränkt ist. Zudem werden die Hersteller keinen Anreiz haben, Präparate mit attestiertem Zusatznutzen zusätzlich zu rabattieren.[478]

---

[473] vgl. IMS Health(2007), S.2
[474] vgl. Beck et al (2007), S.901
[475] vgl. Beck et al (2007), S.899
[476] vgl. §130c Abs. 1 SGB V
[477] Vgl. §130c Abs. 4 SGB V
[478] vgl. Jaeckel(2011), S.6

Für Arzneimittelhersteller ergeben sich über selektive Rabattverträge somit Möglichkeiten, die kollektivvertragliche Festbetragsregelung durch einzelvertragliche Preisvereinbarungen bzw. Preisbündelung zu ersetzen. So können in Abhängigkeit des Produktportfolios eines Unternehmens z.b. Möglichkeiten für strategische Einzel- bzw. Bündelrabattierungen in Betracht gezogen werden.

5.2.3 Einbindung in die Integrierte Versorgung

Die unmittelbare Beteiligung des einzelnen Pharmaunternehmens an Verträgen zur Integrierten Versorgung war vom Gesetzgeber bis 2011 ausgeschlossen worden, da die pharmazeutische Industrie kein Leistungserbringer ist und die Arzneimittelversorgung lediglich durch die Apotheken wahrgenommen wird. Es wurde jedoch vereinzelt argumentiert, dass die pharmazeutische Industrie Leistungserbringer in der GKV im Sinne von § 140b Abs. 1 SGB V ist, da sie über die Rahmenverträge (§ 131) und die Rabattverträge (§ 130a) Vertragspartner der Krankenkassen ist. Obwohl der Rahmenvertrag durch die Spitzenverbände der pharmazeutischen Industrie mit den Krankenkassen geschlossen wurde, hat nach dieser Auffassung über die Anwendung von § 129 Abs. 3 der Rahmenvertrag -neben der unstrittigen Gültigkeit für Apotheken- auch Rechtswirkung für das einzelne Pharmaunternehmen, was es demnach als Leistungserbringer qualifiziert.[479]

Bereits vor 2011 konnten sich Pharmaunternehmen *mittelbar* über die Gründung einer eigenständigen Managementgesellschaft an neuen Versorgungsformen gemäß § 140a-d SGB V beteiligen. Die Managementgesellschaften werden vom Gesetzgeber als Träger „[...] die nicht selbst Versorger sind, sondern eine Versorgung durch dazu berechtigte Leistungserbringer anbieten [...]"[480] bezeichnet. In dieser Funktion als Vermittler von Leistungen im Rahmen der GKV übernehmen die Managementgesellschaften auch Aufbau- und Koordinierungsfunktionen in neuen Versorgungsprozessen. Grundsätzlich werden für Rechtsform und Beteiligungen an der Managementgesellschaft keine Vorgaben gemacht; somit sind auch Beteiligungen der Pharmaindustrie an Managementgesellschaften möglich, sofern diese Beteiligung den Vertragspartnern (Krankenkassen, Leistungserbringern) offengelegt wird.

---

[479] vgl. Wigge(2005), S.13
[480] Deutscher Bundestag(2003), S. 139

Ein Beispiel für eine Managementgesellschaft im Sinne des §140a-d SGB V ist die Deutsche Gesundheitssystemberatung (D-GSB). Die D-GSB ist eine hundertprozentige Tochter der Albertinen Krankenhaus Gruppe und für das Management von Versorgungsmodellen gemäß § 140 zuständig (Norddeutsches Herznetz, Norddeutsches Orthopädennetz, Norddeutsches Epilepsienetz). Die Managementaufgaben umfassen dabei die Koordination der organisatorischen Prozesse, Dokumentation, Controlling und Abrechnung extrabudgetärer Leistungen mit den Krankenkassen. Die D-GSB übernimmt neben diesen Steuerungsaufgaben auch die Konzeption neuer Versorgungsformen, Verhandlungen mit potenziellen Vertragspartnern (medizinische und pharmazeutische Industrie) sowie Marketingaufgaben (Patienteninformationen, fachliche Veranstaltungen).[481]

Neben dem Management von sekundären Aktivitäten, kann die Managementgesellschaft auch als Versorger auftreten, wie das Projekt Gesundes Kitzingtal zeigt. In diesem Fall schließt die Managementgesellschaft „Gesundes Kitzingtal GmbH" einen Vertrag mit der AOK-Baden Württemberg und übernimmt die medizinische Gesamtverordnung von 30.000 AOK Versicherten in einer Region. An der Managementgesellschaft „Gesundes Kitzingtal GmbH" sind wiederum das regionale Ärztenetz, sowie die OptiMedis AG beteiligt. Letzere bringt insbesondere Management-, Controllingkompetenz und Investitionsfähigkeit in das Projekt ein.[482]

Durch die Erweiterung der potenziellen Vertragspartner für 140er Verträge auf die Pharmazeutische Industrie ergibt sich zudem die Möglichkeit einer *unmittelbaren* Beteiligung an selektivvertraglichen Kooperation.

Abbildung 15 macht die Möglichkeiten der vertraglichen Beziehungen der Pharmaindustrie zu Kassen, Leistungserbringern und Managementgesellschaft noch einmal deutlich. In *Fall A* ist das Pharmaunternehmen unmittelbar Vertragspartner der Krankenkasse und kann zusätzliche Leitungen zur Erfüllung der Aufgaben bei Leistungserbringern und/oder einer Managementgesellschaft einkaufen.

---

[481] vgl. D-GSB Internetseiten
[482] vgl. Hildebrandt(2006), S.16ff

Abbildung 15: Möglichkeiten der Beteiligung von Pharma an der IV

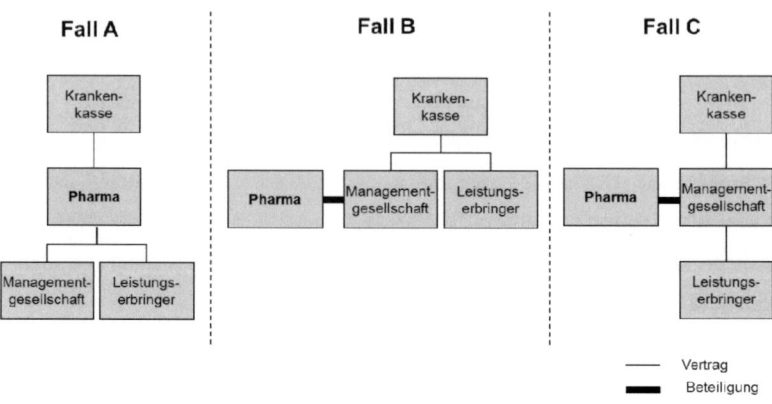

Quelle: eigene Darstellung

In *Fall B* ist die Managementgesellschaft neben den Leistungserbringern Vertragspartner der Krankenkassen. Dabei ist das Pharmaunternehmen an der Managementgesellschaft beteiligt (z.B. Tochterunternehmen). In *Fall C* ist die Managementgesellschaft Vollversorger und damit einziger Vertragspartner der Krankenkasse und kauft die Versorgungskapazitäten bei einzelnen Leistungserbringern ein. Auch hier ist das Pharmaunternehmen mittelbar über eine Beteiligung an der Managementgesellschaft integriert.

Das bisher einzige umgesetzte Projekt einer unmittelbaren Beteiligung (*Fall A*) ist der elektronische Behandlungskalender im Krankheitsbild Epilepsie (EPI-Vista) des Unternehmens Desitin. EPI-Vista stellt Patienten und Ärzten die behandlungsrelevanten Verlaufsdaten in einem Behandlungsverlaufsdiagramm zur Verfügung. So können insbesondere Fragen zur Medikation (Einsatz, Wirksamkeit, Dosierung, etc.) schnell beantwortet und das Medikationsmanagement so optimiert werden.[483] EPI-Vista wird u.a. im Rahmen eines §140er Vertrags zur Integrierten Versorgung eingesetzt, den die Firma Desitin als direkter Vertragspartner mit mehreren Krankenkassen geschlossen hat.[484]

Ein Beispiel für ein umgesetztes Modell gemäß *Fall B* stellt der Vertrag zur Integrierten Versorgung im Krankheitsbild Schizophrenie der AOK Niedersachsen dar. Ziel des Vertrags

---

[483] vgl. EPI-Vista Internetseiten – Rubrik Was ist EPI-Vista (Stand: 2014)
[484] vgl. Ärztezeitung (2014)

ist es, die ärztliche Versorgung von Schizophreniepatienten durch ein erweitertes Angebot an ambulanten Behandlungsoptionen (z.B. Psychoedukation, Angehörigenbetreuung) zu verbessern. Im Oktober 2010 schloss die AOK Niedersachsen hierfür einen §140-Vertrag mit der Managementgesellschaft I3G GmbH, einem Tochterunternehmen des Pharmaunternehmens Janssen Cilag. Die Umsetzung der einzelnen Vertragselemente übernimmt ein dritter Partner, die Care4S GmbH.[485] Nach Abschluss der Pilotphase wurde im April 2014 eine „neue" Care4S GmbH als Tochterunternehmen der I3G GmbH gegründet, mit deren Hilfe der IV Vertrag flächendeckend in Niedersachsen ausgerollt wurde.[486] Im Rahmen des Projekts wurden bis April 2014 1.500 Patienten versorgt; erste Analysen bestätigen zudem eine Verringerung der Krankenhausaufenthalte bei den teilnehmenden Patienten. Ab 2015 wird die AOK Niedersachsen den Vertrag jedoch bereits zwei Jahre früher als geplant mit internen Ressourcen weiterführen.[487]

5.3 Zwischenfazit

Die deutsche Pharmaindustrie bietet ein differenziertes Bild bezüglich der Unternehmensstruktur. Bezüglich der Unternehmensgröße lässt sich kein dominierendes Unternehmen in der Branche feststellen. Wichtigste Trennlinie für die weitere Diskussion ist die Unterteilung in forschende Arzneimittelhersteller und Generikahersteller mit ihren unterschiedlichen Geschäftsmodellen. Ein Großteil der Kosten internationaler Pharmakonzerne sind Marketing- und Vertriebsausgaben, wobei der pharmazeutische Außendienst das dominierende Kommunikationsmittel gegenüber den Leistungserbringern darstellt.

Die dominierende Vertragsform der Pharmaindustrie mit den Krankenkassen bilden Rabattverträge gemäß § 130a SGB V. Diese stellen gleichzeitig eine Möglichkeit zur mittelbaren Beteiligung pharmazeutischer Unternehmen als Versorgungspartner in neuen Versorgungsformen dar. Die Möglichkeit zur unmittelbaren Beteiligung an Verträgen zur Integrierten Versorgung wird bisher von Pharmaunternehmen nur sehr zögerlich wahrgenommen; zumal die zeitgleiche Umsetzung der frühen Nutzenbewertung in den letzten Jahren im Fokus der Unternehmensstrategie stand und nach den zentralen Preisverhandlungen den Unternehmen nur wenig Spielraum für ein weiteres Engagement in der Versorgung verbleibt.

---

[485] vgl. Deutsches Ärzteblatt(2010), S.16
[486] vgl. Internetseiten i3G – Presse – Pressemitteilung 23.04.2014
[487] vgl. Internetseiten vfa-patientenportal – News – Aktuelles – Pressemitteilung 08.05.2014

Einzelne Pilotprojekte zeigen jedoch, wie Pharmaunternehmen diese Möglichkeit nutzen und sich indikationsspezifisch und regional begrenzt als Versorgungspartner positionieren kann. Eine mittelbare Beteiligung durch die Kooperation oder Gründung von Managementgesellschaften kann für Pharmaunternehmen zudem im Einzelfall durchaus eine attraktive und pragmatische Möglichkeit sein. Bis dato sind jedoch kaum Pharmaunternehmen bekannt, die diese Option zur Beteiligung an derartigen Unternehmen konsequent umsetzen.

6 Ansatzpunkte der Integration

In diesem Kapitel werden aufbauend auf die bisherigen Ausführungen Ansatzpunkte einer Integration der Pharmaindustrie als Partner in neuen Versorgungsformen hergeleitet. Dieses Kapitel bildet damit gleichzeitig den Übergang zu konkreten Modellen und Konzepten der Integration und deren Umsetzung in Kapitel 7 und 8. Entscheidend hierfür ist zum einen, die Auswirkungen einer verstärkten Integration im Gesundheitswesen auf das Geschäftsmodell der Pharmaindustrie in einem ersten Schritt (Kapitel 6.1) qualitativ herzuleiten, um den Handlungsbedarf zu identifizieren. Zudem müssen die Motive der Pharmaindustrie für ein Engagement in der Integrierten Versorgung herausgearbeitet werden (Kapitel 6.2). Für eine Integration der Pharmaindustrie ist es außerdem notwendig, dass diese Integration einen Beitrag zur rationalen Arzneimittelversorgung liefert und die sonstigen Vertragspartner einen Anreiz zur Integration der Pharmaindustrie haben (Kapitel 6.3)

6.1 Auswirkungen auf das Geschäftsmodell

Auf kollektivvertraglicher Ebene können die Auswirkungen der Steuerungsmechanismen der Arzneimittelausgaben für einzelne Unternehmen noch relativ genau beziffert werden. Auf einzelvertraglicher Ebene hingegen sind Auswirkungen auf die Pharmaindustrie stark von der jeweiligen Variante des Versorgungsmodells abhängig und in ihrer Wirkungsrichtung nicht immer eindeutig zuordenbar. Die wichtigsten Einflussgrößen sind für das pharmazeutische Unternehmen zum einen Veränderungen in der Entscheidungsstruktur bzgl. der Verordnung eines Arzneimittels sowie zum anderen Effekte auf Preis und Volumen durch die neuen Versorgungsformen.

6.1.1 Veränderte Kundengruppen

Die Integration der Leistungssektoren und die erhöhte transsektorale Transparenz der Arzneimittelverordnung, die allen Ausprägungen der Integrierten Versorgung gemeinsam ist, geht einher mit einer Veränderung von Rollen einzelner Kunden der Pharmaindustrie (Ärzte, Krankenhäuser, Krankenkassen), Etablierung neuer Kundengruppen (Ärztenetze, MVZs, Managementgesellschaften) und somit zu einer strukturellen Veränderung bezüglich des Entscheidungsprozesses bei der Nachfrage nach Arzneimitteln.

Dies hat Auswirkungen auf die Marketing- und Vertriebsstrategie des einzelnen pharmazeutischen Unternehmens. Die komplexen Bedürfnisse der neuen Kundengruppen können dabei mit den Mitteln und Kompetenzen der bisherigen Betreuungswege durch die Pharmaindustrie nur ungenügend adressiert werden: Dies beeinflusst vor allem die Rolle des pharmazeutischen Außendienstes, der bis dato von den Marketingabteilungen der Pharmaunternehmen bewusst mit einfachen und schnell eingängigen Botschaften bezüglich des Präparatenutzens ausgestattet wurde, um diese beim einzelnen Arzt im persönlichen Gespräch überzeugend einzusetzen.[488] Im Gegensatz zur herkömmlichen Versorgung, in welcher der einzelne Arzt über die Verordnung eines bestimmten Arzneimittels entscheidet, ist er im Rahmen der Integrierten Versorgung in seiner Entscheidung sehr viel stärker von netzspezifischen Leitlinien, Qualitätszirkeln und Zweitmeinungen beeinflusst. Der einzelne Außendienstmitarbeiter kann zudem nur ungenügend produktübergreifend informieren und keine Rabattverhandlungen führen.

Für die Pharmaindustrie bedeutet beispielsweise die verstärkte Kooperation zwischen Haus- und Facharzt im Rahmen der Hausarztzentrierten Versorgung, dass das Verordnungsverhalten transparenter wird und somit weniger Umstellungen der Medikation beim Wechsel zwischen Haus- und Facharzt zu erwarten sind. Es sind hierbei grundsätzlich zwei Szenarien bezüglich der Einstellung der medikamentösen Therapie eines Patienten denkbar. Im ersten Fall verbleibt der Patient verstärkt beim Hausarzt, wird dort eingestellt und verbleibt beim Hausarzt, sofern keine Komplikationen auftreten; die Rolle des Facharztes als entscheidender Verordner nimmt in diesen Fällen stark ab. Dieses Szenario ist insbesondere bei chronischen Krankheitszuständen (Diabetes, Herzkreislauferkrankungen), bei Patienten mit unkompliziertem Krankheitsverlauf zu erwarten. Im zweiten Fall wird der Patient im Vergleich zur Regelversorgung schneller zum Facharzt überwiesen, da der Hausarzt in der Hausarztzentrierten Versorgung mit einer sicheren Rücküberweisung und geringem Einkommensverlust rechnen kann. Der Facharzt übernimmt in diesen Fällen die medikamentöse Einstellung; die Folgeverordnungen übernimmt verstärkt der Hausarzt und nur nach Rücksprache mit dem Facharzt wird er die medikamentöse Therapie verändern. Dieses Szenario ist verstärkt bei komplexen Krankheitszuständen mit einer hohen Wahrscheinlichkeit von ernsten Komplikationen zu erwarten.

---

[488] vgl. Trilling(2003), S.56

In den Modellvorhaben wiederum steht die Förderung des ambulanten Bereichs an erster Stelle; Einsparungen sollen insbesondere im stationären Bereich erfolgen, indem unnötige Einweisungen vermieden werden. Arzneimittel spielen daher möglicherweise eine verstärkte Rolle bei der Substitution stationärer Behandlungen. Ein verstärkter Einsatz von wirksamen, innovativen Arzneimitteln kann somit angezeigt sein, wenn gleichzeitig auch die Informationen zum gezielten Einsatz dieser Arzneimittel zur Verfügung stehen.[489] Strukturverträge, die nicht auf eine sektorübergreifende Steuerung abzielen und lediglich eine stärkere Koordination innerhalb des ambulanten Sektors anstreben, können jedoch auch Umsatzrisiken für pharmazeutische Unternehmen und insbesondere forschende Unternehmen bergen: Werden in den entsprechenden Verträge Einsparungen im Bereich der Arzneimittel in Form von Honorarerhöhungen oder sonstigen monetären Anreizen an die teilnehmenden Ärzte weitergegeben, so ist mit einer restriktiveren Verordnung von Arzneimitteln bzw. einer stärkeren Substitution von Originalpräparaten durch Generika zu rechnen.[490]

Ein MVZ wiederum stellt eine neue organisatorische Einheit in der Versorgungslandschaft dar und bildet somit eine neue Zielgruppe für die pharmazeutische Industrie und deren Außendienst. Gezielte Bewerbung einzelner Produkte oder facharztspezifische Angebote durch den pharmazeutischen Außendienst decken nicht die gesamte Bedürfnisstruktur des MVZs, sondern lediglich die Bedürfnisse einzelner Ärzte ab. Je nach Binnenstruktur und Trägerschaft des MVZs sind einzelne Ärzte ggf. mit der Betreuung bestimmter Querschnittsthemen betraut oder vertreten die anderen Ärzte des MVZs gegenüber Dritten nach außen (z.B. ärztlicher Leiter). Eine Vertriebsstrategie der Pharmaindustrie analog zum stationären Sektor verbietet sich jedoch aufgrund der unterschiedlichen rechtlichen Stellung, da mit dem MVZ keine gesonderten Preisverhandlungen bezüglich einzelner Produkte geführt werden und somit ein klassisches Key Account Management nicht möglich ist.

Die Krankenkassen wiederum übernehmen in neuen Versorgungsformen zunehmend Rollen, die mit einem verstärkten Engagement in versorgungsnahen Prozessen einhergehen (Case Management) und geben andererseits Verantwortung für bestimmte Themen (z.B. Morbiditätsrisiko durch Vereinbarung von Komplexpauschalen) ab. Der gesundheitspolitische Außendienst muss daher zunehmend in der Lage sein, die Dimensionen Qualität und Wirtschaftlichkeit der Arzneimitteltherapie einzelner Indikationsgebiete hinreichend darzustellen.

---

[489] vgl. Glaeske(1998), S.119f
[490] vgl. Glaeske(1998), S. 121

6.1.2 Einfluss auf das Preisniveau

Die direkten Auswirkungen auf die Preisstruktur der Arzneimittelversorgung durch die Integrierte Versorgung sind eher gering einzuschätzen, da Preisgestaltung und Distribution – und somit die Margen gemäß AMPreisV- nicht im vertraglichen Rahmen der Integrierten Versorgung abgedeckt werden. Nur in größeren Vertragsmodellen ist eine Koppelung mit entsprechenden Rabattverträgen möglich.[491] Auch in Formen der Integrierten Versorgung dürfen Krankenhausapotheken Arzneimittel nur zur unmittelbaren Verwendung an Versicherte abgeben.[492] Bei der Preissetzung für Arzneimittel im Rahmen der Integrierten Versorgung darf zudem nicht von der Arzneimittelpreisverordnung (AMPreisV) oder den üblichen Abschlagszahlungen[493] abgewichen werden.

Ob integrierte Versorgungsformen indirekt einen signifikanten Einfluss auf das Preisniveau im Arzneimittelmarkt haben, hängt von der Entwicklung integrierter Versorgungsformen als Teil des Gesamtmarktes im deutschen Gesundheitswesen ab und davon, welchen Teil des Umsatzes ein pharmazeutisches Unternehmen in diesen Versorgungsformen erzielt.

Man gehe davon aus, dass α *(mit $0<\alpha<1$)* den Anteil der integrierten Versorgungsformen am Gesamtumsatz an Arzneimittel im deutschen Markt darstellt und das durchschnittliche pharmazeutische Unternehmen diesen Anteil α des eigenen Umsatzes aus Formen der Integrierten Versorgung generiert.

Konkrete Aussagen zur Marktanteilsentwicklung sind nicht verfügbar. Roland Berger geht von einem kontinuierlichen, moderaten Anstieg integrierter Versorgungsformen mit einem Marktvolumen von 17 Mrd. € und einer Teilnehmerzahl von 10% aller Gesamtversicherten aus.[494] Als weiterer Referenzpunkt kann zudem die Schweiz herangezogen werden, in welcher der Anteil der Versicherten in alternativen Versorgungsmodellen aktuell je nach Quelle zwischen 7,9-25% liegt.[495] Regionale Versorgungsnetze können erhebliche Marktmacht entfalten und einen entsprechenden Preisdruck ausüben.

---

[491] vgl. Pfeiffer(2006), S.2
[492] vgl. Kirchhoff(2005)
[493] vgl. § 130 Absatz 1 SGB V
[494] Roland Berger/BVMed (2002), S. 161
[495] vgl. Zanoni(2008), S. 1f Rechnet man aus den einzelnen Quellen die Versicherten in Hausarztmodellen ohne Capitation heraus, so ergibt sich ein deutlich niedriger Marktanteil von ca. 1,9-7,9%

Pharmahersteller können über Rabattverträge gemäß § 130a mittelbar beteiligt werden und sich über Rabatte eine bevorzugte Stellung ihres Medikamentes im Versorgungsnetzwerk sichern. Sie vergüten den Verantwortlichen diese Stellung bzw. einen Mehrumsatz mittels eines Rabattes. Es ist daher anzunehmen, dass die Anzahl der Rabattverträge positiv mit der Marktanteilsentwicklung neuer Versorgungsformen korreliert ist, so dass der Durchschnitts-rabatt (β) steigt.

$$\rho(\beta) \geq 0$$

ρ bezeichnet hierbei die Wahrscheinlichkeit der Listung in der integrierten Versorgungs-form, welche positiv von der Höhe des Rabattes β abhängig ist. Es gilt $0<\beta<1$. Die Höhe des einzelnen Rabattes ist dabei von den Marktgegebenheiten und dem Produktportfolio des pharmazeutischen Unternehmens abhängig. Es gilt also:

$$\beta(\alpha; \lambda)$$

mit

$$\beta'(\alpha) < 0 \text{ und } \beta'(\lambda) > 0$$

Dies bedeutet, dass der Rabatt des pharmazeutischen Unternehmens höher ausfallen wird, wenn der Marktanteil der Integrierten Versorgung steigt. Bei steigendem Marktanteil ist das Umsatzvolumen größer und das pharmazeutische Unternehmen wird einen höheren Rabatt gewähren, wenn dieser Rabatt die Wahrscheinlichkeit der Listung (ρ) erhöht. Der Parame-ter λ bezeichnet die Substitutionsfähigkeit des einzelnen Medikaments bzw. des Medikamen-tenportfolios. Je geringer λ, desto geringer wird das Unternehmen den Rabatt wählen, den es anbietet, um eine Listung zu erzielen, da das Produkt nur schwer ersetzt werden kann. Je leichter sich einzelne Produkte bzw. das Gesamtportfolio des Pharmaunternehmens durch Analogpräparate, Generika oder sonstige Therapieoptionen ersetzen lassen, desto geringer ist die Wahrscheinlichkeit einer (exklusiven) Listung. Das Maß der Substitutionsfähigkeit eines Produktes drückt sich in der Preiselastizität η für dieses Produkt aus:

$$\eta = (-1) \frac{\partial q}{\partial p_{IV}} \frac{p_{IV}}{q}$$

Die Preiselastizität gibt an, mit welchen relativen Änderungen der Nachfrage (q) auf relative Preiserhöhungen reagiert wird. Für generische Wirkstoffe mit hoher Substitutionsfähigkeit gilt grundsätzlich $\eta = \infty$; d.h. es wird der Anbieter mit dem günstigsten Preis, d.h. höchsten Rabatt β gewählt, alle anderen Anbieter kommen nicht zum Zuge. Für Wirkstoffe, für die keine Therapieoption existiert und die somit nicht substituierbar sind, verändert sich die Nachfrage auch bei Preisänderungen nicht ($\eta = 0$). Das Pharmaunternehmen hat also keinen Anreiz, einen Preisnachlass zu geben; es gilt $\beta = 0$. Bei Präparaten, die in Subpopulationen von Patienten eines Krankheitsbildes substituierbar sind (z.B. bestimmte Analogpräparate einer ATC-Klasse), wird die Höhe des Rabattes von der Wettbewerbssituation und der Strategie des pharmazeutischen Unternehmens bezüglich dieses Präparates wesentlich beeinflusst.

6.1.3 Quantitative Auswirkungen

Sowohl auf der Angebots- als auch auf der Nachfrageseite sind Auswirkungen für den Markt für Arzneimittel aufgrund der Integrierten Versorgung zu erwarten. Grundsätzlich besteht für Versicherte der GKV auch im Rahmen der neuen Versorgungsformen Anspruch auf alle zu Lasten der GKV verordnungsfähigen Arzneimittel. Bei Überversorgung mit Arzneimitteln in der herkömmlichen Versorgung ist eine Reduktion, bei Unterversorgung eine Ausweitung der Verordnungen in der Integrierten Versorgung zu erwarten. Bei Fehlversorgung mit Arznei-mitteln ist eine gezielte Substitution ineffektiver oder unwirtschaftlicher Präparate zu erwar-ten.

Ein impliziter Ausschluss bestimmter Arzneimittel und die Festlegung auf präferierte Arz-neimittel z.B. im Rahmen von Pharmakotherapiezirkeln oder klinischen Pfaden des Versor-gungsnetzes ist eine der einfachsten Methoden der Arzneimittelsteuerung. Die Verfügbarkeit des Angebots wird jedoch implizit zusätzlich eingeschränkt, falls ausgewählte Apotheken an der Integrierten Versorgung teilnehmen und die Wahlfreiheit des Patienten somit einge-schränkt wird. Es ist auch davon auszugehen, dass die Positivliste einzelner Krankenhäuser im Rahmen der Integrierten Versorgung eine stärkere Folgewirkung auf die Nachbehandlung und Medikation im ambulanten Sektor hat als in der herkömmlichen Versorgung.
Der strukturierte Versorgungsprozess im Rahmen der Integrierten Versorgung muss jedoch nicht zwangsläufig mit sinkenden Arzneimittelausgaben einhergehen, sondern kann aufgrund einer erhöhten Therapietreue des Patienten oder Beseitigung einer Unterversorgungssituation

in einer bestimmten Indikation zu höheren Arzneimittelausgaben führen. Im Fall des teleme-
dizinischen Programms für Patienten mit Herzinsuffizienz der Kaufmännischen Krankenkasse
Halle führte die kontrollierte Arzneimitteltherapie beispielsweise zu höheren Ausgaben bei
dieser Patientengruppe; die Gesamtkosten konnten jedoch gesenkt werden.[496] Der SVR geht
ebenfalls von einem erhöhten Arzneimittelverbrauch in der Integrierten Versorgung aus, da
diese stärker auf Präventionsangebote und ambulante Versorgung abzielt als die herkömmliche Versorgung.[497] Die Entwicklung ist dabei stark vom jeweiligen Krankheitsbild abhängig.
FRICKE /PIRK(2004) haben in einem Gutachten im Auftrag des VFA im Jahr 2004 die
Unterversorgung in ausgewählten Indikationen bzgl. einer leitliniengerechten Pharmakotherapie aufgezeigt. Dabei zeigt sich besonders für Krankheitsbilder mit einem sektorübergreifenden Behandlungsprozess, bei dem es einer besonderen Abstimmung der Pharmakotherapie
bedarf (Alzheimer-Demenz, Rheumatoide Arthritis, Osteoporose), eine Unterversorgung
eines Großteils der betroffenen Patienten.[498] Auch die WHO konstatiert eine mangelnde
Therapietreue in zahlreichen chronischen Krankheitsbildern, in denen die Therapietreue
teilweise bei weniger als 50% liegt.[499]

Abbildung 16: Indikationen mit Unterversorgung (Anteil und Anzahl Patienten)

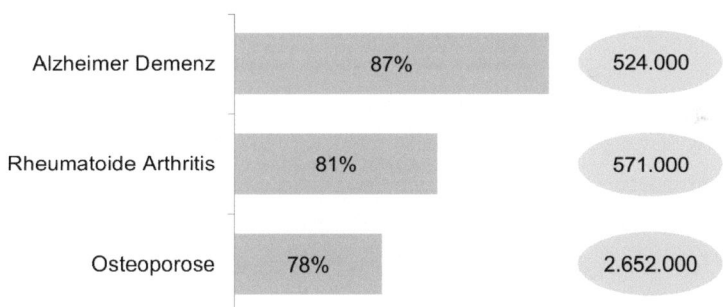

Quelle: Fricke/Pirk (2004), S.37, 83, 76

Die größte Unsicherheit stellt die Verschiebung der Anteile von Präparaten in kompetitiven
Teilmärkten der Arzneimittelversorgung dar. Mit einem erhöhten Ausschluss unwirksamer
Arzneimittel ist in der Integrierten Versorgung zu rechnen; eine klare Aussage, ob insbeson-

---

[496] vgl. KKH(2005)
[497] vgl SVR(2005), Ziff. 827
[498] vgl. Fricke/Pirk(2004)
[499] vgl. WHO(2003), S.22

dere innovative und hochpreisige, patentgeschützte Originalpräparate durch etablierte Therapiealternativen ersetzt werden, lässt sich jedoch nur für den konkreten Einzelfall treffen. Gerade in diesen Versorgungsformen und Therapiefeldern wird es auf eine erfolgreiche Positionierung der Pharmaindustrie ankommen, um Verschiebungen zuungunsten des eigenen Produktportfolios zu verhindern.

6.2 Motive der Pharmaindustrie für ein Engagement

Die verstärkte Integration der einzelnen Leistungsanbieter und Kostenträger ist vom Gesetzgeber als ein Lösungsansatz für strukturelle Defizite der Gesundheitsversorgung initiiert worden. In Kapitel 6.1 wurde dargestellt, dass das Geschäftsmodell der Pharmaindustrie sowohl bezüglich des Vertriebswegs als auch des Produktes hiervon betroffen ist. Das verstärkte Engagement im Versorgungsprozess ist für die Pharmaindustrie nur eine Möglichkeit, auf die Veränderungen im Gesundheitswesen zu reagieren und es stellt sich daher die Frage, ob dieses Engagement anderen Optionen überlegen ist.

Zwei grundlegende Optionen stehen der Pharmaindustrie dabei zur Verfügung: Ein stärkeres Engagement im Versorgungsprozess durch erweiterte Leistungserbringung (*Integrationslösung*) oder ein Verharren im Status-quo in der Rolle als Produzent von Arzneimitteln (*Produzentenlösung*). Die Integrationslösung sei dabei definiert als der Zustand, in dem das pharmazeutische Unternehmen mindestens in einen zusätzlichen Punkt der Wertschöpfungskette im Versorgungsprozess entgeltliche oder unentgeltliche Leistungen übernimmt, welche ansonsten von anderen Dienstleistern übernommen wurden oder nicht angeboten worden wären und zur Realisierung eines optimierten Versorgungsprozesses beitragen.[500] Die Produzentenlösung sei dadurch gekennzeichnet, dass das pharmazeutische Unternehmen außer den eigenen Arzneimitteln keine weiteren Dienstleistungen anbietet, die dem Ziel einer rationalen Arzneimittelversorgung in der GKV zuträglich sind.

Falls hinreichende Motive für eine Integrationslösung vorhanden sind, ist zu prüfen, ob diese Integrationslösung für alle Pharmaunternehmen möglich und sinnvoll ist. Dies kann konzeptionell anhand des Produktlebenszyklus in der Pharmaindustrie geschehen.

---

[500] vgl. Kap. 1.2

6.2.1 Integration als Mittel zum Zweck

Es kann davon ausgegangen werden, dass das langfristige Ziel des pharmazeutischen Unternehmens auch in der Integrierten Versorgung die Gewinnmaximierung ist (*langfristiges Gewinnmotiv*). Die Entscheidung für die Integrationslösung ist dabei die Entscheidung für bestimmte Instrumentalziele, welche das Ziel der langfristigen Gewinnmaximierung unterstützen. Instrumentalziele sind hierbei *Information, Reputation* und *Umsatzsteigerung*. Das einzelne Unternehmen muss daher abwägen, mit welchem Aufwand diese einzelnen Instrumentalziele erreichbar sind und sich für die Verfolgung einzelner Ziele bzw. eines Ziel-Mixes entscheiden.

In einem ersten Schritt kann ein Engagement in der Integrierten Versorgung lediglich zum Ziel haben, Funktionsweise und Arbeit im Rahmen neuer Versorgungskonzepte kennen zu lernen und sich beim den „neuen Kundengruppen" (Krankenkassen, Ärztenetzwerke, etc.) als bevorzugter Partner für die Zukunft zu empfehlen (*Informationsmotiv*). Insofern ist bei diesem ersten Schritt die Grenze zum herkömmlichen Customer Relationship Management fließend und im Rahmen des Geschäftsmodells der Pharmaindustrie abbildbar.[501] Die gewonnenen Informationen können dabei vom Pharmaunternehmen zur Optimierung seiner Rolle als Inputlieferant verwendet werden oder in die Konzeption eines neuen Geschäftsmodells in der Integrierten Versorgung verwendet werden. Ein pharmazeutisches Unternehmen kann auch über andere Wege (z.B. externe Berater, Marktforschung) Informationen über die internen Abläufe der Integrierten Versorgung erlangen; Investitionen sind in jedem Fall erforderlich.

Investitionen in ein IV-Modell können von pharmazeutischen Unternehmen bewusst auch dann getätigt werden, wenn kein langfristiges Engagement in diesem Projekt geplant bzw. rentabel ist, das erprobte Geschäftsmodell jedoch replizierbar für andere IV-Projekte ist. Ein pharmazeutisches Unternehmen wird daher möglicherweise auch dann Investitionen tätigen, wenn bestimmte IV-Modelle aufgrund ihres Erfolgs oder Pilotcharakters auch Einfluss auf die Entwicklung zukünftiger Versorgungskonzepte und die Versorgungslandschaft haben. Das Engagement in neuen Versorgungsformen kann auch Signalwirkung für andere Partner im Gesundheitswesen haben und die Reputation des Pharmaunternehmens als innovativer Partner in der Gesundheitsversorgung verbessern und somit zum akzeptierten Gesprächspartner bei

---

[501] vgl. Badenhop/Ryf(2001)

strategischen Fragen zur Weiterentwicklung der Gesundheitsversorgung in der GKV machen (*Reputationsmotiv*).

Das Pharmaunternehmen kann die Integration auch anstreben, um primär kurzfristig Umsatzsteigerungen in der betreffenden Versorgungsform zu erzielen (*Umsatzmotiv*). Dies setzt voraus, dass die beteiligten Partner der Versorgungsform –mehr oder weniger- verbindliche Umsatzziele für die Produkte des Pharmaunternehmens vereinbaren und auch durchsetzen können. Diese Umsatzsteigerungen können sowohl aus dem Kerngeschäft resultieren oder bei konstanten Produktumsätzen über neue, entgeltlich angebotene Dienstleistungen oder Produkte erzielt werden. Letztere Möglichkeit ist möglicherweise kostendeckend nur für diejenigen Unternehmen möglich, die bereits über Informationen und Reputation bezüglich neuer Versorgungsformen verfügen. Sie ist langfristig zudem nur attraktiv, wenn die entsprechende Rendite aus dem neuen Geschäftszweig die des Kerngeschäftes übersteigt.

Information und Umsatz sind dabei keine konfligierenden Motive; sie sind jedoch mit unterschiedlichen Ausbaustufen der Integration besser bzw. schwieriger zu erreichen. Die Motive werden dabei auch von der Evolution der Netzstrukturen als Nebenbedingung getrieben. In wenig professionalisierten Projekten der Integrierten Versorgung mit hohem ehrenamtlichen Engagement und wenigen standardisierten Prozessen ist die Integration eines weiteren, gewinnorientierten Partners möglicherweise nur schwer durchsetzbar. Viel eher ist in dieser Evolutionsphase ein Engagement mit dem Motiv der Informationsgewinnung und dem gegenseitigen Austausch bei der Organisation neuer Versorgungsformen denk- und durchsetzbar.

Die Gewichtung der drei Instrumentalziele innerhalb des pharmazeutischen Unternehmens hängt dabei auch stark davon ab, in welchen Abteilungen und mit welchen Kompetenzen die Verantwortlichen dieser IV-Projekte innerhalb des Unternehmens agieren. Zudem ist die Phase des Lebenszyklus für das entsprechende Produkt bzw. Produktportfolio eine wichtige Einflussgröße für die Investitionen, die das Pharmaunternehmen beim Engagement in neuen Versorgungsformen tätigen wird.

6.2.2 Integration in Abhängigkeit des Produktlebenszyklus

Im vorangegangenen Abschnitt wurden die Motive dargestellt, die ein Pharmaunternehmen veranlassen können, sich in der Integrierten Versorgung zu engagieren. Der Bedarf der

Akteure in der Integrierten Versorgung für eine erweiterte Leistungserbringung Dritter stellt die andere Dimension des Engagements der Pharmaindustrie dar. Um in Kapitel 7 konkrete Konzepte für ein Engagement der Pharmaindustrie vorzustellen kann eine Übersicht über den Produktlebenszyklus von Arzneimitteln grundsätzliche Ansatzpunkte für das Engagement der Pharmaindustrie sowohl produkt- als auch portfoliobezogen geben. Der Produktlebenszyklus bietet sich für die Betrachtung als Konzept an, da er verdeutlicht, dass neben den unternehmenspolitischen Zielen auch die Positionierung des Produktes zur maßgeblichen Zeit im Markt ausschlaggebend für eine Entscheidung bzgl. Umfang und Form einer Integrationslösung ist.

Ein langfristiger Beitrag zur rationalen Gesundheitsversorgung durch eine effektive Arzneimittelversorgung ist in verschiedenen Phasen des Lebenszyklus eines Arzneimittels möglich. Dabei kann man vom klassischen Lebenszyklus eines Produkts ausgehen[502] und diesen um pharmaspezifische Phasen und Punkte dieses Prozesses ergänzen, bei denen sich Möglichkeiten zur Effektivitäts- und Effizienzsteigerung der Arzneimitteltherapie bieten. Die vier Phasen des klassischen Produktlebenszyklus (PLZ) sind die *Einführungsphase*, die *Wachstumsphase*, die *Reifephase* und die *Rückgangphase*. In der Regel werden aufgrund von hohen Einführungskosten erst in der Wachstumsphase Gewinne erwirtschaftet.[503] Die Länge der einzelnen Phasen ist dabei sowohl von internen Faktoren (Marketing-Budget, Marketing-Mix) als auch von externen Faktoren (Eintritt Wettbewerber, Kundenakzeptanz, stattliche Regulierungen) abhängig. Für diese Betrachtung können die klassischen Phasen des PLZ um branchenspezifische Aspekte ergänzt werden, wie in Abbildung 17 dargestellt. Der Einführung ist dabei die Entwicklungsphase des Wirkstoffs vorgelagert; die Erstattung ist dabei eine der wichtigsten Hürden für eine beschleunigte Wachstumsphase und Etablierung des Produktes. Die Rückgangphase lässt sich fast auf den Tag genau mit Ablauf des Patentschutzes datieren und läutet den Umsatzrückgang ein.[504] In jeder dieser Pharma Phasen ist unter bestimmten Voraussetzungen eine Effektivitäts- bzw. Effizienzsteigerung durch Integration von pharmazeutischen Unternehmen in den Versorgungsprozess möglich.

---

[502] vgl. Kotler/Bliemel(1999), S. 566
[503] vgl. Kotler/Bliemel(1999), S.565
[504] vgl. Schöffski(2002), S. 235

Abbildung 17: Der Produktlebenszyklus in der Pharmaindustrie

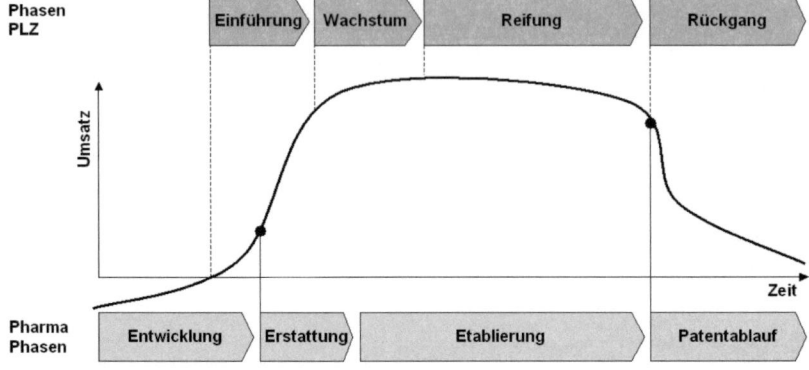

Quelle: eigene Darstellung nach Trilling(2003), S.45

Entwicklung

Die Innovationsanreize sind aufgrund der „Nullpreisillusion" seitens der Versicherten sowie der temporären Monopolstellung für Produktinnovationen zuungunsten von kostensparenden Prozessinnovationen verzerrt, so dass seitens der Pharmaindustrie über den knappheitsgerechten Umfang hinaus in Forschung und Entwicklung investiert wird und Anreize zur gezielten Entwicklung von kostensteigernden „Add-On"-Technologien gesetzt werden.[505] Bereits in der Entwicklungsphase findet ein Innovationswettbewerb statt, bei dem die schnelle und breite Marktpenetration durch (Vorab-) Informationen an ausgewählte Fachkreise und die Öffentlichkeit vorbereitet wird.[506] Durch eine Integration der Pharmaindustrie in den Versorgungsprozess muss daher gewährleistet werden, dass die Pharmaindustrie auch langfristig Innovationen entwickelt. Voraussetzung ist somit, dass die Integration in die Integrierte Versorgung bessere Anreize für „echtes" innovatives Verhalten bietet. Auf die Entwicklungstätigkeit der forschenden Arzneimittelhersteller kann nur langfristig und indirekt eingewirkt werden. Wird die Pharmaindustrie finanziell jedoch stärker bzgl. Zugang und Verwendung von Innovationen in den Versorgungsprozess integriert, so steigt die Vorteilhaftigkeit klinischer Projekte mit echtem Zusatznutzen gegenüber imitativen und kostensteigernden Projekten.

---

[505] vgl. HWWI(2006), S.82f
[506] vgl. Münnich(2000), S.123

Erstattung

In kollektiven Verträgen mit der pharmazeutischen Industrie ist der Widerstand der Krankenkassen gegenüber der Einführung von Innovationen systematisch geringer, da Kostensteigerungen aufgrund des medizinisch-technischen Fortschritts automatisch via Beitragssatzerhöhungen auch alle Mitbewerber betreffen.[507] Die Integration der Pharmaindustrie in die Integrierte Versorgung ist eine dominante Lösung, wenn dadurch insbesondere kosteneffektive Innovationen und kostensparende Prozessinnovationen schneller Eintritt ins Versorgungssystem finden. Vereinbarungen zwischen Arzneimittelherstellern, Kostenträgern und Leistungserbringern bzw. deren Vertretern zur kontrollierten Einführung von Produktinnovationen[508] können in der Integrierten Versorgung noch konsequenter als in der herkömmlichen Versorgung therapiebegleitend evaluiert werden. In diesem Zusammenhang sind außerdem Finanzierungsmodelle zwischen Krankenkasse und Pharmaunternehmen anwendbar, die das Erstattungsrisiko bei Einführung einer Innovation beschränken (z.B. Risk-Sharing, Drug-Capitation). Es ist dabei zu berücksichtigen, dass dieser selektive Zugang auch langfristige Auswirkungen auf die Innovationstätigkeit der pharmazeutischen Industrie haben kann, indem sich die Bewertungskriterien für in der Entwicklung befindliche Wirkstoffe verändern.[509] Stellt der kontrollierte Zugang von Innovationen jedoch eine zusätzliche Option neben bestehenden Regulierungen dar, so sind Vertragsmodelle möglich, welche die Teilnahmebedingungen beider Partner erfüllen können.

Etablierung

Nach Erlangung der Erstattung etablieren sich patentgeschützte Präparate –unterstützt durch die Marketingaktivitäten der pharmazeutischen Unternehmen- bei einer Vielzahl von Verordnern und Patienten, obwohl insbesondere bei Spezialpräparaten eine Fokussierung auf bestimmte Patientengruppen aus gesamtwirtschaftlicher Sicht möglicherweise effektiver wäre. Insbesondere die Verordnung hochpreisiger Spezialpräparate in den Fachgebieten Rheumatologie, Onkologie und Multiple Sklerose führt zu steigenden Ausgaben in der GKV.[510] Zudem versagt bei diesen Therapien das Kriterium der Wirtschaftlichkeit, solange diese innovativen Therapien alternativlos sind, da eine Ausgrenzung aus dem Leistungskata-

---

[507] vgl. Oberender(1985), S.32
[508] Beispielhaft: kontrollierte Einführung des Wirkstoffs Omalizumab als Praxisbesonderheit im Rahmen eines Modellprojekts der KV Saarland, AOK und der Novartis Pharma GmbH (vgl. Ärztezeitung(2006))
[509] Gesundheitsökonomische Parameter sowie die potenzielle Relevanz des Wirkstoffes für Effektivität und Wirtschaftlichkeit in verschiedenen Gesundheitssystemen können als Bewertungskriterien schon früher im Entwicklungsprozess zr Entscheidungsfindung herangezogen werden.
[510] vgl. Schwabe/Paffrath(2013), S. 12

log der GKV verfassungsrechtlich bedenklich ist.[511] Um die Effektivität dieser Therapien zu steigern, ist daher ein besonders zielgerichteter Einsatz notwendig, der beispielsweise in besonderen Verordnungsbeschränkungen und genauen Identifikation der Patienten resultiert, welche von der Innovation besonders profitieren.[512] Weitere Effektivitätssteigerungen sind möglich, wenn in dieser Patientengruppe Maßnahmen zur Steigerung der Therapietreue ergriffen werden.[513] Die Integration der Pharmaindustrie in die Integrierte Versorgung trägt dann zur rationalen Gesundheitsversorgung bei, wenn die Pharmaindustrie einen Beitrag zur kontrollierten und therapiegerechten Verwendung dieser Innovationen bieten kann und Fachwissen (z.B. aus laufenden klinischen Studien, unveröffentlichten Daten, internes Know-How) in den Versorgungsprozess einbringen kann.

Patentablauf

Wenn durch die Integration pharmazeutischer Unternehmen nach Patentablauf einzelner Substanzen eine schnellere Substitution der Originalpräparate erzielt werden kann, dann ist die Integration ein Beitrag zur rationalen Gesundheitsversorgung. Dies gilt ebenso, wenn die Integration zu sinkenden Preisen für Arzneimittel führt (z.B. durch Rabattverträge). In Fällen, in denen nur für einen Wirkstoff einer Wirkstoffklasse ein Generikaeintritt aufgrund des Patentablaufs bevorsteht[514], können Effizienzreserven durch eine schnelle Umstellung aller Patienten von patentgeschützten Wirkstoffen auf Generika erschlossen werden, wobei Neben- und Wechselwirkungen und eine verminderte Compliance seitens der Patienten zu erwarten sind. Es sind in dieser Situation individuelle Preisvereinbarungen vorstellbar, die budgetneutral eine kontrollierte Erhöhung des Anteils der Generikapräparate ermöglichen, ohne die Patienten einer willkürlichen Substitution auszusetzen und eine effektive und effiziente Versorgung sicherzustellen.

Es muss dabei beachtet werden, dass die verschiedenen Phasen nicht isoliert voneinander betrachtet werden können, sondern sich gegenseitig bedingen bzw. fließend ineinander überge-

---

[511] vgl. die Entscheidung des Bundesverfassungsgerichts vom 6. Dezember 2005 (AZ: 1 BvR 347/98), wonach ausgehend von der staatlichen Schutzpflicht aus Art. 2 II 1 GG i.V.m. Art. 2 I GG und dem Sozialstaatsprinzip eine verfassungskonforme Ausgestaltung des Leistungskatalogs der GKV zu gewährleisten ist. Liegen die drei Voraussetzungen eines hinreichenden Schweregrades, dem Fehlen zumutbarer Alternativen im GKV-Leistungskatalog und dem Bestehen einer hinreichenden Heilungschance vor, so müssen die entsprechenden Leistungen gewährt werden. Zur Umsetzung des Beschlusses im Einzelnen durch die Sozialgerichte vgl. Bohmeier/Penner(2008 i.E.)
[512] vgl. Ärztezeitung(2006)
[513] Näheres zu compliance-fördernden Dienstleistungen vgl. Kapitel 7.3.2.4
[514] Beispiel hierfür ist die Substanzklasse der Statine (Cholesterinsenker), bei denen nur der Wirkstoff Simvastatin patentfrei ist, alle anderen Wirkstoffe der Substanzklasse in Deutschland (Atorvastatin, Fluvastatin, Pravastatin) weiterhin unter Patentschutz stehen (Stand: Juli 2006)

hen. Langfristig wird sich die Entwicklungstätigkeit verändern, sofern Zugangsvoraussetzungen gemeinsam mit den Kostenträgern verbindlich auch über längere Zeiträume festgeschrieben werden können.[515] Auch eine schrittweise Ausdehnung des Anwenderkreises innovativer Therapien kann mit zunehmender Erfahrung bei der Verwendung einzelner Präparate erfolgen.

6.3 Gründe für die Integration Dritter

Die Bereitschaft der Pharmaindustrie, sich über bestimmte Angebote in neuen Versorgungsformen zu engagieren, um negativen Auswirkungen der zunehmenden Integration im Gesundheitswesen auf ihr traditionelles Geschäftsmodell entgegenzuwirken, wurde im vorangegangenen Kapital deutlich. Hinreichende Bedingung für die Beteiligung der Pharmaindustrie an Formen der Integrierten Versorgung ist jedoch, dass diese Angebote einen Beitrag zur rationalen Gesundheitsversorgung leisten und die potenziellen Vertragspartner entsprechende Anreize zur Kooperation mit Dritten und der Pharmaindustrie im Besonderen haben. Daher wird im Folgenden dargelegt, wie Dritte an der Produktion des Gutes Gesundheit in neuen Versorgungsformen mitwirken können und warum –hierauf aufbauend- Vertragspartner einen Anreiz zur Kooperation mit der Pharmaindustrie im Besonderen haben.

6.3.1 Produktion von Gesundheit in besonderen Versorgungsformen

Die grundsätzliche Veränderung des Versorgungsprozesses durch die Integrierte Versorgung wird besonders in Hinblick auf den Produktionsprozess und die Organisationsstruktur deutlich. Im weitesten Sinne kann Produktion dabei als Prozess der Kombination von Inputfaktoren definiert werden.[516] Obwohl Einwände gegenüber der Übertragung des Produktionskonzepts auf das Gesundheitswesen existieren,[517] kann der Gesundheitszustand grundsätzlich als Ergebnis eines Produktionsprozesses aufgefasst werden. Zudem stellt das Konzept der Produktionsfunktion eine wichtige Voraussetzung dar, um einen Referenzpunkt der optimalen Gesundheitsproduktion durch Vergleich der relativen Zahlungsbereitschaften von Konsum und Gesundheit zu ermitteln.

---

[515] Beispielhaft hierbei die Akzeptanz klinischer und gesundheitsökonomischer Parameter durch Institutionen des Gesundheitswesens (z.B. IQWiG) oder die Kostenträger. Sofern verbindliche Parameter als Zulassungsvoraussetzung oder für einen bestimmten Wirkstoff bzw. Substanzklasse im Rahmen der klinischen Prüfung festgeschrieben werden, so hat das Pharmaunternehmen möglicherweise einen Anreiz, nationale Studienprogramme durchzuführen, da die sichere Erstattung zusätzliche Investitionen erlaubt.
[516] vgl. Corsten(1990), S.88
[517] vgl. Breyer/Zweifel/Kifmann(2003[4]), S. 73

Dabei ist der Übergang von der herkömmlichen Versorgung zur Integrierten Versorgung als Prozess zu sehen, an dessen Ende eine optimale Allokationen aller verfügbaren Inputfaktoren zum Zeitpunkt t bzw. die bestmögliche Qualität der Versorgung steht. Der Zustand $IV_t{}^*$ stellt diesen Zustand dar. Als Zwischenschritt dieses Prozesses wird ein temporärer Zustand IV_{t-n} erreicht, der dadurch definiert ist, dass er im Vergleich zur herkömmlichen Versorgung (HV_0) eine verbesserte Inputfaktorkombination bzw. Qualität aufweist und gegenüber der herkömmlichen Versorgung präferiert wird. Es sei somit:

$$U(P,HV_0) < U(P,\ IV_{t-n}) < U(P,IV_t{}^*)$$

Mit

$$U_P < 0 \ \textit{(negativer Nutzen von hohem Preis)}$$
$$U_{HV} \ \textit{und} \ U_{IV} > 0 \ \textit{(je höher desto besser)}$$

Hierbei sei P der Preis, den die Gesellschaft für den jeweiligen Versorgungszustand bereit ist zu zahlen. Dieser Preis entspricht in der deutschen GKV den Beitragszahlungen und Bundeszuschüssen zur GKV und kann für alle drei Zustände konstant gehalten werden, da die Finanzierung der Zustände IV_{t-n} und $IV_t{}^*$ aus systeminternen Umschichtungen der Mittel erfolgt, und die Integrierte Versorgung selbst keine externen Zusatzleistungen benötigt.

Der Zustand $IV_t{}^*$ wird von der Gesellschaft bevorzugt, da in diesem Zustand die Zielparameter einer Gesundheitsversorgung besser erreicht werden können, indem bestimmte Ziele effektiver erbracht oder in Teilbereichen Effizienzgewinne erzielt werden und Mittel zur Zielerreichung in anderen Teilbereichen frei werden.

Einen Beitrag zur rationalen Gesundheitsversorgung sollte die Integrierte Versorgung sowohl auf Ebene der Effizienz als auch auf Ebene der Effektivität leisten. Es wird angestrebt, die Kombination der Inputfaktoren aufgrund der Aufhebung der sektoralen Trennung zu erleichtern. Der erleichterte Austausch substitutiver Inputfaktoren sowie die prozessual verbesserte Abstimmung des Einsatzes komplementärer Inputfaktoren ermöglichen dann eine Effizienzsteigerung der Angebotserstellung. Beispiele sind die systematische Reduzierung von Krankenhauskapazitäten zugunsten des ambulanten Sektors und eine verbesserte Dokumentation und Verfügbarkeit der Informationen aus dem stationären Sektor beim Übergang in andere Sektoren.

$$\frac{Input_{HV}}{Output_{HV}} > \frac{Input_{IV}}{Output_{IV}}$$

Des Weiteren wird die Effektivität der Outputebene erhöht, indem Maßnahmen, die keinen Beitrag zur Verbesserung der Outcomes leisten, nicht erbracht bzw. durch andere Outputs substituiert werden. So wird im Rahmen der Integrierten Versorgung versucht, unnötige Doppeluntersuchungen zu vermeiden.

$$\frac{Output_{HV}}{Outcome_{HV}} > \frac{Output_{IV}}{Outcome_{IV}}$$

Eine gestiegene Daten- und Informationstransparenz führt in der Integrierten Versorgung zudem zu einer verbesserten Messung und Evaluation der Ursachen-Wirkungs-Beziehungen von Outputs und Outcomes. Deren Ergebnisse sollen die Grundlage für weitere Effektivitätssteigerungen schaffen. Die Integration Dritter in den Versorgungsprozess ist dann ein Beitrag zur rationalen Gesundheitsversorgung, wenn Dritte eine effizientere Kombination der Inputfaktoren ermöglichen bzw. erleichtern oder die Grundlagen für eine Effektivitätssteigerung schaffen. Dabei müssen Dritte einen komparativen Vorteil gegenüber den Leistungserbringern im Rahmen der Integrierten Versorgung haben und die resultierenden Vorteile der Integration sollten den entstehenden zusätzlichen Aufwand einer Integration Dritter überwiegen.[518]

$$\frac{Input_{IV}}{Outcome_{IV}} > \frac{Input_{IV} + Input_{Dritte}}{Outcome_{IV+Dritte}}$$

6.3.2 Optimierung der Produktion durch Dritte

Im Vergleich zur herkömmlichen Regelversorgung sieht sich der einzelne Akteur in der Integrierten Versorgung neuen Möglichkeiten und Restriktionen bezüglich der Kombination von Inputfaktoren gegenüber. Abgestimmte Behandlungspfade und Arzneimittellisten beschränken beispielsweise den Entscheidungsraum des einzelnen Arztes; gleichzeitig

---

[518] Als zusätzlicher Aufwand der Integration Dritter sind monetäre und nichtmonetäre Größen zu subsummieren. Monetäre Größen sind beispielsweise die Vergütung der seitens der IV in Anspruch genommenen Leistungen sowie die Transaktions- und Vertragskosten. Nicht-monetär beziffern lassen sich zuätzliche Integrationskosten und mögliche negative Auswirkungen auf die Anreizstrukturen und Versorgungsprozesse der Integrierten Versorgung, z.B. Skepsis seitens der Leistungserbringer gegenüber Dritten, Vertrauensverlust, mögliche Zielkonflikte.

müssen neue Inputfaktoren (Case Management u.a.) und die Rolle von Versorgungspartnern in der Integrierten Versorgung stärker in die Entscheidung über die Inputfaktorkombination einbezogen werden. Diese neuen Informationen zum Produktionsprozess zur Verfügung zu stellen bzw. steuernde Funktionen in diesem Steuerungsprozess zu übernehmen, kann Aufgabe Dritter sein.

Ob die direkten Vertragspartner in der Integrierten Versorgung allein in der Lage sind, die oben genannten Effizienz- und Effektivitätssteigerungen im Rahmen der Integrierten Versorgung zu erzielen, ist fraglich. Um die Potenziale bezüglich dieser beiden Parameter voll auszuschöpfen, müssten die Vertragspartner in der Lage sein, das zusätzliche Instrumentarium der Integrierten Versorgung gegenüber der herkömmlichen Regelversorgung optimal einzusetzen und alle neuen Möglichkeiten, die geeignet sind, den Versorgungsprozess in der Integrierten Versorgun optimieren, zu identifizieren, prüfen und die entsprechenden Aktionen umzusetzen. Andernfalls ergeben sich Wirtschaftlichkeitsreserven, die durch die Integration Dritter erschlossen werden können. Voraussetzung hierbei ist, dass die Wirtschaftlichkeitsreserven nicht vollständig an Dritte fließen, sondern zumindest partiell im IV-Netz verbleiben und zugunsten der Vertragspartner ausgeschüttet werden können. Der Effekt einer Integration Dritter kann somit in den zwei Dimensionen *Zielniveau* und *Zeit zur Erreichung des Zielniveaus* gemessen werden.

1. **Zielniveau:** Die Integration Dritter verbessert das Verhältnis von realisiertem Integrationserfolg zum optimalen Erfolg bei gleicher Umsetzungsdauer *(n=m)*:

$$\frac{IV_{t-n}}{IV_t^{*}} < \frac{IV_{t-m}^{\,Dritte}}{IV_t^{*}}$$

2. **Zeit der Zielerreichung** : Die Integration Dritter verringert die Zeit, die zum Erreichen eines bestimmten Integrationsniveaus benötigt wird *(n<m)*:

$$\frac{IV_{t-n}}{IV_t^{*}} = \frac{IV_{t-m}^{\,Dritte}}{IV_t^{*}}$$

3. **Zielniveau und Zielerreichung:** Im Optimalfall können sowohl Umsetzungsdauer verringert als auch das Zielniveau erhöht werden *(n<m)*:

$$\frac{IV_{t-n}}{IV_t^*} < \frac{IV_{t-m}^{\text{Dritte}}}{IV_t^*}$$

Das Zielniveau wird dabei getrieben durch die Kapazitäten und Strukturen der Versorgungs-form. Die Umsetzungsdauer wiederum ist abhängig von der Qualität der Prozesse, mit denen Outputparameter erbracht werden.

Insbesondere die Integration von Prozessen und der Aufbau von handlungsfähigen Strukturen, die langfristig Erfolge liefern, stellen die Akteure in neuen Versorgungsformen vor besondere Herausforderungen. Es bietet sich daher ein Ansatz an, der das Organisations- und Prozess-management in Netzwerken des Gesundheitswesens untersucht, um Handlungsfelder Dritter zu identifizieren.[519] Als Analyseschema kann hierfür die Wertschöpfungskette von Porter verwendet werden, mit der die interne Unternehmensstruktur anhand der einzelnen Aktivitä-ten dargestellt werden kann.[520] Porter unterscheidet dabei *primäre* und *sekundäre* Aktivitäten. Primäre Aktivitäten sind dabei in vernetzten Formen der Gesundheitsversorgung alle Aktivi-täten, die einen direkten Kundennutzen erbringen. Als sekundäre Aktivitäten werden alle unterstützenden Aktivitäten bezeichnet, die eine Durchführung der primären Aktivitäten sicherstellen, ermöglichen und unterstützen.[521] Der Begriff der Wertschöpfung lässt sich dabei auch auf die gesamtwirtschaftliche Dimension des Gesundheitswesens übertragen:

„Ziel im Rahmen der Stärkung einer Unternehmung ist es, Teile dieser [primären] Prozesse auf ihre wertschöpfenden Anteile zu untersuchen und diese so zu stärken, dass die Prozesse entweder zu geringeren Kosten oder mit höherem Kundennutzen durchgeführt werden können."[522]

Geringere Produktionskosten im jeweiligen Gesundheitsnetz und ein höherer Kundennutzen können in die Dimensionen Effizienz und Effektivität übersetzt werden, so dass die Wert-schöpfungskette nach PORTER(1985) auch für das Konzept der Integrierten Versorgung Anwendung finden kann.

---

[519] vgl. Sohn/Schöffski (2002), S.365
[520] vgl. Porter(1985)
[521] vgl. Sohn/Schöffski (2002), S. 366
[522] Sohn/Schöffski (2002), S.366

Abbildung 18: Wertschöpfungskette nach Porter

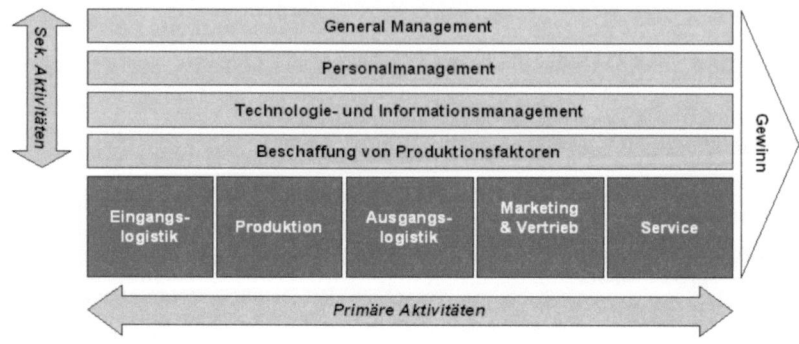

Quelle: in Anlehnung an Porter (1985), S.37

Es muss dabei beachtet werden, dass in diesem Zusammenhang von primären und sekundären Aktivitäten des Versorgungsnetzes die Rede ist, d.h. die Wertschöpfung der einzelnen Leistungserbringer bleibt bestehen und wird durch das Netzwerk erweitert bzw. verbessert. Als primäre Aktivitäten können daher in diesem Zusammenhang genannt werden:[523]

- Koordination der medizinischen Behandlung
- Verbesserung der Verfügbarkeit der einzelnen Vertragspartner
  für den Patienten
- Informationsmanagement für die Patienten
- Visitedienst, ausgeweitete intersektorale Betreuung

Sekundäre Aktivitäten umfassen vor allem:

- Bereitstellung und Management der Infrastruktur,
- Ausgestaltung und Weiterentwicklung der bestehenden Kooperationen und neuen Kooperationsformen und –partnern
- Betrieb eines Netzmarketings (intern und extern)
- Controlling und Überprüfung der Methoden und Verfahren, nach denen die primären Aktivitäten gestaltet werden (sowohl organisatorisch als auch medizinisch)

---

[523] vgl. Sohn/Schöffski (2002), S.368

Eine Integration Dritter ist somit sowohl bei primären als auch bei sekundären Aktivitäten möglich. Alle sekundären Tätigkeiten können grundsätzlich von Dritten erfüllt werden, da hier weder Leistungen im Rahmen der GKV noch ein direkter Patientenkontakt das Outsourcing von Aufgaben rechtlich restringieren.

Sekundäre Aktivitäten im Rahmen eines IV-Projekts können zusammenfassend als *unterstützende Funktionen für die Netzstruktur* bezeichnet werden. Hierzu zählen sowohl Übernahme von Aufgaben bzgl. der Organisationsstruktur und als auch Aufgaben bzgl. der Finanzierungsstruktur von neuen Versorgungsformen. Die primären Aktivitäten haben eine stärkere Nähe zum Behandlungsprozess und dem direkten Arzt-Patienten –Verhältnis in der Integrierten Versorgung. Ausgeschlossen ist hierbei die Übernahme von direkten Produktionsprozessen von Gesundheit durch Dritte. Es können jedoch *unterstützende versorger- und patientenorientierte Funktionen* zur effektiven Organisation der primären Aktivitäten angeboten werden. Dabei kommen grundsätzlich unterstützende Aktivitäten in allen Behandlungsschritten – Prävention, Diagnose, Therapie, Rehabilitation- in Frage.[524] In beiden Kategorien können dabei sowohl Produktanbieter als auch Dienstleister in den Versorgungsprozess integriert werden, wobei der Integrationsgrad bei Dienstleistern in der Regel höher liegt.[525]

Auch aus organisationstheoretischer Sicht wird deutlich, dass sich in der Integrierten Versorgung Ansatzpunkte einer Integration Dritter bieten. Je nach Mitgliederstruktur kann ein Gesundheitsnetzwerk *fokal* oder *polyzentrisch* organisiert sein, wobei in fokalen Netzen ein Mitglied aufgrund seiner Bedeutung und Fähigkeiten eine natürliche Koordinations- und Führungsrolle übernimmt. Polyzentrische Netze wiederum benötigen einen Algorithmus (Wahlen, Rotationsprinzip, etc) und gesonderte Strukturen, die diese Führungsrolle übernehmen.[526] Gleichzeitig existieren in Gesundheitsnetzwerken weiterhin die einzelnen Partner als eigenständige Unternehmen (z.B. Arztpraxen, Krankenhäuser) mit ihren eigenen internen Organisationsstrukturen. Hinzu tritt das Netzwerk als ein neuer Organisationstyp, der zum einen Kompetenzen von den einzelnen Unternehmen übernehmen und eine zentrale Organisationseinheit bilden muss.[527] Netzwerke im Gesundheitswesen stellen daher einen „Organisationstyp sui generis"[528] dar, der eine Vielzahl von Koordinationsmechanismen benötigt.

---

[524] vgl. Bletzer(1998), S.96
[525] Zu den Gründen vergleiche Kapitel 7.3
[526] vgl. Braun(2003), S.17
[527] vgl. Braun(2003), S.15
[528] vgl. Braun(2003), S.19

Die derzeitigen Leistungserbringer können nur wenig organisatorische Erfahrungen in den Aufbau eines Netzwerkes einbringen, da sich ihre Organisationsstruktur von der benötigten Organisationsstruktur im Praxisnetz grundsätzlich unterscheidet. Nach Mintzberg können alle existierenden Organisationsstrukturen auf fünf typische Konfigurationen reduziert werden, die sich bezüglich der Gewichtung ihrer Grundbausteine (strategische Spitze, mittlere Linie, operativer Kern, Technostruktur und Hilfsstäbe) unterscheiden.[529] Die Einzelpraxis im ambulanten Sektor kann demnach als *einfache Struktur* gekennzeichnet werden, in welcher der Arzt nahezu alle Entscheidungskompetenzen auf seine Person vereint. Er vereint zudem das notwendige Know-how und stellt seinen Mitarbeitern das relevante Wissen zur Verfügung. Es existieren direkte und informelle Kommunikations- und Informationswege; Planungs- und Kontrollmechanismen werden kaum oder unsystematisch eingesetzt.[530] Einfache Strukturen können besonders innovativ und flexibel auf einfach strukturierte Problemsituationen und überschaubare Umweltveränderungen reagieren.[531]

Stationäre Einrichtungen wiederum können als *Expertokratie* bezeichnet werden, da der operative Kern der Organisation, die einzelnen Abteilungen, mit Experten besetzt sind, die ein hohes Maß an Entscheidungskompetenz besitzen. Die einzelnen Abteilungen streben einen Erhalt der Unabhängigkeit an und greifen daher nur im Bedarfsfall auf andere Teilsysteme der Organisation zurück. Aus den Reihen dieser Experten setzt sich die Unternehmensleitung zusammen; eine Zentralisierung von Aufgabenbereichen und Verantwortlichkeiten ist nur schwer durchzusetzen.[532] Die Krankenkassen, die ebenfalls Vertragspartner sind, können organisatorisch am ehesten durch die Konfiguration der *industriellen Bürokratie* beschrieben werden. Diese ist gekennzeichnet durch einen hohen Grad an Formalisierung, Arbeitsstandardisierung und eine starke mittlere Linie. Es findet nur eine beschränkte Entscheidungsdelegation statt.

Es wird deutlich, dass die bisherigen Organisationsformen nur bedingt geeignet sind, die objektbezogene und sektorübergreifende Versorgung im Rahmen der Integrierten Versorgung abzubilden. Mühlbacher ordnet dem Konzept der Integrierten Versorgung die *Adhocratie* als Organisationsstruktur zu. Diese Aussage gilt insbesondere für Gesundheitsnetze in der Anfangsphase. Die Adhocratie zeichnet sich durch das Fehlen von Standardisierung und

---

[529] vgl. Mintzberg(1992) zit.n. Mühlbacher(2002), S.121
[530] vgl. Mühlbacher(2002), S.123
[531] vgl. Mintzberg(1989) zit. n. Mühlbacher(2002), S.123
[532] vgl. Mühlbacher(2002), S.123f

Bürokratie aus. Lösungskonzepte werden hierbei in multidiszipinären Teams erarbeitet, wobei eine hohe horizontale Aufgabenteilung stattfindet; die Kommunikation und Kooperation erfolgt primär informell und basiert auf gegenseitigem Vertrauen.[533] Die Integration Dritter kann nun zu dem Zwecke erfolgen, die Adhocratie als einrahmende Organisationsstruktur des Netzes zu etablieren und zu vereinfachen. So leisten Dritte kurzfristig einen Beitrag zur Ausschöpfung der Instrumente der Integrierten Versorgung. Darüber hinaus können Dritte den Übergang zu neuen Organisationsstrukturen erleichtern und ermöglichen, indem über ein professionelles Netzmanagement entsprechende Koordinationsmechanismen implementiert werden, um eine Standardisierung von Prozessen und Stabilität der Strukturen zu erreichen. Mit diesem Schritt leisten Dritte langfristig einen Beitrag zur Wirtschaftlichkeit in integrierten Versorgungsformen.

Neben der diskutierten Einbindung Dritter aus organisatorischen Motiven können Dritte auch als Dienstleister primäre Aktivitäten des Netzwerkes im Rahmen der Wertschöpfungskette übernehmen und zusätzliche Inputfaktoren in den Produktionsprozess einbringen. Grundsätzlich können Dritte Teilabschnitte des Versorgungsprozesses übernehmen und somit andere Leistungserbringer vollständig bzw. teilweise substituieren; Leistungen Dritter können zudem dem Versorgungsprozess vor- oder nachgeschaltet sein oder dem Versorgungsprozess begleitend zugeordnet sein. Eine Substitution der Aufgaben von Leistungserbringern gemäß SGB V durch Dritte kann jedoch ausgeschlossen werden.

Die Beteiligung Dritter an der Integrierten Versorgung kann auch in einer zeitlichen Dimension betrachtet werden. Einmalige Beteiligung bzw. temporäre Beteiligung ist ebenso möglich wie eine dauerhafte Einbindung in Strukturen und Beteiligung an Prozessen der Leistungserstellung im Rahmen der Integrierten Versorgung. Bezugnehmend auf die in Abb. 10 dargestellten zeitlichen Phasen der Integrierten Versorgung ist in der Planungs- und Umsetzungsphase eine temporäre Unterstützung der Leistungserbringer durch Dritte möglich; in der Betriebsphase kann zudem eine dauerhafte Beteiligung erfolgen.

Die Integration Dritter in die Integrierte Versorgung kann zudem mit Hinblick auf die bestehenden Angebotsstrukturen in der GKV begründet werden. Keiner der direkten Vertragspartner ist auf wettbewerblichen Märkten tätig; im Bereich der Leistungserbringer ist lediglich ein Qualitätswettbewerb möglich, dessen Ergebnis jedoch nicht in Preisdifferenzen

---

[533] vgl. Mühlbacher(2002), S.124

bei der Leistungserstellung resultieren kann. Der Wettbewerb auf dem Versicherungsmarkt kann zudem aufgrund eines einheitlichen Leistungskatalogs derzeit lediglich über den Beitragssatz erfolgen.[534] Folglich werden aufgrund der dominierenden Rolle des regulierten GKV-Gesundheitssystems für die Angebotsseite von den Leistungserbringern keine separaten Ressourcen zur privaten, wettbewerblichen Leistungserstellung vorgehalten und somit auch Privatleistungen unter ineffizienten staatlich reglementierten Strukturen erstellt.[535] Auch wenn in Ausnahmefällen separate Strukturen –z.b. bestimmte medizinischer Geräte oder Heilmethoden für Privatversicherte und Selbstzahler- vorgehalten werden, so wird die Inanspruchnahme dieser Leistungen in den allermeisten Fällen durch eine vorangegangene Inanspruchnahme der GKV-Strukturen initiiert (z.B. Besuch beim Hausarzt und Weiterbehandlung mit nichterstattungsfähigen alternativen Behandlungsmethoden).[536] Die Inanspruchnahme kann auch verhindert bzw. erschwert werden, wenn seitens der Akteure der GKV keine Anreize bestehen, den Patienten über die privat zu finanzierenden Möglichkeiten zu informieren (z.B. Ausstellung eines Privatrezepts). Dritte hingegen, die vertraglich außerhalb des Systems der Selbstverwaltung agieren, müssen ihre Strukturen auf eine effiziente Leistungserbringung auslegen; ihre Strukturen sind darauf ausgelegt, Effizienzreserven zu erschließen und das Leistungsangebot an den Kundenbedürfnissen zu orientieren. Dritte können somit auch marktwirtschaftliches Know-how in die Integrierte Versorgung einbringen und indirekt Druck zur effizienten Leistungserstellung auf die GKV-Leistungserbringer aufbauen. Konkret können Dritte Anreize zu Prozessinnovationen setzen oder Prozessinnovationen integrieren, sowie patientenrelevante Dienstleistungen erbringen, für die den derzeitigen Leistungserbringern das notwendige Marktwissen fehlt.

Die Integration Dritter in die Integrierte Versorgung kann somit grundsätzlich begründet werden. Dritte können zum einen organisatorische Aufgaben im Gesundheitsnetz übernehmen und hier Know-how beisteuern, das bei den derzeitigen Vertragspartnern noch unterentwickelt ist. Dritte können zudem Marktwissen in den Versorgungsprozess einbringen und neue Dienstleistungen in den Versorgungsprozess integrieren, die einen zusätzlichen Effizienz- bzw. Effektivitätsgewinn in der Integrierten Versorgung generieren und bei deren Produktion, Bereitstellung und Betrieb Dritte komparative Vorteile gegenüber den klassischen GKV-Akteuren haben. Möglichkeiten der Integration finden sich sowohl entlang der primären

---

[534] Mit Inkrafttreten des Gesundheitsfonds 2009 und der Einführung eines einheitlichen Beitragssatzes findet dieser Wettbewerb über die Erhebung von Zusatzbeiträgen bei den Versicherten statt.
[535] vgl. HWWI(2006), S.43
[536] vgl. HWWI(2006), S.44

Wertschöpfungskette eines Gesundheitsnetzwerkes als auch bei sekundären Aktivitäten. In welcher Form genau Dritte in die Integrierte Versorgung unter Berücksichtigung der Effizienz und Effektivität einbezogen werden können, ist mit Hinblick auf den jeweiligen Partner und die Struktur des Gesundheitsnetzwerks zu untersuchen.

6.3.3 Teilnahmebedingungen potenzieller Vertragspartner

Die vorgestellten Ansatzpunkte zur partnerschaftlichen Zusammenarbeit der Pharmaindustrie im Versorgungsprozess zeigen, wie eine stärkere Rolle der Pharmaindustrie in der Integrierten Versorgung aus Sicht des Gesundheitssystems Effizienz und Effektivität in der Integrierten Versorgung steigern kann. Entscheidend ist jedoch, dass die Teilnahmebedingungen für die potenziellen Kooperationspartner erfüllt werden, da diese nicht notwendigerweise deckungsgleich sind mit denen der Pharmaindustrie oder sonstigen Dritten. Gemeinsames Leitbild einer Kooperation sollte dabei die Optimierung der Patientenversorgung sein. Dieses Ziel darf den wirtschaftlichen Zielen der beteiligten Akteure nicht zuwider laufen.[537]

Aus Sicht der Leistungserbringer ist eine Integration der Pharmaindustrie vorteilhaft, wenn ein pharmazeutisches Unternehmen als Partner im Versorgungsnetzwerk Ressourcen zur Verfügung stellen oder Aufgaben übernehmen kann, die den Mitgliedern der Integrierten Versorgung ein höheres Einkommen aus ihrer Tätigkeit im Versorgungsnetz sichert. Das Einkommen ergibt sich dabei aus dem Gewinn des Versorgungsnetzwerkes, der sich aus dem Saldo von Einnahmen und Ausgaben ergibt und anhand eines entsprechenden Verteilungsschlüssels auf die einzelnen Mitglieder des Netzes und den Kostenträger verteilt wird.

Aus Sicht der Kostenträger sind Formen der Integrierten Versorgung langfristig ein Beitrag zur Produktpolitik, um sich stärker gegenüber der herkömmlichen Versorgung bzw. Unternehmen, die lediglich die herkömmliche Versorgung anbieten, abzusetzen.[538] Dominierendes Wettbewerbsinstrument der Krankenkassen ist jedoch der Beitragssatz, also die Preispolitik.[539] Auch nach Einführung eines einheitlichen Beitragssatzes zum 1. Januar 2009 ist aufgrund der Möglichkeit von Zusatzprämien von einer Preispolitik anhand dieses Zusatzbeitrages auszugehen. Mit Einführung der Möglichkeit von Wahltarifen kann die Krankenkasse

---

[537] vgl. Wagner(2001), S.29
[538] vgl. Resch (2004), S.90
[539] vgl. Resch (2004), S.101

zudem auch für besondere Versorgungsformen Prämien oder Zuzahlungsermäßigungen anbieten, so dass auch hier ein Preiswettbewerb stattfinden wird.[540]

Auch für die Integrierte Versorgung kann daher angenommen werden, dass eine Teilnahme der Pharmaindustrie an erwartete Kostensenkungen seitens der Krankenkasse im Vergleich zur herkömmlichen Versorgung gekoppelt ist.[541] Abbildung 25 illustriert dies: Ein Pharmaunternehmen kann über die erweiterte Leistungserbringung einen höheren Preis für dieses Leistungspaket erzielen als mit einem rabattierten Arzneimittel. Für die Entwicklung des Leistungspaketes müssen Investitionen getätigt werden. Dieses Leistungspaket wird von der Krankenkasse nur eingesetzt werden, wenn den Mehrkosten Einsparungen bei Krankheitsfolgekosten gegenüberstehen und die Gesamtkosten trotz gestiegener Zahlungen an das Pharmaunternehmen in der Integrierten Versorgun mit der Pharmaindustrie als Partner geringer ausfallen als in der herkömmlichen Versorgung mit Rabattvertrag.

Abbildung 19: Kostenstruktur bei erweiterter Leistungserbringung

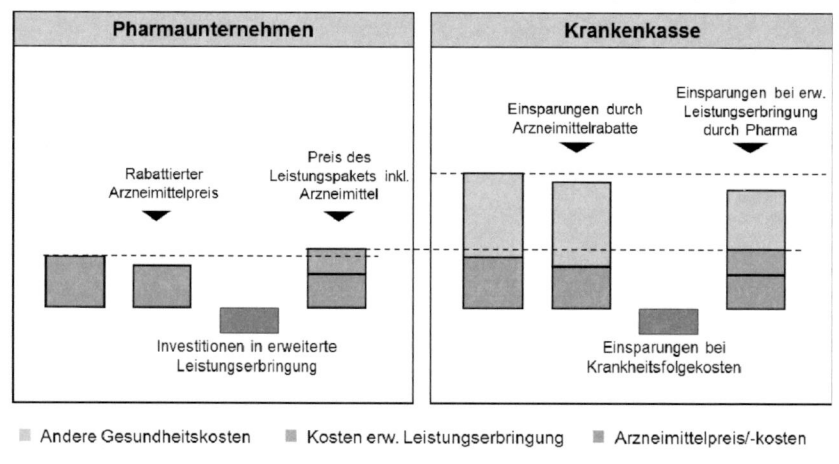

Quelle: eigene Darstellung

Die erzielten Einsparungen im Rahmen der Integrierten Versorgung können entweder an die Patienten in der besonderen Versorgungsform weitergegeben werden oder verwendet werden, um die Leistungen in der herkömmlichen Versorgung zu subventionieren oder das Ziel der Beitragssatzstabilität zu erreichen. Gewinne aus der Integrierten Versorgung können außer-

---

[540] vgl. §53 Abs. 3 SGB V
[541] vgl. Strang/Schulze(2004), S.35

dem reinvestiert werden, um so langfristig den Umfang neuer Versorgungsformen auszubauen. Für die Krankenkasse ergeben sich bei einer stärkeren Integration der Pharmaindustrie möglicherweise bessere Möglichkeiten, das konträre Geschäftsmodell der Pharmaindustrie stärker in die Anreizstruktur der Krankenkasse zu integrieren.[542] So wird die Krankenkasse eine Partnerrolle der Pharmaindustrie positiv bewerten, wenn die Pharmaindustrie Risiken bzgl. der Arzneimittelausgaben bzw. deren Steigerungsraten übernimmt und/oder zusätzliche Dienstleistungen der Pharmaindustrie die Effektivität und Effizienz der Arzneimitteltherapie erhöhen.

6.4 Zwischenfazit

Die Integration im deutschen Gesundheitswesen hat Auswirkungen auf das Geschäftsmodell der Pharmaindustrie, das auf neue Kundengruppen ausgerichtet werden und diesen komplexere Angebote machen muss, als das bis dato der Fall war. Mit zunehmendem Anteil der neuen Versorgungsformen ist zudem mit einem Preisverfall bei wenig differenzierten Arzneimitteln zu rechnen, so dass sich für alle Pharmaunternehmen in kompetiviten Märkten ein Handlungsbedarf für ein verstärktes Engagement in neuen Versorgungsformen ergibt. Dabei können für das einzelne Pharmaunternehmen Informations-, Reputations oder kurzfristige Umsatzmotive im Vordergrund stehen, um langfristig eine Gewinnmaximierung zu erzielen. Abhängig von der Strategie des Unternehmens und der konkreten Versorgungsform können diese entsprechenden Ziele mehr oder weniger gut erfüllt werden.

Eine Integration der Pharmaindustrie bietet sich an, wenn die Wirtschaftlichkeitsreserven in der Produktionsform der Integrierten Versorgung von den beteiligten Akteuren nicht alleine vollständig ausgeschöpft werden können. Es verbleibt dann Raum für primäre und sekundäre Aktivitäten entlang der Wertschöpfungskette, deren Erfüllung durch Dritte einen Beitrag zur Effizienz und Effektivität leistet. Können Dritte über diese Aktivitäten zudem das Einkommen der einzelnen Leistungserbringer erhöhen und die Kostenträger weiter entlasten, so sollte eine Integration Dritter in die Versorgungsstrukturen und -prozesse stattfinden.

---

[542] zu den Geschäftsmodellen Pharma vergleiche Kapitel 5

7 Mögliche Rollen und Aufgaben der Pharmaindustrie

Die aufgeführten Möglichkeiten und Motive einer Integration der Pharmaindustrie in den Versorgungsprozess können konkretisiert werden, indem aufgezeigt wird, welche Rollen die Pharmaindustrie in Formen der Integrierten Versorgung zukünftig übernehmen und welche Aktivitäten die Pharmaindustrie innerhalb dieser verschiedenen Rollenbilder anbieten kann.

In Kapitel 7.1 werden diese Rollen anhand der Ergebnisse der vorangegangenen Kapitel 3, 4 und 6 sowie den postulierten Zielen der Integrierten Versorgung hergeleitet. Die einzelnen Rollen der Pharmaindustrie werden in den Kapiteln 7.2, 7.3 und 7.4 anhand allgemeiner Konzepte und konkreten Fallbeispielen dargestellt, sowie Voraussetzungen für eine erfolgreiche Umsetzung durch die Pharmaindustrie diskutiert. In Kapitel 7.5 wird die Abgrenzung gegenüber sonstigen Dritten thematisiert.

7.1 Abgrenzung möglicher Rollen

Wie angeführt, bedeutet eine veränderte Rolle der Pharmaindustrie im Rahmen der Integrierten Versorgung eine erweiterte Verantwortung im und für den Versorgungsprozess. Die nachfolgenden Rollen orientieren sich daher an dieser erweiterten Verantwortung der Pharmaindustrie im Versorgungsprozess und orientieren sich in ihrer Abgrenzung an den großen Hebeln in der Integrierten Versorgung zur Steigerung von Qualität und Wirtschaftlichkeit.

Der Aufbau tragfähiger Strukturen in neuen Versorgungssystemen wurde in Kapitel 3 als wichtige Voraussetzung für einen langfristigen Erfolg alternativer Versorgungsformen identifiziert. Nur durch die dauerhafte Etablierung funktionierender Strukturen lassen sich Rationalisierungspotenziale durch neue Versorgungsformen heben. Hierzu sind zudem Investitionen und Organisationspartner notwendig. Die Pharmaindustrie kann diesen Aspekt als Strukturpartner gezielt unterstützen, indem sie unternehmerisch (Financier und Initiator) oder beratend (Managementpartner) tätig wird.

In Kapitel 6 wurden primäre und sekundäre Prozesse dargestellt, welche zur Optimierung in der Integrierten Versorgung beitragen und eine Integration Dritter ermöglichen. Diese Prozesse können im Rahmen einer erweiterten Rolle der Leistungserbringer erbracht oder an Dritte übertragen werden, damit sich die Leistungserbringer auf ihre Kernkompetenzen und -

aktivitäten konzentrieren können. Hier kann die Pharmaindustrie in der Prozessoptimierung als versorgungsnaher Dienstleister und bei der Optimierung der Arzneimitteltherapie tätig werden. Als Partner in der Versorgungsforschung kann sie zudem bei der Evaluation bzw. prospektiven Gestaltung von Versorgungsprozessen insbesondere bei der Etablierung neuer medikamentöser Therapieoptionen beitragen.

Das insbesondere in Kapitel 4 thematisierte Ziel einer effektiven und effizienten Arzneimittel-therapie bietet ebenfalls Potenzial für eine erweiterte Rolle der Pharmaindustrie. Sie kann über entsprechende Verträge (Risk-Sharing, Performance Garantien, Drug-Capitation) Verantwortung für den wirtschaftlichen Einsatz und die Qualität der Outcomes für den Inputfaktor Arzneimittel übernehmen.

Abbildung 20: Mögliche Rollenstruktur für das Pharmaunternehmen

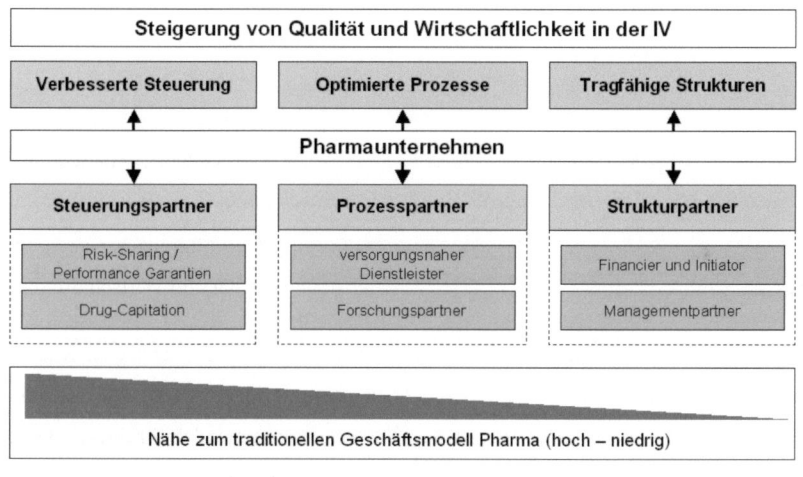

Quelle: eigene Darstellung

Die verschiedenen Rollen haben eine unterschiedliche Nähe zum traditionellen Geschäftsmo-dell, wobei die Rolle als Steuerungspartner dem traditionellen Bild des Inputlieferanten noch am nächsten kommt, weshalb diese Partnerrolle zuerst betrachtet wird. Die Rolle als Prozess-partner hat in vielen Aspekten Schnittmengen zum traditionellen Geschäftsmodell und bedeutet für viele Unternehmen zunächst lediglich eine Weiterentwicklung bestehender

Tätigkeitsfelder, erfordert aber andererseits auch eine Etablierung dieser Bereiche zu eigenständigen Geschäftsfeldern. Als Financier und Initiator von Strukturen in neuen Versorgungsformen betreten pharmazeutische Unternehmen hingegen Neuland.

7.2 Steuerungspartner in der Arzneimitteltherapie

Der Einsatz von Managed Care Instrumenten beschränkt sich –wie bereits dargestellt- nicht nur auf die Leistungsebene, sondern umfasst auch Instrumente zur Steuerung der Leistungsvergütung, welche seitens der Kostenträger implementiert werden können, um Leistungserbringer und Patienten zum rationalen Einsatz der Versorgungsressourcen zu motivieren. Über entsprechende Verträge können Pharmaunternehmen ebenfalls prospektive Vergütungsmodelle in Form einer *Drug-Capitation* oder Rückvergütungsmodelle in Form eines *Risk-Sharing Agreements* übernehmen.

7.2.1 Steuerung durch alternative Vergütungssysteme

Die Weiterentwicklung der Versorgungsstrukturen hin zu einer prozessorientierten, ergebnisorientierten Leistungserbringung gemäß dem Leitbild von Managed Care macht auch die Entwicklung neuer Instrumente der Leistungsvergütung notwendig.[543] Ein optimales Vergütungssystem ist dadurch gekennzeichnet, dass Leistungserbringer und Inputlieferanten qualitativ hochwertige Leistungen effektiv und effizient erbringen und sicherstellen, dass diese Ressourcen rational im Gesundheitswesen alloziert werden.[544] In Formen der integrierten Versorgung werden daher insbesondere durch prospektive Vergütungssysteme Anreize geschaffen, potenzielle Interessenkonflikte und Informationsasymmetrien zwischen den Beteiligten abzubauen. Die Integration der Pharmaindustrie kann daher auch über Vergütungssysteme erfolgen, deren Ausgestaltung für das einzelne Unternehmen den Zielkonflikt der individuellen Gewinnmaximierung und der Ziele Qualität und Wirtschaftlichkeit in der Gesundheitsversorgung abmildert bzw. aufhebt.

Die Dimension der Qualität kann in die Zielfunktion des Pharmaunternehmens integriert werden, wenn sich die Vergütung des Inputfaktors Arzneimittel am entsprechenden Outcome orientiert. Die Möglichkeiten einer Messung des direkten Zusammenhangs zwischen Arznei-

---

[543] vgl. Kapitel 3.1.2
[544] vgl. Güssow(2007), S. 211

mitteleinsatz und Outcomes im Gesundheitssystem sind aufgrund der vielfältigen Einflussfaktoren und Imponderabilien im Genesungsprozess jedoch äußerst begrenzt und machen daher ein kollektivvertragliches, erfolgsorientiertes Vergütungssystem für Arzneimittel unmöglich.[545] Indikationsspezifisch und auf einzelvertraglicher Basis sind jedoch Vertragsmodelle denkbar, die beispielsweise Wirksamkeitsgarantieren für Inputfaktoren und Prozesse beinhalten und entsprechende Abweichungen von der Vergütung in der herkömmlichen Versorgung abbilden.

Die Dimension der Wirtschaftlichkeit der Arzneimittelversorgung kann Teil der Zielfunktion des Pharmaunternehmens sein, wenn Steigerungen der Arzneimittelnachfrage nicht mehr im vollen Umfang den Umsatz des Pharmaunternehmens erhöhen, sondern das Pharmaunternehmen nur den Anreiz besitzt, den Umsatz bis zur bedarfsgerechten Menge auszuweiten. Kann diese prospektiv bestimmt werden, ergibt sich eine entsprechende Vergütung. Je nach Ausgestaltung des Vertrages übernimmt das Pharmaunternehmen in diesem Vergütungsmodell auch Kostenrisiken aufgrund sich verändernder Morbiditätsstrukturen und technischem Fortschritt (z.B. neue Diagnosemethoden).

Die Steuerung der Arzneimitteltherapie kann somit bezüglich einer Garantie auf die Parameter Wirksamkeit und Preis erfolgen. Anwendungsbereiche können das einzelne Arzneimittel oder der gesamte Therapieverlauf sein, bei dem das entsprechende Arzneimittel bzw. das Arzneimittelportfolio des Herstellers zum Einsatz kommt, so wie in Tabelle 7 dargestellt. Der Anwendungsbereich der Therapie trägt dabei der Funktion der Arzneimitteltherapie als substitutivem bzw. komplementären Inputfaktor im Behandlungsprozess Rechnung.

Das Pharmaunternehmen kann dabei im einfachsten Fall die Wirksamkeit des Arzneimittels garantieren *(Fall A)*. Im Fall einer Garantie auf die Wirksamkeit der Therapie *(Fall C)* übernimmt das Pharmaunternehmen ggf. die Kosten zusätzlicher alternativer Therapien, um die vereinbarte Wirksamkeit des Arzneimittels zu erreichen, limitiert das Kostenrisiko jedoch.[546] Wird der Preis für das Medikament garantiert, so handelt es sich um eine Drug-Capitation *(Fall B)*. Wird die Garantie auf den Preis einer Therapie gewährt, so entfällt diese Limitierung und man kann von einer Fallpauschale sprechen *(Fall D)*.[547] Für diesen komple-

---

[545] vgl. Güssow(2007), S. 212
[546] vgl. Carey(1999)
[547] Wie umfassend diese Pauschale sein kann, ist abhängig von der Integrationstiefe und –breite sowie der ökonomischen Verantwortung der Versorgungsform. Am wahrscheinlichsten ist ein „kombiniertes partielles"

xen Fall ist die Rolle des Pharmaunternehmen nicht mehr nur auf die Arzneimittelsteuerung beschränkt, sondern entspricht eher der eines Disease bzw. Case Managers, weswegen dieser Fall in Kapitel 7.3 dargestellt wird.

Tabelle 7: Alternative Arzneimittelsteuerung

GARANTIE AUF...

		WIRKSAMKEIT	PREIS
ANWENDUNG AUF...	ARZNEI-MITTEL	**Fall A** Risk-Sharing (Effectiveness)	**Fall B** Drug Capitation
	THERAPIE	**Fall C** Risk-Sharing (Utilization)	**Fall D** Fall- pauschale

Quelle: eigene Darstellung

7.2.2 Risk-Sharing-Verträge

Im Rahmen eines Risk-Sharing-Vertrages übernehmen pharmazeutische Unternehmen bestimmte Risiken, die beim Einsatz eines Arzneimittels eintreten können. Grundsätzlich können pharmazeutische Unternehmen risk-sharing für zwei Arten von Risiken anbieten: *Effectiveness* und *Utilization*.

Produktbezogene Performance Garantien

Im Fall der *Effectiveness* übernimmt das pharmazeutische Unternehmen eine Wirksamkeits-Garantie, d.h. es wird seitens des Pharmaunternehmens zugesichert, dass bestimmte, vordefinierte klinische Parameter mit einer bestimmten Medikation in einem bestimmten, vordefinierten Zeitraum erreicht werden.

Die Wirksamkeit kann dabei für diskrete sowie stetige Werte gemessen werden. Im Fall diskreter Werte ist die Wirksamkeit mit dem Eintritt eines Ereignisses im vordefinierten Zeitraum erwiesen (z.B. Eradikation von H.Pylori innerhalb von 14 Tagen). Auch über den

---

Kopfbudget (vgl. Popp(1997), S.46), welches die partielle ökonomische Verantwortung und indikationsbezogene Integration der derzeit existierenden Integrationsformen in der GKV abbildet

Nichteintritt bestimmter klinischer Ereignisse kann die Wirksamkeit eines Arzneimittels festgelegt werden (z.B. Vermeidung von Frakturen durch ein Osteoporosemedikament im Jahresvergleich). Für stetige Werte ist die Wirksamkeit bei Erreichen bestimmter Schwellenwerte für vordefinierte klinische Parameter im vordefinierten Zeitraum erbracht. Besonders gut sind daher Therapien geeignet, deren klinische Parameter klar definiert und messbar sind (z.B. Blutdruckwerte).[548] Für alle stetigen Parameter lassen sich zudem Teilerfolge definieren, bei denen das Pharmaunternehmen nur anteilig haftet (z.B. Verringerung des HbA1c durch das orale Antidiabetikum signifikant deutlicher als die Therapiealternative, aber nicht so stark wie gemäß Vereinbarung).

Die Wirksamkeit kann dabei für jeden einzelnen Patienten definiert oder für ein Patientenkollektiv bestimmt werden. Für diskrete Parameter ist für ein Patientenkollektiv somit auch eine Vereinbarung bezüglich stetiger Teilerfolge möglich (z.B. Eintritt des Ereignisses bei 50% der Patienten). Für die Wirksamkeit im Fall eines stetigen Parameters kann ebenso der Teilerfolg gemäß dem Anteil am Patientenkollektiv berechnet werden; es ist jedoch auch die Berechnung gemäß dem durchschnittlich erreichten Schwellenwert möglich.

Sollte die Wirksamkeit beim einzelnen Patienten bzw. Anteilen des Patientenkollektives nicht erreicht werden, so wird der Arzneimittelpreis im Rahmen einer „Geld-zurück"-Garantie erstattet. Das pharmazeutische Unternehmen versichert dem Kostenträger somit, dass der Preis seines Produktes die versprochenen Wirkungen widerspiegelt. Als Referenzpunkt hierfür dienen die Ergebnisse der klinischen Studien. Risk-Sharing-Vereinbarungen bezüglich der Effectiveness sind in den USA weitaus üblicher als solche der Utilization, da die Effectiveness eines Arzneimittels dem Unternehmen aus klinischen Studien bekannt ist und gerade aufgrund dieser bewiesenen Wirksamkeit als Produkt auf den Markt gebracht wird.

Ein erstes Beispiel in der GKV für eine solche „Geld-zurück"-Garantie ist der Vertrag des Pharmaunternehmens Novartis für das Osteoporosepräparat Aclasta[549] mit der DAK und BARMER Ersatzkasse. Novartis sichert den Krankenkassen vertraglich zu, die Arzneimittelkosten für mit Aclasta behandelte Patienten in voller Höhe zurückzuerstatten, falls bei diesen innerhalb von 12 Monaten Knochenbrüche auftreten. Ein ebensolcher Garantie-Vertrag mit

---

[548] vgl. Carey(1999), S.2
[549] Wirkstoff: Zoledronsäure; Anwendungsgebiete: Behandlung der postmenopausalen Osteoporose , Behandlung von Morbus Paget des Knochens (Quelle: Fachinformation Aclasta, Stand August 2007)

der DAK gilt für die Novartis Präparate Myfortic, Certican und Sandimmun Optoral, falls Nierentransplantierte das Organ trotz Einnahme dieser Immunsuppressiva abstoßen.[550]

In beiden Fällen soll der Einsatz der Präparate Folgekosten in den entsprechenden Indikationen verringern. Der verordnende Arzt profitiert bei beiden Krankenkassen im Fall von Aclasta die Berücksichtigung der Verordnung in der Wirtschaftlichkeitsprüfung, d.h. die Verordnung von Aclasta wird als wirtschaftlich eingestuft und führt somit beim einzelnen Arzt nicht zu einem Regress. Die BARMER beschränkt diese Regelung jedoch auf qualifizierte Fachärzte.[551] Diese Einschränkung macht deutlich, dass die Wirksamkeit eines Arzneimittels und Spezialpräparaten im Besonderen auch von der fachkundigen Anwendung abhängt.

Neben Kostenträgern sind auch Risk-Sharing-Vereinbarungen mit einzelnen Krankenhäusern möglich. So wurde zwischen dem Pharmaunternehmen MSD und den Dr. Schmidt-Kliniken in Wiesbaden eine vertragliche Vereinbarung bzgl. des Einsatzes des Antibiotikums Zienam[552] getroffen. Im Falle eines Therapieversagens des Antibiotikums Zienam erfolgt eine kostenfreie Nachlieferung durch MSD.[553]

Die Berechnung einer Performance-Garantie für einzelne Produkte ist relativ einfach und bei klarer Definition des Patientenprofils, Zeitraum und der klinischen Outcomes lässt sich seitens des Pharmaunternehmens schnell eine Abwägung zwischen der Regelvergütung und einer Performance-Garantie finden. Die Mengenausweitung muss dabei die Preisnachlässe kompensieren. Das Pharmaunternehmen muss zur Kalkulation der Preisnachlässe in der Lage sein, die Nutzenkomponenten des Produkts aus dem Blickwinkel des jeweiligen Vertragspartners zu identifizieren und zu quantifizieren.

Therapiebezogene Performance-Garantien
Im Fall der *Utilization* Risk-Sharing (*Utilization* im Sinne von *Auslastung/Ausnutzung*) übernimmt das pharmazeutische Unternehmen das Kostenrisiko der medikamentösen Therapie oder auch sonstiger Therapiealternativen in einem bestimmten Indikationsgebiet für den Kostenträger. Das Unternehmen garantiert somit die Bereitstellung einer bestimmten Thera-

---

[550] vgl. FTD(2007a)
[551] Ärztezeitung(2007c)
[552] Wirkstoffkombination : Impenem/Cilastatin; Anwendungsgebiete: Infektionen des Bauchraums, Niere, ableitenden Harnwege, Haut und Weichteilgewebe sowie Mischinfektionen (Fachinformation Zienam, Stand November 2007)
[553] vgl. Kämmerer(1999), S.317

pie, wobei diese Garantie nicht nur von der Effectiveness des eigenen Produktes, sondern auch von Größen abhängt (z.B. Qualität der Leistungserbringer, Therapiealternativen anderer Hersteller), die das Pharmaunternehmen nicht direkt beeinflussen kann. Im Rahmen der Risk-Sharing-Vereinbarung können jedoch Behandlungspfade etc. festgelegt werden, so dass das Pharmaunternehmen indirekt Einfluss auf die Therapiekosten nehmen kann.

Die finanzielle Höhe des übernommenen Risikos kann kosten- oder ergebnisorientiert sein. Im ersten Fall orientiert sich die Zahlung im Garantiefall am Preis des Arzneimittels; der Hersteller bietet somit eine Geld-zurück-Garantie an. Für den Fall einer ergebnisorientierten Garantie werden die therapeutischen Maßnahmen bezahlt, die im Rahmen einer leitliniengerechten Therapie anfallen.

Die therapiebezogene Performance-Garantie ist besonders geeignet, wenn ein pharmazeutisches Unternehmen von der therapeutischen Wirksamkeit seines Produktes bei sachgemäßer Verwendung überzeugt ist und sich mit den Kostenträgern auf ein zu erreichendes Behandlungsziel für eine bestimmte Patientenpopulation einigen kann. Wird dieses Behandlungsziel nicht erreicht, so werden die Arzneimittelkosten zurückerstattet.[554] Diese Variante kann grundsätzlich von jedem Unternehmen angeboten werden, das über ausreichende klinische und gesundheitsökonomische Ergebnisse des betroffenen Präparates verfügt. Es ist zu vermuten, dass sich diese Variante besonders für neue Spezialpräparate anbietet, deren Etablierung im Markt verbessert werden soll. Für Kostenträger ist eine solche Vereinbarung möglicherweise attraktiv, da so eine Verordnung innovativer Spezialpräparate für die Ärzte möglich ist und die Leistungsanbieter sowie Pharmaindustrie mit gemeinsamen Maßnahmen auf eine gezielte Verordnung hinwirken.[555]

In Großbritannien führte beispielsweise die negative Bewertung der Substanzklasse der Beta Interferone und Glatiramer Acetat zur Behandlung der Multiplen-Sklerose[556] durch das NICE (National Institute for Clinical Excellence) zu einer verstärkten Diskussion bzgl. Risk-Sharing. Seitens des NICE wurde insbesondere das Kosten-Nutzenverhältnis der Interferone bemängelt:

---

[554] vgl. Chapman et al (2003), S.707
[555] vgl. Sohn(2006), S. 166
[556] vgl. NICE(2001), S. 1

„On the balance of costs and benefits, the beta interferons and glatiramer acetate are not cost effective."[557]

Gleichzeitig macht das NICE im weitern Verlauf des Appraisals deutlich, dass Lösungsansätze für dieses Problem in einer Preissenkung liegen können.

"[...] the cost effectiveness of these medicines can only be improved if there is a significant reduction in the total cost of their acquisition by the NHS in England and Wales. The uncertainty surrounding the definition of which patients benefit and to what extent, [...] [is one factor] which could be considered relevant in any discussions between the Department of Health and the National Assembly for Wales and manufacturers on ways in which these medicines could be acquired cost effectively."[558]

Seitens des NHS in England und Wales wurde daraufhin Risk-Sharing-Ansätze evaluiert und mit den Herstellern von Betainterferonen diskutiert, um weiterhin eine Erstattung der o.g. Substanzen für Patienten mit relapsing-remitting Multipler Sklerose zu erreichen.[559] Vom NHS und den betroffenen Herstellern wurde daraufhin ein „payment for Result"[560] initiiert. Im Rahmen dieses Programms wurden 10.000 geeignete MS-Patienten in einem 18monatigen Assessment ausgewählt und einer leitliniengerechten MS-Behandlung unterzogen und über den gesamten Krankheitsverlauf überwacht. Hierzu stellten die Hersteller zudem speziell ausgebildetes Fachpersonal (specialist nurses) zur Verfügung. Die Zahlungen des NHS wurden im Rahmen dieses Programms von £7.000 - £12.000£ auf £6.000 - £9.000 jährliche Therapiekosten beschränkt. Weitere Preissenkungen wurden vereinbart, falls bestimmte klinische Verbesserungen hinter den vereinbarten Zielen zurückbleiben.[561]

Neben Spezialpräparaten mit kleinen Patientengruppen sind Verträge mit Performance-Garantien auch in Massenmärkten mit chronischen Krankheitszuständen möglich, in denen Therapiealternativen vorhanden sind. Im Rahmen eines Pilotprojektes der Keele Universität, dem Pharmaunternehmen Parke-Davis/Pfizer und regionalen Gesundheitsbehörden wurde für eine definierte Patientengruppe ein Zielwert für den Cholesterinspiegel unter Therapie mit

---

[557] NICE(2001), Abs. 4.23
[558] NICE(2001), Abs. 7.1
[559] vgl. Mayor(2001)
[560] Little (2002)
[561] vgl. Little (2002)

dem Lipidsenker Atorvastatin vereinbart.[562] Entscheidende Ziele dieses Projektes waren für das Pharmaunternehmen jedoch nicht-kommerzieller Art[563]; eine gezielte Veränderung des Verschreibungsverhaltens war kein direkter Bestandteil der vertraglichen Vereinbarungen.[564]

Eine Risk-Sharing-Vereinbarung für Utilization basiert auf vier aufeinanderfolgenden Schritten:[565] Dabei wird in einem ersten Schritt festgelegt, welche Produkte und sonstigen Leistungen durch das Risk-Sharing abgedeckt werden sollen (*Scope*). Dies können neben den Arzneimittelkosten auch Kosten für Heil- und Hilfsmittel, Krankenhauskosten und Honorare für sonstige ärztliche Leistungen sein. In einem zweiten Schritt werden die durchschnittlichen monatlichen Zielkosten pro Patient bzw. Mitglied ermittelt (*costs*). Wird hierbei die Kalkulation auf Grundlage der Patientenzahl getroffen, so hat das Pharmaunternehmen vor allem ein Interesse an einer Optimierung des Therapieprozesses; im Falle einer Vereinbarung auf Mitgliederbasis erweitert sich das Spektrum um Präventionsangebote, die das pharmazeutische Unternehmen anbieten kann, um Behandlungsfälle zu vermeiden. In einem nächsten Schritt werden nun der Risikokorridor und die Verteilung von Kostenüberschreitungen und -unterschreitungen verhandelt (Risk-Sharing). Das Pharmaunternehmen kann hierbei maximale Zielkosten vereinbaren, bis zu deren Höhe es anteilig haftet.

Für die Ausarbeitung einer Risk Sharing-Vereinbarung für eine Therapie sind detaillierte Kenntnisse über mehrere Präparate bzw. Therapiealternativen eines gesamten Indikationsgebietes notwendig. Für die Erarbeitung eines Risikokorridors und Risikoverteilung ist zudem ein mit Krankheitskosten unterlegter Behandlungspfad notwendig. Die Durchführung einer solchen Variante kann zudem ein regelmäßiges, aktives Eingreifen des Pharmaunternehmens in den Versorgungsprozess erfordern, wie im Beispiel NHS durch speziell geschultes Pflegepersonal. Es bestehen somit Schnittmengen zum Disease-Management mit Kostenverantwortung.

Grundsätzlich kommt eine solche Performance-Garantie nur für Unternehmen in Betracht, die über ein breites Angebot an Therapiealternativen in der jeweiligen Indikation verfügen. Nur wenige Pharmaunternehmen werden daher in der Lage sein, eine solche Risk-Sharing-Vereinbarung zu formulieren. Alternativ können mehrere Pharmaunternehmen gemeinsam

---

[562] vgl. Chapman et al (2003)
[563] vgl. Chapman et al (2003), Table 1
[564] vgl. Chapman et al (2003), S. 708
[565] vgl. Carey(1999), S.3

Vertragspartner einer Krankenkasse werden, wenn nur gemeinsam das Therapiespektrum in einer bestimmten Indikation abgedeckt werden kann.

Abbildung 21: Gewinnkalkül in einem Risk-Sharing-Modell

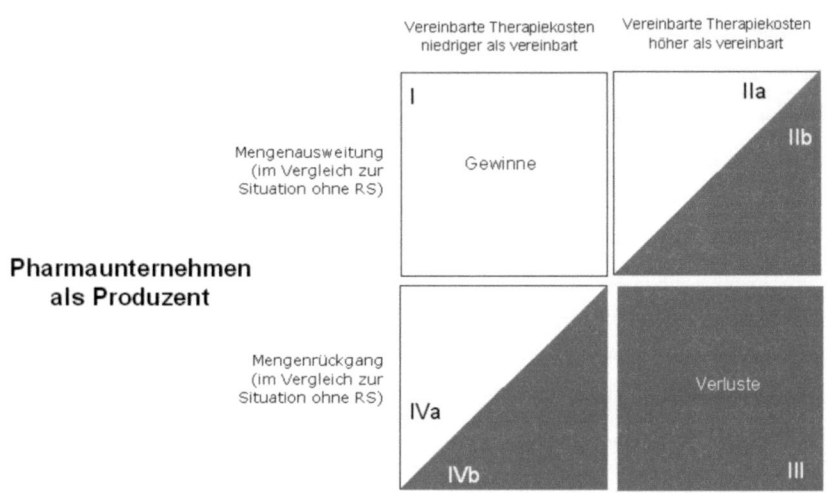

Quelle: In Anlehnung an Carey(1999), S.3

Abbildung 27 macht das Gewinnkalkül eines Pharmaunternehmens in einem Risk-Sharing-Modell im Vergleich zur Erstattung der Arzneimittelausgaben in der Regelversorgung deutlich. Die zwei Dimensionen geben die doppelte Sichtweise des Pharmaunternehmens in einem Risk-Sharing-Modell wieder, aus dem sich Erträge generieren lassen: In seiner Rolle als Produzent profitiert das Unternehmen von Mehrabsätzen; als Versicherer profitiert das Unternehmen von geringen Therapiekosten. Ziel des Unternehmens sind Gewinne aus beiden Bereichen (Quadrant I), d.h. ein Mehreinsatz des Präparates führt zu geringeren Gesamtkosten für die Therapie. Bei einem Mengenrückgang können die hierdurch resultierenden Mindererlöse durch Mehrerlöse durch geringere Therapiekosten erzielt werden und umgekehrt (Quadranten IIa und IVa).[566]

---

[566] vgl. Carey(1999), S.5

In der Darstellung werden auch die gesundheitsökonomischen Dimensionen eines Risk-Sharings deutlich, wenn man die Situation eines neuen Arzneimittels annimmt, dessen Einsatz mit einer Standardtherapie verglichen wird und dessen Wirksamkeit und Therapiekosten jeweils der Standardtherapie entspricht. Variiert man nun die Menge dieses neuen Arzneimittels vs. Der Standardtherapie (Mengenausweitung und Mengenrückgang), so deutet ein Ergebnis in Quadrant I und III darauf hin, dass das neue Arzneimittel kostenminimierend[567] gegenüber der Standardtherapie ist. Es sollte daher -sofern die Datenqualität hinreichend ist und nicht alle Effizienzgewinne vom Pharmaunternehmen abgeschöpft werden- als Standardtherapie etabliert werden. Geht ein Mengenrückgang bzw. -ausweitung mit sinkenden bzw. steigenden Therapiekosten bei gleicher Wirksamkeit einher (Quadranten IV und II), so sollte der Einsatz des neuen Präparates aus gesundheitsökonomischer Perspektive überprüft werden.

Wird im Risk-Sharing-Vertrag eine höhere Wirksamkeit im Vergleich zur Standardtherapie vereinbart, so kann die neue Therapie trotz höherer Kosten kosteneffektiv sein (Quadrant II). Fall IV gibt Hinweise darauf, dass bei einem Mengenrückgang des neuen Präparates, niedrigeren Kosten und höherer Wirksamkeit durch den Risk Sharing Vertrag die Standardtherapie kosten-effektiv ist. Voraussetzung für eine solche Interpretation ist, dass die vereinbarten klinischen Parameter mit patientenrelevanten Endpunkten verknüpft werden können und die Datenqualität hinreichend ist.[568] In den Fällen I und III dominiert das neue Präparat die Standardtherapie.

Die Ausführungen zu verschiedenen Ausgestaltungsmöglichkeiten des Risk-Sharings zeigen, dass neben der genauen, risikoadäquaten Kalkulation des Erstattungsbetrages ggf. weitere Leistungen und Kompetenzen seitens des Pharmaunternehmens notwendig sind, um steuernd in die Umsetzung der entsprechenden Verträge einzugreifen. Besonders deutlich wird diese Schnittmenge der Rollen als Steuerungs- und Prozesspartner für den Fall einer Drug-Capitation.

7.2.3 Drug-Capitation

Im Rahmen einer Drug-Capitation bietet ein Pharmaunternehmen sein Gesamtsortiment, ein indikationsspezifisches Teilsortiment oder vorzugsweise einzelne Arzneimittel für einen vordefinierten Zeitraum einer Krankenkasse für alle oder einen vordefinierten Teil der

---

[567] näheres zur Kostenminimierungsanalyse vgl. Schöffski/Schulenburg(2007³), S.79
[568] vgl. Drummond(2001), S. 98ff

Patienten dieser Krankenkasse zu einen Fixpreis an. Dieser Fixpreis kann formuliert sein als die Arzneimittekosten pro Patient oder als Summe aller Arzneimittelkosten für die Gesamt-population. Eine Drug-Capitation stellt somit ein populationsbezogenes Risk-Sharing-Modell bezüglich der Morbiditätsstruktur einer Versichertenpopulation ohne Limitierung der Risiko-übernahme dar.

ANDERSON ET AL(1986) formulieren fünf Eigenschaften eines idealen Drug-Capitation Modells:[569]

Der Preis muss den erwarteten Kosten pro Patient entsprechen: Dies setzt voraus, dass sich die erwarteten Kosten prospektiv errechnen lassen. Falls nur allgemeine Daten zu den Arzneimittelkosten einer bestimmten Indikation zur Verfügung stehen, ist folglich darauf zu achten, das Patientenkollektiv so zu wählen, dass dessen Verteilung bezüglich der Medika-mentenkosten repräsentativ für die zu erwartenden Kosten ist. Eine zu starke Begrenzung des Patientenkollektivs (Problem der kleinen Zahl) kann somit zu einer Fehlkalkulation der Capitation und folglich zu Fehlentscheidungen bei der Vertragsgestaltung und –verlängerung führen. *Der Preis muss zudem abhängig von den Patienteneigenschaften gewählt werden*, um eine adverse Selektion bestimmter Patientengruppen zu vermeiden.

Das Modell muss zudem auf alle Patienten anwendbar sein: Diese Eigenschaft des idealen Capitation-Modells ist notwendig, um eine eindeutige Zuordnung aller Versicherten des Kostenträgers anhand klarer, vordefinierter Parameter dem Drug-Capitation-Modell zuzuord-nen oder nicht. Nur so kann gewährleistet werden, dass die erwarteten Kosten der Capitation entsprechen.

Bei der Ausgestaltung des Vertrages ist zudem entscheidend, *dass das Modell administrierbar ist* und *Daten und Informationen nicht manipulierbar* sind. Pharmaunternehmen und Kosten-träger müssen sich daher auf eine gemeinsame Datenbasis verständigen, auf deren Grundlage vertragliche Klauseln wirksam bzw. unwirksam werden und Vertragsänderungen möglich sind.

Grundsätzlich bieten sich für die Kalkulation von Drug-Capitationsbeträgen analog zu Capitationsbeträgen mehrerer Leistungsarten (DRGs) oder Leistungssektoren (Komplexpau-schalen) *retrospektive* oder *prospektive* Modelle an. In retrospektiven Modellen wird nach

---

[569] vgl. für folgende Ausführungen Anderson et al (1986)

Vorliegen der Risikomerkmale und Verordnungen die entsprechende Drug-Capitation berechnet. Diese Methode führt jedoch möglicherweise zum Upcoding kalkulationsrelevanter Risikomerkmale (z.B. Diagnosen), was zur Verzerrung der Medikamentenkosten der betrachteten Teilpopulation führen kann.[570] Diese Methode findet lediglich Anwendung, falls der Leistungserbringer einen Anreiz (z.B. Bonus, gestaffelten Rabatt) hat, Mehrumsätze mit dem Unternehmen unter Berücksichtigung der Morbiditätsstruktur im Vergleich zur Vorperiode zu erzielen. Dieses Ziel steht dem Motiv einer effizienten Arzneimitteltherapie aber möglicherweise diametral entgegen. Die Kalkulation einer Drug-Capitation sollte daher nach Möglichkeit prospektiv erfolgen.

Als Grundlage für diese Berechnung können sowohl Ist- als auch Soll-Zahlen der Vorperiode verwendet werden. Auf Grundlage der tatsächlichen Medikamentenkosten einer anhand der Risikomerkmale definierten Teilpopulation aus der Vorperiode lassen sich dann der Arzneimittelbedarf und entsprechende Einsparungen in der Arzneimitteltherapie durch die Drug-Capitation errechnen. Auch ein eventueller Mehrbedarf in der Folgeperiode lässt sich abschätzen, so dass der Anreiz zur Risikoselektion bei Leistungserbringern und Krankenkassen abgeschwächt wird.[571] Diese Option lässt jedoch eine eventuelle Unter- bzw. Fehlversorgung in der Arzneimitteltherapie unberücksichtigt und fokussiert nur auf Wirtschaftlichkeitsreserven, da die Angemessenheit der Behandlungsmethode in der Vorperiode nicht erfasst wird.[572]

Alternativ können daher bei bestehender Unterversorgung die Medikamentenkosten errechnet werden, die sich bei einer qualitativ hochwertigen Therapie für diese Teilpopulation ergeben hätten. Als Maßstab können hierzu Therapieleitlinien der entsprechenden Fachgesellschaften und DDD-Kosten für die betroffenen Wirkstoffe herangezogen werden. Die Drug-Capitation kann dann mit dem Ziel einer hochwertigen, leitliniengerechten Therapie verhandelt werden. Auch im Fall einer Unterversorgung im Ist-Zustand kann die Krankenkasse in diesem Fall diesen Missstand durch eine Drug-Capitation mit geringen Kosten beseitigen als in der Regelversorgung, so dass der Zielkonflikt einer qualitativ hochwertigen und gleichzeitig wirtschaftlichen Arzneimitteltherapie abgeschwächt wird.

Die Anpassung eines Drug-Capitation-Vertrages kann kontinuierlich oder am Ende jeder Vertragsperiode erfolgen. Wichtigste Anpassungsparameter sind dabei Veränderungen der

---

[570] vgl. Sohn(2006), S.38
[571] vgl. Güssow (2007), S. 243
[572] vgl. Güssow(2007), S.243

Therapieleitlinien, Eintritt neuer Arzneimittel in den Markt[573] und Veränderungen der Erstattungssituation. Zudem sind Veränderungen der Patienteneigenschaften zu berücksichtigen, falls die Drug-Capitation zu einer Risikoselektion in den entsprechenden Vertrag führt.

Verfügt ein Pharmaunternehmen über ein breites, komplementäres Arzneimittelportfolio in einer bestimmten Indikation, so kann es möglicherweise dieses Gesamtportfolio im Rahmen einer Drug-Capitation anbieten. Wesentliche Einflussgrößen für die Berechnung der entsprechenden Drug-Capitation sind dabei das zugrunde liegende Therapieschema und die Morbiditätsstruktur. Abbildung 22 macht die einzelnen Schritte für die Erstellung einer Portfolio-Capitation deutlich.

Abbildung 22: Elemente einer Portfolio-Capitation

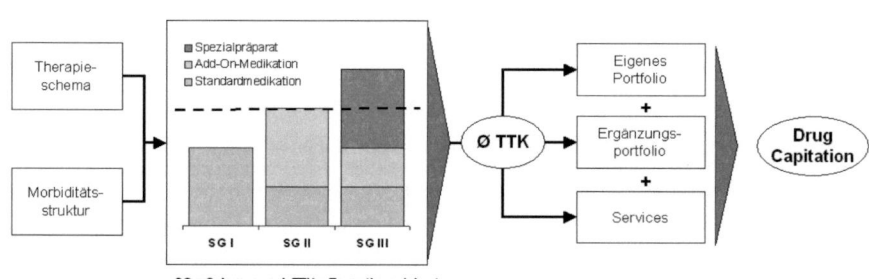

Quelle: eigene Darstellung

In den meisten Therapiegebieten ist die medikamentöse Therapie nicht nur auf ein Arzneimittel und je nach Schweregrad notwendige Dosisanpassungen begrenzt, sondern eine leitliniengerechte Therapie erfordert je nach Risikoprofil des Patienten den Einsatz mehrerer Arzneimittel. Zudem werden möglicherweise alternative, gleichwertige Therapieschemata empfohlen, die den Arzneimittelverbrauch beeinflussen.

So wird für das Krankheitsbild des Asthma-Bronchiale ein Stufenschema zur medikamentösen Therapie anhand des Schweregrades der Erkrankung (Stufe I-IV) von der Deutschen Atemwegsliga empfohlen. Dabei wird auf jeder Stufe zwischen der Bedarftherapie im Fall

---

[573] der Zeitpunkt des Eintritts von Generika ist in der Regel vor Vertragsabschluss bekannt und kann entsprechend in der Kalkulation berücksichtigt werden. Ausnahme bildet der Fall einer sogenannten ‚Early-Entry‘. Auch die Markteinführung neuer Arzneimittel des pharmazeutischen Unternehmens im Geltungsbereichs des Vertrages sind dem Unternehmen in der Regel bekannt und können bereits bei Vertragsabschluss berücksichtigt werden.

akuter Asthma-Anfälle sowie einer Auswahl verschiedener Optionen zur Dauertherapie unterschieden.[574] Die Zuordnung des einzelnen Patienten zu einem Schweregrad erfolgt dabei anhand der Symptomatik vor Beginn der Behandlung (Häufigkeit von Symptomen und Exazerbationen, Beeinträchtigung der körperlichen Aktivität) sowie der Lungenfunktion (FEV in % vom Sollwert, PEF-Tagesvariabilität).[575]

Eine Entscheidung bezüglich einer medikamentösen Therapie erfolgt auch im Krankheitsbild der arteriellen Hypertonie anhand festgelegter Kriterien. Dabei ist Hauptindikator für die Einleitung einer antihypertensiven Therapie das kardiovaskuläre Risiko eines Patienten. Dieses ergibt sich aus dem systolischen und diastolischen Blutdruck sowie dem Vorliegen anderer Risikofaktoren, Endorganschäden, Diabetes oder einer manifesten kardiovaskulären Erkrankung.[576] Die medikamentöse Therapie kann abhängig von dieser Risikostratifizierung mit einer niedrigdosierten Mono- oder Kombinationstherapie von zwei Antihypertensiva eingeleitet werden.[577] Bei unzureichendem Therapieerfolg oder unerwünschten Effekten bei der Monotherapie kann dann in einem zweiten Schritt eine alternative Monotherapie verabreicht werden (sequentielle Monotherapie) oder direkt eine Kombinationstherapie gewählt werden (Stufentherapie). Im Fall einer unzureichenden initialen Kombinationstherapie kann die Dosis erhöht werden oder weitere Präparate hinzugenommen werden.[578]

Mit Kenntnis dieser Angaben lassen sich für die entsprechende Indikation das benötigte Arzneimittelportfolio und die voraussichtlichen TTK (In Abbildung 28 gekennzeichnet durch: ------) berechnen. Hierbei können zwei Probleme für das Unternehmen auftreten:

Unvollständigkeit des Portfolios: Einzelne Pharmaunternehmen sind in der Regel nicht in der Lage, die gesamte therapeutische Breite einer Indikation mit entsprechenden Arzneimitteln abzudecken. Das Pharmaunternehmen kann in diesem Fall eine Drug-Capitation für Teile des Therapieprozesses bzw. des Patientenpotenzials anbieten. Die Höhe dieser Drug-Capitation ergibt sich dann rechnerisch als Teil der medikamentösen Gesamtkosten pro Patient. Alternativ kann das Pharmaunternehmen fehlende Teile des Arzneimittelportfolios von anderen Anbietern hinzukaufen und gegenüber dem Kostenträger im Rahmen der Drug-Capitation vermarkten.

---

[574] vgl. Buhl et al(2006), S.160
[575] vgl. Buhl et al(2006), S.154
[576] vgl. Deutsche Hochdruckliga(2007), S.12
[577] vgl. Deutsche Hochdruckliga(2007), S.36
[578] vgl. Ärztezeitung(2004)

Nicht kompetitive TTKs der eigenen Präparate: Es kann sich herausstellen, dass das Unternehmen das (Teil-)Portfolio nicht zu einem kompetitiven Preis anbieten kann. Grund kann ein hoher Generikaanteil in der entsprechenden Indikation sein, der das Preisniveau der TTK nach unten zieht. Sieht sich ein forschendes Arzneimittelunternehmen mit Wirkstoffen im generikafähigen Markt dieser Situation gegenüber, so kann es –wie im obigen Fall- nur ein Teilportfolio anbieten oder durch die Integration von Generika in das Angebot den Durchschnittspreis des angebotenen Portfolios senken.

Eine weitere Lösungsmöglichkeit bietet sich durch die Koppelung der Drug-Capitation mit indikationsspezifischen Dienstleistungen, welche Effizienz und Effektivität der Arzneimitteltherapie unterstützen können (z.B. Patientenschulungen, Dokumentation, Case Management).[579] Das Unternehmen kann somit einen direkten Preisvergleich seiner Drug-Capitation gegenüber einzelnen Wirkstoffen anderer Hersteller verhindern und die Replizierbarkeit seines Angebots durch den Wettbewerb ggf. erschweren. Dienstleistungen stellen zudem ein wichtiges Instrument für das Pharmaunternehmen dar, um Fehlanreize seitens Ärzten und Patienten in einem Drug-Capitation-Modell zu verhindern, wie im folgenden Abschnitt dargestellt wird.

7.2.4 Anreizwirkungen und Rollen der Beteiligten

Für den Patienten ändert sich bei der Behandlung in einem Drug-Capitation-Modell das theoretisch verfügbare Therapiespektrum. Bestimmte Arzneimittel stehen nicht mehr uneingeschränkt zur Verfügung; andererseits können möglicherweise Arzneimittel eingesetzt werden, die aufgrund von Budgetbeschränkungen in der herkömmlichen Regelversorgung nicht bzw. nur eingeschränkt zur Verfügung standen. Eine Umstellung von bekannten Präparaten auf die Capitation-Präparate kann zudem das Arzt-Patienten-Verhältnis stören, auch wenn die keine Qualitätseinbußen in der Therapie zu erwarten sind. Der Patient muss in jedem Fall seine Einwilligung zur Teilnahme an einem solchen Drug-Capitation-Modell geben. Anreize zur Teilnahme für den Patienten ergeben sich bspw. durch Prämienreduktion oder verringerte Zuzahlungen.

Für den Arzt stellt die Drug-Capitation eine Einschränkung des Therapiespektrums für teilnehmende Patienten dar. Je nachdem, ob hauptsächlich Generika oder Originalpräparate

---

[579] Eine ausführliche Analyse versorgungsnaher Dienstleistungen erfolgt in Kapitel 7.3.1

im Bundling enthalten sind, wird der Arzt das Ausmaß dieser Einschränkung mehr oder weniger stark empfinden. Daher müssen die (finanziellen) Teilnahmeanreize entsprechend gesetzt werden, um den partiellen Verlust der Therapiefreiheit zu kompensieren. Ist es möglich, die Medikamentenkosten außerhalb des regulären Arzneimittelbudgets abzurechnen, so verringert sich für den Arzt durch die Teilnahme das Regressrisiko. Allerdings können seitens des Arztes Fehlanreize entstehen (Moral Hazard), zu viele, nicht therapienotwendige Medikamente des teilnehmenden Pharmaunternehmens zu verschreiben.

Für die Krankenkasse ersetzt eine Drug-Capitation die Einzelvergütung der entsprechenden Arzneimittel. Dem verringerten Aufwand hierbei ist der Aufwand für Vorbereitung, Prüfung und Kontrolle des Capitation-Modells gegenzurechnen, so dass für den Einzelfall zu prüfen ist, ob die Krankenkasse administrative Vorteile hat. Werden den Patienten im Rahmen der Drug-Capitation besonders hochwertige Arzneimittel zur Verfügung gestellt, so kann das Modell als Marketingmaßnahme und Kommunikation einer qualitativ hochwertigen Versorgung verwendet werden. Dabei ist zu berücksichtigen, wie weit die Krankenkasse an der Attrahierung der entsprechenden Zielgruppe (Adverse Selektion) interessiert ist.[580] So kann eine Erhöhung des Generika-Anteils durch Umsetzung einer Drug-Capitation möglicherweise direkte Arzneimittelkosten sparen, es wird jedoch kein Qualitätssignal seitens der Krankenkasse gesetzt, was ggf. gute Risiken bei der Auswahl der Krankenkasse abschreckt („Billig-Medizin"). Einziger eindeutiger Vorteil einer Drug-Capitation ist daher auf den ersten Blick die Übertragbarkeit der finanziellen Folgen des Versicherungsrisikos aufgrund der Morbidität der Versichertenstruktur und der Moral-Hazard-Problematik auf das Pharmaunternehmen.

Pharmaunternehmen können sich über das Angebot einer Drug-Capitation als ganzheitlicher Lösungsanbieter im entsprechenden Therapiegebiet positionieren. Durch Drug-Capitation-Angebote können Mengenausweitungen erzielt werden, wenn substituierbare Präparate von Mitbewerbern verdrängt werden können. Neue Präparate können im Rahmen eines Drug-Capitation-Angebots eine schnellere Marktpenetration erreichen, müssen aber wahrscheinlich zusätzlich mit einer Risk-Sharing-Vereinbarung gekoppelt werden, falls Bedenken bezüglich der klinischen Effektivität bestehen. Ist das Risk-Capitation-Modell langfristig angelegt, so verändern sich auch die Marketingaktivitäten des Pharmaunternehmens in der betroffenen Region, da die Incentivierung des Arztes explizit Vertragsbestandteil und Aufgabe der Krankenkasse ist. Sind diese Marketing- und Vertriebskosten des Pharmaunternehmens über

---

[580] vgl. Resch(2004)

den Vertragszeitraum flexibel, so können sie als zusätzliche benefits des Unternehmens bei der Kalkulation des Angebotes berücksichtigt werden.

Abbildung 23 stellt die veränderte Rollenstruktur in einer Drug-Capitation im Vergleich zur Regelversorgung wieder. Im Fall der Regelversorgung übernimmt die Krankenkasse sowohl das Morbiditäts- als auch das Moral-Hazard-Risiko. Über eigene Instrumente (⊣⊢) kann sie dabei bestimmte Verhaltensweisen im Rahmen des Arzt-Patienten blockieren, so dass diese Risiken nicht voll durchschlagen. Marketing, hier definiert als Betreuung und Information mit dem Ziel, das Verschreibungsverhalten des Arztes in die Richtung eines bestimmten Pharmaunternehmens zu beeinflussen, erfolgt direkt durch den Außendienst des Unternehmens.

Durch die Drug-Capitation kehren sich diese beiden Einflüsse praktisch um: Das pharmazeutische Unternehmen übernimmt nun die o.g. Risiken; die Vermarktung der Vertragsinhalte und die Incentivierung der Beteiligten (Ärzte und Patienten) übernimmt die Krankenkasse. Den Einsatz von Instrumenten, um die konkrete Übernahme der Morbiditätsrisiken zu regeln sowie Moral-Hazard-Verhalten durch die Patienten zu vermeiden, muss das Pharmaunternehmen dabei im Rahmen des Vertrages mit der Krankenkasse vereinbaren. Daher kommt der Möglichkeit eines intensiven Monitorings des Vertrages besondere Bedeutung zu.

Der Erfolg eines Capitation-Modells für ein pharmazeutisches Unternehmen hängt somit insbesondere davon ab, ob das Unternehmen versicherungsmathematische Kompetenz aufbauen und in ein Vertragsmodell umsetzen kann. Durch diese grundlegende Veränderung des Geschäftsmodells stellt die Entscheidung für ein Capitation-Modell zudem eine langfristige strategische Investitionsentscheidung dar, bei deren Konzeption kurzfristige Umsatzerwartungen seitens der Pharmaunternehmen nicht entscheidend sein sollten.

Abbildung 23: Veränderte Risikostruktur bei Regelvergütung und Drug-Capitation

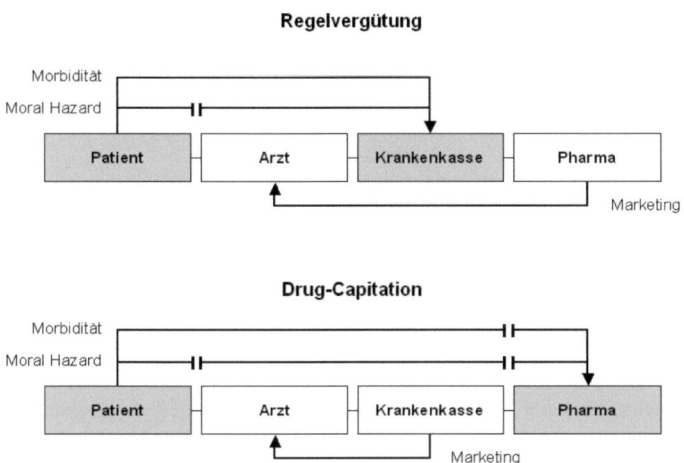

Quelle: eigene Darstellung

Einen Wettbewerbsvorteil durch Marktausweitung kann sich das Pharmaunternehmen langfristig nur sichern, wenn es ein Capitation-Modell anbietet, das nur sehr schwierig von anderen Anbietern repliziert werden kann. Ein Alleinstellungsmerkmal kann über das angebotene Portfolio erreicht werden oder über ergänzende Dienstleistungen, die mit den Produkten gemeinsam in einer Mischkalkulation angeboten werden. Originalhersteller können sich dabei stärker aufgrund ihres Portfolios differenzieren; Generikahersteller müssen ggf. umfangreiche Services mit der Drug-Capitation anbieten.

7.3 Partner in der Prozessoptimierung

Die Pharmaindustrie kann auch die Prozessoptimierung in der Integrierten Versorgung durch entsprechende Dienstleistungen unterstützen. Diese Dienstleistungen können –wie im vorangegangenen Kapitel bereits angedeutet- auch Teil einer Problemlösung sein und gemeinsam mit der Sachleistung (Arzneimittel) angeboten werden. Nach einer kurzen Abgrenzung dieser beiden Komponenten werden anhand der entscheidenden Prozessschritte zwischen Arzt und Patient mögliche Dienstleistungskonzepte vorgestellt.

7.3.1 Eigenschaften versorgungsnaher Dienstleistungen

In Abgrenzung zur Erzeugung von Sachgütern spricht man bei Dienstleistungen von immateriellen Gütern.[581] Allen Dienstleistungen ist die Eigenschaft der Immaterialität gemein. Hieraus ergeben sich die weiteren Eigenschaften der fehlenden Lagerfähigkeit sowie die Nichttransportfähigkeit. Eine Dienstleistung macht zudem in der Regel die Einbringung des Dienstleistungsnachfragers oder einem Objekt aus seiner Verfügungsgewalt (z.b. Reparatur eines defekten Computers) in den Erstellungsprozess erforderlich (Eigenschaft der Integrativität). Die Qualität einer Dienstleistung ist zudem in weit stärkerem Maße als bei Sachgütern von den Fähigkeiten (z.b. Fachwissen) des Dienstleisters abhängig, so dass es selbst bei weitgehend standardisierten Dienstleistungen zu Qualitätsschwankungen kommen kann.[582]

Eine klare Trennung von Sach- und Dienstleistungen ist nur in den wenigsten Fällen möglich. Oft sind Dienstleistungen auch „Bestandteil einer Problemlösungs-kombination"[583] und ergänzen den rein materiellen Kern einer Sachleistung um produktbegleitende Dienstleistungen.[584] Eine pharmazeutische Sachleistung – also Arzneimittel, Diagnostika – kann dabei grundsätzlich aus den drei Hauptkomponenten Produktkern, äußerliche Verpackung und produktbegleitende Dienstleistung zusammengesetzt sein.[585] Den Produktkern bildet das eigentliche Präparat, die Substanz in der Form eines Pulvers, Salbe o.ä., in einer zweckmäßigen, den gesetzlichen Vorschriften entsprechenden Verpackung. Dieser Produktkern wird auch als Basis-Produkt bezeichnet, mit Hilfe dessen ein Kernnutzen des potentiellen Verbrauchers erfüllt wird.[586]

In einem weiteren Schritt muss das Basisprodukt um das Eigenschaftenbündel erweitert werden, welches der Nachfrager im Regelfall von dem Produkt erwartet (*erwartetes Produkt*). Dieser erwartete Nutzen zeigt sich im Arzneimittelsektor ganz formal im Zulassungsprozess eines Präparates, beim dem bestimmte klinische Parameter bezüglich der Wirksamkeit (z.B. Hg-Blutdrucksenkung) erreicht werden müssen, um eine Zulassung zu erzielen. Mit diesem erwarteten Produkt kann sich der Anbieter jedoch vor allem in wirtschaftlich entwickelten Ländern und Märkten mit hohen Preiselastizitäten nicht vom Wettbewerb absetzen und muss daher auf einer weiteren Konzeptionsebene ein *augmentiertes Produkt* anbieten, „[...] mit dem

---

[581] vgl. Gabler(2001), Band 2, S.725
[582] vgl. Kotler/Bliemel(1999), S.723
[583] Bletzer(1998), S.40
[584] vgl. Bletzer(1998), S.42
[585] vgl. Forschner(1988), S. 9
[586] vgl. Kotler/Bliemel(1999), S. 670

er die normalen Erwartungen des Kunden übertreffen kann"[587] Hierbei ist der Wettbewerbsvorteil durch das augmentierte Produkt jedoch nur temporär, da die Erwartungshaltung des
Kunden steigt und sich der augmentierte Nutzen zum erwarteten Nutzen entwickelt. Langfristig können nur Unternehmen die potenziellen Nachfrager zufrieden stellen, wenn auf der
fünften Konzeptionsebene zukünftige Zusatznutzen und Produkterweiterungen des Produktes
entwickelt werden.[588]

Abbildung 24: Produktkern und Kernnutzen

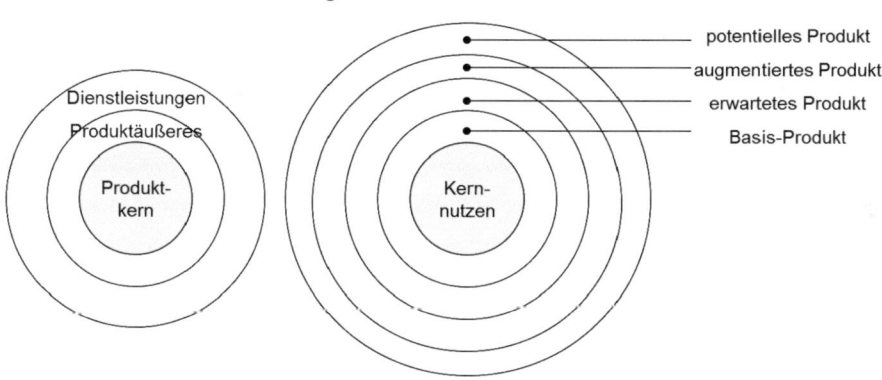

Quelle: in Anlehnung an Kotler/Bliemel(1999), S.670

Aufgrund der gesetzlichen Anforderungen an Fertigarzneimittel bezüglich der Produktbestandteile sowie Bestandteile und Form der Verpackung[589] sind nur wenige Konzeptionsebe-
nen des Kundennutzens mit der reinen Sachleistung abzudecken; der Produktkern (Substanz)
ist zudem – im Vergleich zu anderen Sachleistungen- wenig veränderlich; lediglich eine
veränderte Darreichungsform, neue Dosierungen, Packungsgrößen oder eine Veränderung der
Zulassung kann beim BfArM beantragt werden.[590]

Bei der Erweiterung des Produktnutzens durch Dienstleistungen sollten daher in einem ersten
Schritt Möglichkeiten versorgungsnaher Dienstleistungen evaluiert werden, die sowohl vom
Leistungserbringer als auch vom Patienten mit dem entsprechenden Arzneimittel assoziiert
werden und den originären Kernnutzen unterstreichen.

---

[587] vgl. Kotler/Bliemel(1999), S.671
[588] vgl. Kotler/Bliemel(1999), S.672
[589] §10 AMG
[590] §29 Abs 3 AMG; dies gilt nicht für Arzneimittel, welche im Rahmen des zentralisierten Zulassungsverfahrens durch die EMEA zugelassen wurden (VERORDNUNG (EG) Nr. 726/2004)

7.3.2 Versorgungsnahe Dienstleistungen

Pharmazeutische Unternehmen können sich als Dienstleister –z.B. als Enabling Disease Manager– im Versorgungsprozess etablieren. Effektivitätssteigerungen lassen sich dabei insbesondere durch therapieunterstützende Maßnahmen entlang der Entscheidungsphasen der Arzneimitteltherapie erzielen. Grundsätzlich kann die Integration derartiger Dienstleistungen bereits in der Planungsphase berücksichtigt oder auch erst sukzessive nach Inbetriebnahme der Versorgungsform integriert werden, je nachdem, ob die entsprechende Maßnahme kritisch für den Erfolg des Versorgungskonzeptes ist.

Die Pharmaindustrie kann in dieser neuen Rolle als Diensleister Versorgungskonzepte bzw. versorgungsnahe Dienstleistungen anbieten, welche die Kommunikation im Rahmen des Arzt-Patienten-Verhältnisses beeinflussen und die Wirksamkeit der (medikamentösen) Therapie verbessern. Die Dienstleistung kann dabei patienten- oder versorgerzentriert sein. Primärer Adressat ist in jedem Fall der Versorger, da eine direkte, produktbezogene Patientenansprache durch das Pharmaunternehmen nicht möglich ist.[591] Abbildung 25 gibt Ansatzpunkte für versorgungsnahe Dienstleistungen wider, welche im Folgenden diskutiert werden.

Abbildung 25: Versorgungsnahe Dienstleistungen und Adressaten

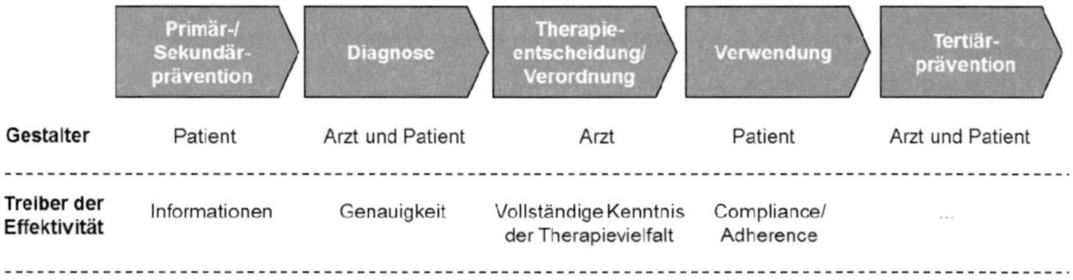

	Primär-/Sekundär-prävention	Diagnose	Therapie-entscheidung/Verordnung	Verwendung	Tertiär-prävention
Gestalter	Patient	Arzt und Patient	Arzt	Patient	Arzt und Patient
Treiber der Effektivität	Informationen	Genauigkeit	Vollständige Kenntnis der Therapievielfalt	Compliance/Adherence	...

Quelle: eigene Darstellung

Zu den versorgungsnahen Dienstleistungen gehört dabei auch die Prävention, da sie den Zeitpunkt des Eintritts bzw. Wiedereintritts in das professionelle Gesundheitssystem, den zugrunde liegenden Zustand des Patienten und somit die nachgelagerten Prozesse mit beeinflusst. Es werden dabei Primär-, Sekundär- und Tertiärprävention unterschieden und im nächsten Abschnitt erläutert. Auch die Effektivität der Diagnose, Therapieentschei-

---

[591] vgl. §10 HWG

dung/Verordnung kann durch entsprechende unterstützenden Dienstleistungen und die Bereitstellung von Informationen ebenfalls verbessert werden. Besonders im Bereich der Verwendung kann zudem über Compliance-fördernde Maßnahmen der Therapieerfolg entscheidend beeinflusst werden

7.3.2.1 Prävention

Je nach Ansatz der Prävention im Krankheitsstadium werden aus medizinischer Sicht Primär-, Sekundär- und Tertiärprävention unterschieden. Dabei sind einzelne Maßnahmen (z.b. Tabakentwöhnung, Gewichtsreduktion) nicht eindeutig einer Präventionsart zuzuordnen, sondern bei bestimmten Krankheitsbildern bzw. Risikofaktoren in allen Präventionsstufen sinnvoll.

Maßnahmen der Primärprävention zielen dabei auf eine Vermeidung aller Risiken ab „[...] die Wohlbefinden, Lebensqualität und Gesundheit beeinträchtigen können.“[592] Primärprävention kann auf den verschiedenen Ebenen *Individuum*, *Setting* und *Bevölkerung* erfolgen. Eine individuelle Primärprävention findet demnach insbesondere im Rahmen des Arzt-Patienten-Verhältnisses statt (Mikroebene). Dabei können sowohl Arzt als auch Patient Initiator präventiven Verhaltens sein (z.B. Impfprophylaxe bei Fernreisen). Settingbezogene Primärprävention findet durch entsprechende Angebote im Arbeits- bzw. Ausbildungsumfeld einzelner Gruppen statt (Mikro- bzw. Mesoebene). Bevölkerungsbezogene Präventionsmaßnahmen zielen auf eine Aufklärung und Motivation zur Verhaltensänderung (z.B. ‚Leben hat Gewicht'- Kampagne gegen Magersucht) in breiten Bevölkerungsschichten ab (Makroebene).[593]

Sekundärprävention setzt nicht bei der Vermeidung von Krankheiten an, sondern bei der potentiellen Behandlung erkrankter Personen. Durch sekundärpräventive Maßnahmen wie Screening wird versucht, Krankheiten frühzeitig zu diagnostizieren und Krankheitssymptome frühzeitig durch entsprechende therapeutische Maßnahmen abzumildern bzw. zu verhindern.[594] Als Tertiärprävention werden Maßnahmen bezeichnet, die Folgeerkrankungen (z.B. Sturzprophylaxe bei Osteoporosepatienten) oder erneutes Auftreten von Krankheitsfällen (z.B. medikamentöse Therapie nach Schlaganfall) vermeiden und die Krankheitsfolgen bei chronischen Erkrankungen abmildern sollen.

---

[592] Friesewinkel(1992), S.170
[593] vgl. SVR(2005), Ziff. 167
[594] vgl. Bletzer(1998), S.140

Die Krankenkassen sind seit dem Jahr 2000 zur Durchführung primärpräventiver Maßnahmen verpflichtet und haben hierzu entsprechende Leistungen vorzusehen. Hierbei haben die Spitzenverbände gemeinsame Handlungsfelder und Prioritäten zu beschließen, insbesondere hinsichtlich Bedarf, Zielgruppen, Zugangswegen, Inhalten und Methodik.[595] Zudem sollen Gruppen und Organisation der Selbsthilfe bei der Ausübung präventiver Aufgaben unterstützt werden.[596] Explizit sind zudem die Gruppen- und Individualprophylaxe bei Zahnerkrankungen[597] sowie Vorsorgeleistungen als präventive Leistungen[598] im Leistungskatalog der GKV enthalten.

Die Wahrscheinlichkeit eines einzelnen Individuums, präventive Maßnahmen zu ergreifen hängt dabei nach dem Health-Belief-Modell[599] von verschiedenen Einflussfaktoren ab. Neben der (1) subjektive Bedrohung durch die Krankheit, (2) Ernsthaftigkeit der Erkrankung hängt ein Handeln des Individuum zudem davon ab, ob es an den (3) Nutzen und die Effektivität der präventiven Maßnahme glaubt und (4) ob dieser Nutzen in einem subjektiv angemessenen Verhältnis zu ihren Kosten steht. Zudem müssen (5) handlungsauslösende Stimuli vorhanden sein, welche auf das Individuum einwirken.[600]

Pharmaunternehmen können sich grundsätzlich als Partner in allen Formen der Prävention engagieren und auf die oben genannten Faktoren einwirken. Auf der Makroebene können Sie sich in Partnerschaft mit nationalen Verbänden, Krankenkassen, Medien und Verbänden der Leistungserbringern in Aufklärungskampagnen engagieren und insbesondere (1) das subjektive Risiko einer Erkrankung und die (2) Ernsthaftigkeit der Erkrankung an die Versicherten kommunizieren. Zudem kann der Nutzen einer präventiven Maßnahme aufgezeigt werden, um eventuelle Barrieren bezüglich der Inanspruchnahme (3,4) in der Bevölkerung abzubauen. Erfahrungsgemäß sind hierbei besonders Pharmaunternehmen aktiv, die über einen hohen Marktanteil bei entsprechend thematisierten Indikationen verfügen. Auch Präventionsaktivitäten in Unternehmen werden von Pharmaunternehmen in Kooperation mit dem jeweiligen Arbeitgeber vermehrt durchgeführt.

Die Möglichkeiten eines Engagements der Pharmaindustrie in der Prävention in Formen der Integrierten Versorgung sind grundsätzlich mit der Situation der herkömmlichen Versorgung

---

[595] vgl. § 20 SGB V Abs. 1
[596] vgl. § 20 Abs. 3 SGB V
[597] vgl. § 21 und § 22 SGB V
[598] vgl. § 23 und § 24 SGB V
[599] vgl. Rosenstock (1966), S. 94f
[600] vgl. Bletzer(1998), S. 147

vergleichbar. Neue Versorgungsformen sind per se durch „ein kontinuierliches und voraus-schauendes medizinisches Handeln"[601] eher präventiv ausgerichtet als die herkömmliche Versorgung. In ihnen stehen allerdings Präventionsangebote im Vordergrund, die sich an einzelne Patientengruppen oder den einzelnen Patient direkt wenden und damit im Rahmen der entsprechenden Versorgungsform zu einer erhöhten Qualität und Wirtschaftlichkeit der Behandlung führen. Die entsprechenden Maßnahmen müssen zudem geeignet sein, die entsprechende Versorgungsform gegenüber der herkömmlichen Versorgung qualitativ abzugrenzen, ohne zu einer adversen Risikoselektion zu führen.

Pharmaunternehmen können im Rahmen der Primärprävention beispielsweise Patientenin-formationen (z.B. Broschüren) bereitstellen oder die organisatorische Integration von Maß-nahmen (z.B. Impfsprechstunde) in den Praxisalltag optimieren. Die Versorgungsform kann somit möglicherweise besonders gesundheitsbewusste Patienten an sich binden; das Pharma-unternehmen kann sich zudem mit seinem Namen als Marke beim Patienten etablieren.

Maßnahmen der Sekundärprävention sind für das Pharmaunternehmen von besonderem Interesse, da durch entsprechende Maßnahmen (z.B. Brustkrebs-Screening, DXA-Messungen) die Anzahl diagnostizierter Patienten steigt, die eine Behandlung benötigen. Durch organisa-torische Maßnahmen und Marketing kann das Pharmaunternehmen die Leistungserbringer und Kostenträger bei der Auslastung der Screening-Kapazitäten unterstützen und so die Wirtschaftlichkeit der sekundärpräventiven Maßnahmen steigern und die Gewinne der Leistungserbringer und Kostenträger c.p. erhöhen.

Die Merck Pharma GmbH kooperiert beispielsweise seit September 2005 mit der Barmer Ersatzkasse bei der Früherkennung von Schilddrüsenerkrankungen und stellt hierzu eine mobiles Untersuchungsfahrzeug („Thyro-Mobil") sowie Informationsmaterial zur Verfügung. Ziel des Kooperationsvertrages ist es, Qualität und Wirtschaftlichkeit der Versorgung in diesem Indikationsgebiet zu verbessern. Der Kooperationsvertrag wird mit einem Rabattver-trag für Schilddrüsen- und Cortisonpräparate gekoppelt, welcher im Rahmen des Hausarztver-trages der Barmer Ersatzkasse Anwendung findet.[602] In diesem Vertragsmodell wird bereits die Koppelung der Dimensionen Versorgungsqualität und Wirtschaftlichkeit deutlich.

---

[601] Stamm/Mehl(2007), S.29
[602] vgl. Merck Pharma GmbH (2005)

Einen Sonderfall nimmt der Fall der Tertiärprävention ein. Zwar greifen auch hier die oben genannten Maßnahmen der Primär- und Sekundärprävention; hierbei ist jedoch für die Motivation des Pharmaunternehmens entscheidend, welchen Stellenwert die medikamentöse Therapie im Rahmen der Rehabilitation einnimmt.

Entscheidend für ein Engagement der Pharmaindustrie als Präventionspartner in neuen Versorgungsformen ist jedoch vor allem die Tatsache, ob grundsätzlich ein erhöhter Anreiz seitens Leistungserbringern, Kostenträgern und Patienten zur Durchführung präventiver Maßnahmen besteht, welcher eine stärkere Kooperation mit der Pharmaindustrie notwendig machen könnte. Dies ist vor allem davon abhängig, wer die Kosten von Präventivmaßnahmen zu tragen hat und ob der entsprechende Nutzen für die Akteure in der Versorgungsform internalisiert werden kann.

Die langfristige Ausrichtung von Präventionsmaßnahmen bzgl. sinkender Kosten im Gesundheitswesen macht sie für Versorgungsformen mit hoher Fluktuation tendenziell unattraktiver als in der herkömmlichen Versorgung. Nur wenn die Fluktuationsrate von Patienten in einer neuen Versorgungsform niedriger ist als in der herkömmlichen Versorgung, haben Kostenträger und Leistungserbringer einen erhöhten Anreiz, kurzfristig in Präventionsmaßnahmen zu investieren, um langfristig Einsparungen bei den Therapiekosten zu erzielen.

Im Fall einer prospektiven Vergütung, aus welcher der Leistungserbringer Kosten der Prävention und Therapie bestreiten muss, kann es in Abhängigkeit der Risikostruktur des Patientenklientels zu einer Über- bzw. Unterversorgung an Präventionsleistungen kommen. Abhängig von der Erfolgswahrscheinlichkeit der Präventionsmaßnahme wird der Arzt Präventionsmaßnahmen mit dem Ziel erbringen, das Residuum aus prospektiver Vergütung abzüglich Kosten zu maximieren. Dies kann im Vergleich zur herkömmlichen Regelversorgung zu einer Ausweitung oder einem Rückgang präventiver Maßnahmen zugunsten therapeutischer Maßnahmen führen. Eine eventuelle Kostenbeteiligung der Patienten führt dazu, dass sich der Einfluss der Risikostruktur auf die Erfolgswahrscheinlichkeit der Präventionsmaßnahme verringert und somit Präventionsmaßnahmen bei schlechter Risikoverteilung häufiger durchgeführt werden als ohne Kostenbeteiligung der Patienten.[603]

Andererseits können Leistungserbringer über das Vergütungssystem gezielt zur Durchführung präventiver Maßnahmen motiviert werden, indem diese im Rahmen der Integrierten Versor-

---

[603] vgl. Zerth(2008)

gung im Rahmen von Komplexpauschalen vergütet werden; so können Maßnahmen durchgeführt werden, die normalerweise nicht erbracht worden wären, beim spezifischen Patientenprofil in der Versorgungsform aber eine kosteneffektive Maßnahme darstellen. Patienten können zudem über Bonus-Programme und Reduktion von Zuzahlungen zusätzlich zur Teilnahme an Präventionsprogrammen motiviert werden.

In der herkömmlichen Versorgung kann auch im Fall der Präventionsanstrengungen von einem Moral-Hazard-Problem ausgegangen werden.[604] Der Kostenträger kann im Normalfall die Präventionsanstrengungen des Patienten nicht beobachten und muss entweder durch Monitoring-Maßnahmen oder durch die Festlegung von Zuzahlungen zu den Therapiekosten die Motivation des Patienten zur Prävention zu erhöhen versuchen. In neuen Versorgungsformen sinken aufgrund des transsektoralen Informationsaustausches und erweiterter Dokumentationen die Kosten des entsprechenden Monitorings; der Kostenträger kann somit die Präventionsanstrengungen des Patienten c.p. erhöhen.[605]

Seitens der Pharmaindustrie ist darüber hinaus entscheidend, ob sie über die Einbindung in prospektive Vergütungsformen[606] ebenfalls ein wirtschaftliches Interesse an einer Ausweitung präventiver Maßnahmen hat. Bestimmte Formen der Vergütung können es für die Pharmaindustrie sogar notwendig machen, über präventive Maßnahmen Einfluss auf den Versorgungsprozess und den langfristigen Arzneimittelbedarf zu nehmen, wie z.B. die in Kapitel 7.2 dargestellten Vergütungskonzepte Risk-Sharing und Drug-Capitation.

7.3.2.2 Diagnose

Im Versorgungsschritt der Krankheitsdiagnose findet zumeist der erste Arzt-Patientenkontakt statt. Die zutreffende Diagnose ist somit von entscheidender Bedeutung für den weiteren Behandlungsverlauf und die Effektivität der einzuleitenden Therapie. Je eindeutiger der Arzt ein Symptom einem bestimmten Krankheitsbild zuordnen kann, desto effektiver kann die Therapieentscheidung getroffen werden.

Ein Diagnosefehler wird dabei als Vorhaben im Rahmen der Diagnostik verstanden, das nicht wie geplant durchgeführt wurde oder dem ein falscher Plan zugrunde liegt und welcher zum

---

[604] vgl. Kapitel 4.2
[605] vgl. Schneider/Zerth(2008), S.16
[606] siehe Kapitel 7.2

Zeitpunkt der Durchführung durch den Leistungserbringer vermeidbar gewesen wäre.[607] Der Plan bezeichnet dabei den anerkannten medizinischen Standard. Es sei gegeben, dieser Plan sei der bestmögliche, um eine Fehldiagnose zu vermeiden.[608] Eine nicht geplante Durchführung -zu verstehen als Abweichung vom anerkannten medizinischen Standard- entspricht dabei einem Fehler im Diagnoseprozess oder einem fehlerhaften Zeitpunkt der Diagnose. Die Ursachen dieser nicht geplanten Durchführung lassen sich in der Fehlertaxanomie der LINNAEUS-Collaboration als *Knowledge and Skill errors* bezeichnen:[609] Dem diagnostizierenden Leistungserbringer kann der bestmögliche Diagnoseplan selbstverschuldet unbekannt sein und er handelt entsprechend (*Knowledge Error*); alternativ kann unabhängig vom Wissen des Leistungserbringers bzgl. des Plans der Diagnoseprozess fehlerhaft sein (*Skill Error*).

Die unterschiedlichen Verfahren der Diagnostik können eingeteilt werden in die Befragung (*Anamnese*), körperliche Untersuchung sowie die Labor- und apparative Untersuchung.[610] Ursachen einer Fehldiagnose sind sowohl auf Arzt- als auch auf Patientenseite zu finden. Eine gezielte Diagnostik bei Vorliegen nicht eindeutig zuweisbarer Symptome kann z.B. bei Multimorbidität des Patienten erschwert werden.[611] Auch Alter, Symptome aufgrund von Nebenwirkungen anderer Therapien sowie psychosomatische Störungen können Fehlerdiagnosen begünstigen.[612] Als Ursache für fehlerhafte Diagnosen wird arztseitig oft der Zeitdruck während des Arzt-Patientengesprächs genannt, da die Vergütungsstrukturen der GKV die ‚sprechende Medizin' finanziell unattraktiv für den Arzt machen.[613] In diesem Zusammenhang wird auch die Bedeutung der Familienanamnese unterschätzt und vorschnelle Urteile bezüglich der Diagnostik gefällt. Zudem überschätzt der einzelne Arzt oft seine eigenen diagnostischen Kenntnisse und hält aufgrund seiner Erfahrung vorschnell an ‚bewährten' Diagnosen fest.[614]

---

[607] vgl. Reason,(1990); IOM(2000) zitiert nach SVR(2003), Ziff. 367, Tab. 11

[608] Falls ein Plan existiert, der eine höhere Diagnosegenauigkeit erzielt, dieser dem diagnostizierenden Arzt jedoch ohne eigenes Verschulden nicht zugänglich ist, so ist die Ursache der Fehldiagnose nicht arzt- oder patientenbedingt, sondern systembedingt.

[609] vgl. SVR(2003), Ziff. 372, Tab. 12

[610] vgl. Bletzer(1998), S.130

[611] vgl. Donadebian(1982), S.77ff

[612] vgl. SVR(2003), Ziff. 396, Tab. 20

[613] Bis Dezember 2007 wurden Patientengespräche mit mindestens 10 Minuten Dauer mit 150 Punkten vergütet. Mit Inkrafttreten des EBM 2008 ist der Arzt-Patienten Kontakt einmal pro Quartal im Rahmen einer Versichertenpauschale abzurechnen. Für diese Versichertenpausche beträgt die veranschlagte Prüfzeit für Versicherte zwischen 6-59 Jahren (EBM Nr. 03111) 20 Minuten.

[614] vgl. SVR(2003), Ziff. 396, Tab. 20

In der Integrierten Versorgung kann die Anzahl an Fehldiagnosen beispielsweise durch ein Zweitmeinungsverfahren oder eine gesteuerte Facharztüberweisung vermindert werden. Eine Erhöhung der Effektivität der Diagnostik in der Integrierten Versorgung kann daher ebenso über Dienstleistungen erreicht werden, welche die Anzahl fehlerfreier Diagnosen beim Hausarzt oder Facharzt erhöhen. Die Kosten dieser diagnoseunterstützenden Dienstleistungen im Hausarztsegment dürfen dabei die Kosten eines zusätzlichen Facharztbesuchs nicht überschreiten, wenn durch die Dienstleistung eine Diagnosegenauigkeit erreicht wird, welche bzgl. der Fehlerwahrscheinlichkeit der eines Facharztes entspricht.[615] Die Kosten einer diagnoseunterstützenden Dienstleistung beim Facharzt dürfen dabei maximal den abdiskontierten Folgekosten der vermiedenen Krankheitsfolgekosten entsprechen. Zudem ist ggf. eine durch die Dienstleistung erzielte Outcomeerhöhung zu berücksichtigen und monetär zu bewerten.

Diagnoseunterstützende Dienstleistungen sind in zwei Ausprägungen umsetzbar. Zum einen können Hilfsmittel bereitgestellt werden, die den *Prozess der Datenerhebung* effizienter und effektiver gestalten. Ansatzpunkte sind hierbei die Vollständigkeit der zu erfassenden Daten sowie die Relevanz der zu erhebenden Daten als Einflussfaktoren auf die Datenqualität.[616] Standardisierte Befragungsbögen und IT-Systeme können den Arzt direkt unterstützen. Patientenadministrierte Fragebögen sowie Schulungen der Praxismitarbeiter können zudem dafür sorgen, dass im direkten Arzt-Patienten-Gespräch mehr Zeit für eine tiefergehende Symptomanalyse verbleibt. In diesem Fall kann durch die Dienstleistung ein *Knowledge Error* aufgrund unzureichender Informationen vermieden werden.

In einer weiteren Ausprägung können diagnoseunterstützende Dienstleistungen die korrekte *Interpretation der Daten* erleichtern und somit die Güte der Diagnosegenauigkeit erhöhen. Diese Dienstleistungen setzen direkt beim diagnostizierenden Arzt an und sind darauf ausgelegt, möglichst viele der therapierelevanten Informationen zum Zeitpunkt der Diagnose verfügbar zu machen. Der Informationsgrad des Arztes kann durch Schulungen erhöht werden, die ihm eine Beurteilung der Symptome nach aktuellem Stand der medizinischen Forschung erlauben. Bereits heutzutage bieten Pharmaunternehmen vermehrt medizinische

---

[615] Ein zusätzlicher Facharztbesuch besteht dann, wenn der Facharzt lediglich zur Diagnosestellung aufgesucht wird und der Patient nach Therapieempfehlung durch den Facharzt wieder vom Hausarzt weiter betreut wird.
[616] vgl Szathmary(1999), S.83f

Schulungen an, welche der CME-Zertifizierung der Kassenärztlichen Vereinigungen genügen.[617]

Alternativ kann die Diagnosestellung und ggf. auch Therapieempfehlung des Arztes durch IT-Systeme im Rahmen des Arzt-Patienten-Kontaktes substituiert werden. Die persönliche Erfahrung und das medizinische Wissen des Arztes werden in diesem Fall partiell substituiert. IT-Systeme können auch als obligatorische Zweitmeinung in der Integrierten Versorgung verwendet werden und somit in bestimmten Fällen einen zusätzlichen Arztbesuch substituieren. Durch eine IT-Unterstützung der Diagnose kann somit ein *Knowledge Error* aufgrund fehlerhafter Interpretation der diagnostischen Daten vermieden werden.

Eines der ersten Beispiele für eine solche diagnostische IT-Unterstützung ist das Projekt medrapid. Bei medrapid handelt es sich um ein Spin-Off Projekt der Universität Heidelberg, das von den Betreibern als „medizinische Wissensbank für Praxis, Forschung und Bildung"[618] bezeichnet wird. Das praktische Ziel von medrapid liegt in der Diagnoseunterstützung auf der Grundlage wissenschaftlicher Erkenntnisse und wird wie folgt beschrieben:

„[M]edrapid dient dazu, Symptomkomplexe rasch einzugrenzen, zu Symptomkomplexen das richtige Krankheitsbild zu finden und einzelne Krankheitsbilder kompakt zu überblicken. Das Ziel ist, eine möglichst große Breite bei begrenzter Detaillierung an Wissen zu allen Krankheitsbildern zu liefern. Dabei wird auf weitergehende Fachliteratur verwiesen, aus der bei Bedarf zusätzliche Details entnommen werden können. [...] medrapid richtet sich an medizinische Fachkreise, also Ärzte, Zahnärzte, Apotheker, Medizinstudenten, Heilpraktiker und alle weiteren Personen, die sich beruflich mit Heilung beschäftigen und die nötige Ausbildung mitbringen."[619]

Mit medrapid soll insbesondere die Wissensrecherche im ärztlichen Alltag und die Kommunikation neuen Wissens in optimaler Form Eingang in die medizinische Praxis finden. Dabei wird kein neues Wissen erzeugt, sondern in einem mehrschrittigen Autorenprozess und Qualitätsmanagement klinisches Wissen zu einzelnen Krankheitsbildern strukturiert zur Verfügung gestellt. Für jedes Krankheitsbild sollen dem behandelnden Arzt mit Hilfe von

---

[617] Seit 2004 besteht für Vertragsärzte (§ 95d SGB V) sowie angestellte Klinikärzte (§ 137 SGB V) eine Fortbildungspflicht. Diese kann als Continuous Medical Education (CME) im Rahmen zertifizierter Fortbildungen erbracht werden. Die möglichen Fortbildungsmaßnahmen und ihr jeweiliger Punktwert werden von den Ärztekammern festgelegt.
[618] vgl. Medrapid Internetseiten
[619] vgl. Medrapid Internetseiten

medrapid sämtliche Therapiealternativen aufgezeigt werden. Bisher sind über 5.000 Krankheitsbilder in medrapid abgebildet.[620]

Ein weiteres Beispiel für ein IT-gestütztes decision support system biete die Firma medesso. Insbesondere Labore werden durch die medizinischen der Auswertung von diagnostischen Befunden und Ergebnissen unterstützt. Medesso kann dabei auf Basis einer umfassenden medizinischen Datenbank und entsprechenden Algorithmen auf mögliche Erkrankungen und Risiken hinweisen und Empfehlungen zur Therapie bzw. weiterführenden Diagnostik geben.[621]

Medrapid und medesso sind somit Beispiele dafür, wie die Fehlerwahrscheinlichkeit einer Diagnose durch eine entsprechende Dienstleistung verringert werden soll. Medrapid ist gleichzeitig geeignet, innerhalb von Versorgungsnetzen einen einheitlichen, evidenzbasierten Qualitätsstandard bei der Diagnose zu etablieren. Der erfolgreiche Einsatz von derartigen Formen der Diagnoseunterstützung setzt jedoch die entsprechende Akzeptanz beim Arzt und auch beim Patienten voraus, da die Behandlungssituation mehr als andere Vertragsverhältnisse in einem besonderen Maß auf das Vertrauen des Patienten in die medizinische Kompetenz des behandelnden Arztes gründet.[622] Dem Arzt muss zudem zu jedem Zeitpunkt aus haftungsrechtlichen Gründen die Gelegenheit gegeben werden, sich im Zweifelsfall gegen den Therapievorschlag von medrapid zu entscheiden.[623] Andererseits kann eine vom Arzt gestellte Diagnose und Therapieempfehlung, die zusätzlich von medrapid gestützt wird, dem Patienten signalisieren, dass seine Entscheidung den allgemein anerkannten Grundsätzen für Diagnose und Therapie und dem Kenntnisstand der medizinischen Wissenschaft entspricht. Dies kann zu einer Erhöhung der Therapietreue beim Patienten führen, sowie im Zweifelsfall die schuldrechtlich geforderte Sorgfaltspflicht des Arztes dokumentieren.[624]

Anbieter einer solchen Dienstleistung müssen in der Lage sein, medizinisches Wissen in einer Vielzahl von Krankheitsbildern bzw. Indikationen einem systematischen Bewertungsprozess zu unterziehen, die Informationen zu strukturieren und dieses Wissen vollständig und aktuell

---

[620] vgl. Finkeissen (2006)
[621] vgl. medesso Internetseiten
[622] vgl. SVR(2003), Ziff. 445
[623] Der Arzt geht bei der Behandlung einen Dienstvertrag gemäß § 611 BGB ein und haftet nach § 823 BGB. Der Arzt haftet bei grober Fahrlässigkeit oder Vorsatz. Grob fahrlässig handelt er, sofern er die erforderliche Sorgfalt verletzt.
[624] vgl. SVR(2003), Ziff. 446

in eine IT-Struktur einzubinden.[625] Grundsätzlich ist die Pharmaindustrie daher als möglicher Anbieter einer solchen Dienstleistung geeignet. Insbesondere multinationale Konzerne verfügen über große eigene Forschungszentren und eine entsprechende IT Struktur, um zeitnah den aktuellen Stand des medizinischen Wissens abzurufen und strukturiert innerhalb des Unternehmens weiterzugeben.

Ein optimierter Diagnoseprozess kann auch aus gesamtwirtschaftlicher Sicht ein Beitrag zur rationalen Gesundheitsversorgung sein, wenn gesunkene Kosten der Diagnostik und eine erhöhte Diagnosegenauigkeit auch ein präventives Screening von Risikogruppen erlauben. Kosteneffektiv ist eine solche Ausweitung diagnostischer Dienstleistungen allerdings nur, wenn die Folgekosten eines späteren Eintritts ins professionelle Gesundheitssystem aufgrund schwerwiegender Folgeerkrankungen die zusätzlichen frühen Eintritte ins Gesundheitssystem aufgrund der gestellten Diagnose überkompensieren (d.h. wenn die Behandlungskosten überproportional zum Schweregrad steigen) oder wenn der Outcome durch die diagnostischen Dienstleistungen effektiver gesteigert werden kann als ohne diese.

7.3.2.3 Verordnung

Ein weiterer Ansatzpunkt versorgungsnaher Dienstleistungen ist im Anschluss an die Diagnose bei der Therapieentscheidung und die Verordnung eines Arznei-, Heil- oder Hilfsmittels gegeben. Die Therapieentscheidung trifft in der herkömmlichen Regelversorgung grundsätzlich der behandelnde Arzt; die entsprechende Verordnung (*Rezept*) wird dann vom Patienten in einer Apotheke seiner Wahl (*stationär oder online*) eingelöst. Die Effektivität und Effizienz der Verordnung kann sowohl vor, während als auch zeitlich (langfristig) nach dem Arzt-Patienten-Kontakt beeinflusst werden.

In der Integrierten Versorgung kann die Anzahl der Therapieoptionen durch netzinterne Leitlinien und Formularies eingeschränkt werden. Eine Steigerung der Effektivität durch solche Maßnahmen ist möglich, falls nachweislich ineffektive Therapieoptionen ausgeschlossen werden können und somit dem Arzt nicht mehr zur Verfügung stehen. Eine Erhöhung der Effizienz der Verordnung ist möglich, wenn ein erhöhter Anteil an Originalpräparaten durch preisgünstige, substanzgleiche Generika ersetzt werden kann und die Therapietreue des Patienten hiervon unbeeinflusst bleibt. Es hängt in beiden Fällen von den Sanktions- und

---

[625] vgl. Szathmary (1999)

Anreizmechanismen ab, in welchem Umfang entsprechende Arzneimittelrichtlinien bei der individuellen Therapieentscheidung berücksichtigt und umgesetzt werden.

Der originäre Verordnungsprozess findet während des Arzt-Patienten-Kontaktes statt, oft unter zu Hilfenahme von IT-Unterstützung. Bereits in der herkömmlichen Versorgung wurde entsprechende Praxissoftware den Ärzten insbesondere von Generika-Herstellern sowie Reimporteuren kostenlos zur Verfügung gestellt. Neben Werbung durch Werbebanner und Logos in den Programmen konnte über die entsprechenden Voreinstellungen der Software Einfluss auf das Verordnungsverhalten des Arztes ausgeübt werden. Durch automatischen Ausschluss der Aut-Idem-Regelung bei Präparaten des betroffenen Unternehmens, vorselektierte Listen oder Vorschläge zur Substitution eines Originalpräparates durch das Produkt des Sponsors konnten die Unternehmen erheblichen Einfluss auf den Marktanteil ausüben, wodurch in der Regel jedoch kein Beitrag zur rationalen Arzneimitteltherapie geleistet wurde.[626] Mit Inkrafttreten des AVWG wurden diese Möglichkeiten der Verordnungsbeeinflussung deutlich beschränkt. Ärzte dürfen künftig für die Verordnung von Arzneimitteln nur noch Praxissoftware einsetzen, die von der Kassenärztlichen Bundesvereinigung (KBV) zugelassen ist.[627] Die Software muss zudem alle Informationen enthalten, die für die Verordnung in der vertragsärztlichen Versorgung von Bedeutung sind. Dazu gehören insbesondere alle Regelungen der Arzneimittelrichtlinie des G-BA.

Das Verordnungsverhalten des einzelnen Arztes und des gesamten Versorgungsnetzes kann zudem kontinuierlich auf Effektivitäts- und Effizienzreserven überprüft und das Verordnungsverhalten entsprechend optimiert werden. Bei Ausschluss objektiv ineffektiver Therapien durch Formularies und Substitution der Originalpräparate durch Generika kann die Effektivität einer Therapie erhöht werden, indem Patienten, die trotz einer hinreichenden Compliance nicht von der Therapie profitieren (*Non-Responder*) zeitnah und konsequent eine andere bzw. keine Therapie mehr erhalten. Im Nachgang zur Verordnung kann daher eine obligatorische Responderanalyse für die entsprechende Therapie durchgeführt werden. Diese Analysen können zudem langfristig – beispielsweise im Rahmen der Versorgungsforschung– mit Hilfe von Langzeitdaten einer großen *real-life* Patientenpopulation zu einer zielgerichteten Anwendung des Präparates beitragen.

---

[626] vgl. SVR(2005), Ziff. 844
[627] vgl. § 73 Abs. 8 Satz 6 SGB V

Auch der Aspekt der Arzneimitteltheapiesicherheit kann im Rahmen einer Verordnungsanalyse adressiert werden. Etwa 5% der Krankenhauseinweisungen in Deutschland sind auf unterwünschte Arzneimittelereignisse zurückzuführen. Insbesondere bei älteren Patienten mit Polymedikation sind viele dieser Aufenthalte durch Maßnahmen der Arzneimitteltherapiesicherheit vermeidbar.[628] Neben integrierten Modulen zur Verordnungsprüfung in den Krankenhausinformations- und Praxisverwaltungssystem existieren auch eigenständige Systeme zur individuellen Risikoprüfung. Als Beispiel sei hier das Krankheiten-Arzneimittel-Lebensmittel-Informationssystem" (KALIS) der Universität Bielefeld. KALIS setzt hierbei auf die Verknüpfung eigener Datenbanken und anerkannten Systemen, mit denen eine umfassende Risikoprüfung der pharmakologischen und pharmakokinetischen Wechselwirkungen möglich ist.[629]

Die Erstellung eines Verordnungschecks oder die Bereitstellung eines Medikationsplans umfangreichen Arzneimittelliste kann somit vom Leistungserbringer oder Patienten durchaus an einen Dritten bzw. externen Dienstleister übertragen werden, der über umfangreiche Kenntnisse des Arzneimittelmarktes und über die notwendigen Kompetenzen verfügt, auch bei der Neueinführung von Präparaten Empfehlungen bezüglich der Listung dieser Präparate zu geben. In den USA und anderen Ländern werden diese Aufgaben von PBM-Organisationen übernommen, die ihre Dienstleistung oft Großunternehmen und MCOs anbieten. Oft sind diese PBM-Organisationen im Besitz eines Pharmaunternehmen,[630] was jedoch auch zu wachsender Kritik an den PBMs geführt hat.

Grundsätzlich können Pharmaunternehmen auch in Deutschland Beratungsdienstleistungen bezüglich einer optimierten Verordnung anbieten; sie stoßen jedoch im deutschen Gesundheitswesen insbesondere im Bereich der retrospektiven Analyse des Verordnungsverhaltens auf potenzielle Wettbewerber, die in dieser Form in den USA nicht existieren. Sowohl KVen als auch Krankenkassen setzen verstärkt *Pharmakotherapieberater* (auch: *Arzneimitteltherapieberater, Krankenkassenapotheker*) ein, die durch eine Analyse des Verordnungsverhaltens eines Arztes Empfehlungen zur Erhöhung der Wirtschaftlichkeit der Arzneimitteltherapie geben. Unterstützend werden zudem Softwareprogramme eingesetzt, die einen Vergleich des Verordnungsverhaltens mit einer beliebigen Vergleichsgruppe erlauben. Als Beispiel kann

---

[628] vgl. Jaehde et al(2013)
[629] vgl. Apotheke adhoc (2013)
[630] 1989 übernahm der Pharmakonzern Merck & Co die PBM-Organisation Medco Managed Care; weitere Akquisitionen folgten (vgl. Bletzer(1998), S.29f), wurden teilweise aber wieder aufgelöst

hier das Programm PharmPRO der AOK genannt werden. PharmPRO wurde in den 90er-Jahren gemeinsam vom Wissenschaftlichen Institut der AOK (WIdO) und Krankenkassen-apothekern der AOK entwickelt. PharmPRO wird als Beratungsinstrument eingesetzt, um Wirtschaftlichkeitsreserven aufzuzeigen und die Versorgungsqualität in der Pharmakotherapie zu erhöhen.[631] Da mit Hilfe von PharmPRO „[...] der einzelne Arzt mit einer freidefinierten (Fach-)Arztgruppe oder dem Durchschnitt eines Qualitätszirkels verglichen werden kann [...]"[632], ist die Struktur eines solchen retrospektives Analyseinstrument auch im Rahmen eines drug utilization Reviews in Formen der Integrierten Versorgung einsetzbar.

7.3.2.4 Verwendung

Rationalisierungsreserven bestehen auch bei der Verwendung von Inputfaktoren im Versor-gungsprozess sowohl seitens der Leistungserbringer als auch seitens der Patienten. Hierzu gehört die unsachgemäße Verwendung medizinisch-technischer Geräte, Hilfsmittel und Pharmazeutika durch Leistungserbringer, sowie unsachgemäße Verwendung von Hilfsmitteln und Pharmazeutika durch den Patienten. Medikationsfehler gehören zu den häufigsten Fehlern im Versorgungsprozess. Fehler sind dabei sowohl bei Verschreibung, Dokumentati-on, Ausgabe, Verabreichen und beim Monitoring möglich, wobei 42% der Fälle von Fehl-medikation in stationären Einrichtungen auf Verabreichungsfehler zurückzuführen sind.[633] Die Fehlmedikation ist seitens der Leistungserbringer vor allem auf organisatorische Defizite im Versorgungsprozess zurückzuführen; auch für den ambulanten Sektor in Deutschland sind Medikationsfehler insbesondere auf Probleme bei der Organisation, Ablaufkoordination und Kommunikation zurückzuführen.[634] Klassische Instrumente und Organisationsformen der Integrierten Versorgung wie ein *drug utilization review* und ein verbessertes Informationsma-nagement können Lösungsansätze bieten.

Seitens der Patienten sind jedoch auch in der Integrierten Versorgung Medikationsfehler analog zur herkömmlichen Versorgung möglich. Dies ist der Fall, wenn der Patient das professionelle Gesundheitssystem wieder verläßt und den Therapieanweisungen des Arztes bzgl. der Medikamenteneinnahme eigenständig Folge zu leisten ist. Eine effektivere Therapie ist in dieser Therapiephase allein durch eine erhöhte Compliance des Patienten zu erreichen. Der SVR hat bereits in seinem Gutachten 200/2001 (Addendum) auf die hohe Anzahl von

---

[631] vgl. WidO (2007)
[632] vgl. WidO (2007)
[633] vgl. US Pharmakopeia, zitiert nach SVR(2003), Ziff. 400
[634] vgl. SVR(2003), Ziff. 403

Therapieeinbrüchen durch mangelhafte Compliance hingewiesen.[635] Im Rahmen der Integrierten Versorgung besteht die Möglichkeit, das Erreichen von Compliance und Persistence als
„ärztliche Leistung"[636] zu sehen, wobei unterstützende Maßnahmen hierzu möglicherweise
auch von Dritten und auch der Pharmaindustrie erbracht werden können.

Der Begriff der *Compliance* wird sowohl in der medizinischen, psychologischen als auch
betriebswirtschaftlichen Literatur verwendet und entsprechend unterschiedlich interpretiert.[637]
Der englische Begriff Compliance kann grundsätzlich mit Einwilligung, Befolgung, Willfäh-
rigkeit übersetzt werden.[638] Im Klinischen Wörterbuch Pschyrembel wird Compliance im
Zusammenhang mit dem Arzt-Patienten-Verhältnis definiert als „Bereitschaft eines Patienten
zur Zusammenarbeit mit dem Arzt bzw. zur Mitarbeit bei diagnostischen oder therapeutischen
Maßnahmen [...]"[639] Der Compliancebegriff kann auch als gegenseitiges Einverständnis
interpretiert werden; zum anderen geht es jedoch auch um die einseitige Patientenbereitschaft,
die Therapieanweisungen des Arztes zu befolgen und auch eigenständig weiterzuführen.
Compliance kann somit als messbares Ergebnis eines Prozesses verstanden werden, wie in der
Definition von HAYNES(1986) deutlich wird. Dieser definiert Compliance als „den Grad, in
dem das Verhalten einer Person (in Bezug auf die Einnahme eines Medikaments, das Befolgen einer Diät oder die Veränderung eines Lebensstils) mit dem ärztlichen oder gesundheitspolitischen Rat korrespondiert"[640]

Der Begriff der Compliance muss zudem vom Begriff der *Adherence* abgegrenzt werden.
Dieser Terminus löst sich vom Ideal des duldsamen Patienten und rückt dessen Eigenverant-
wortlichkeit in den Vordergrund:[641]

> *„The word ‚adherence' is preferred by many health care providers, because
> ‚compliance' suggests that the patient is passively following the doctor's orders and
> that the treatment plan is not based on a therapeutic alliance or contract estab-
> lished between the patient and the physician."[642]*

Die WHO definiert den Begriff Adherence in Anlehnung an HAYNES(1986) wie folgt:

---

[635] vgl. SVR(2001 Addendum), Ziff. 34ff
[636] SVR(2005), Ziff. 872
[637] vgl. Dullinger(2001), S. 24
[638] vgl. Langenscheidt, Begriff: Compliance, S.126
[639] vgl. Pschyrembel(2002), S. 310
[640] vgl. Haynes(1986²), S.12
[641] vgl. Scheibler(2003), S. 1
[642] Osterberg/Blaschke(2005), S. 487

„[Adherence to a long-term therapy is] the extent to which a person's behaviour – taking medicinde, following a diet and/or executing lifestyle changes corresponds with agreed recommendations from a health care provider."[643]

Non-Compliance bzw. Non-Adherence wiederum impliziert ein bewusst ablehnendes Verhalten gegenüber den ärztlichen Therapiehinweisen.[644] Die Praxis zeigt zudem, dass in vielen Fällen mangelnde Mitarbeit aus Sicht des Patienten rational begründet und von ihm beabsichtigt ist: Das vom Patienten beabsichtigte Abweichen vom Therapieschema ist mit 60-70% häufiger als das vom Patienten nicht beabsichtigte, z. B. durch Vergesslichkeit oder versehentliche Falschanwendung.[645] Non-Compliance kann sich in unterschiedlichen Formen und Mustern des Patientenverhaltens in der Praxis äußern und betrifft sowohl Einnahmezeit, Dosierhöhe und Dosierintervall als auch die Therapiedauer oder auch bewusstes Weglassen der Einnahme („drug holidays") bis hin zum kompletten Therapieabbruch.[646] Der Grad der Non-Compliance ist in besonderer Weise auch von der Nähe zum nächsten Arzttermin abhängig; ärztliche Empfehlungen, die ansonsten ignoriert werden, werden vom Patienten kurz vor der nächsten Kontrolle wieder befolgt, in der Hoffnung, dass die Non-Compliance über den Großteil des Therapieverlaufs unbemerkt bleibt („Weiße Kittel Compliance" bzw. „Zahnputzeffekt").[647]

Die Ursachen der Non-Compliance bzw. Non-Adherence sind vielschichtig. Die WHO unterscheidet zwischen 5 Faktoren, die die Adhärenz beeinflussen. Neben soziönomisschen Faktoren (Bildungsniveau, Lebensbedingungen, Arbeitssituation u.a.) und dem Gesundheitssystem bestimmen auch die Therapie (Administration, Therapieregime/-komplexittä), die Krankheit (Symptome, Einschränkungen, etc) und der Patient selbst die Therapietreue.[648] Ein bedeutender Einflussfaktor ist hierbei der Informationsstand des Patienten und sein Verständnis des Krankheitsbildes und seine Fähigkeit, hieraus eine „Laienhypothese und -diagnose" zu stellen. Diese kann deutlich von der Einschätzung des Arztes bzw. Apothekers abweichen, so dass die vorgeschlagenen therapeutischen Maßnahmen und Ziele für den Patienten nicht ohne weiteres nachvollziehbar sind.[649]

---

[643] vgl. WHO(2003), S. 3
[644] vgl. Gordis(1979), S. 25.
[645] vgl. Heuer/Heuer(2000), S.60
[646] vgl. Dullinger(2001), S.27 zu weiteren Mustern der Non-Compliance
[647] vgl. Dullinger(2001), S.27
[648] vgl. WHO(2003), S27. Für eine ausführliche Darstellungen der Ursachen von Non-Compliance vergleiche Heuer/Heuer(2000), Haynes(1986[2]), Schleese(2003)
[649] vgl. Schleese (2003), S. 49.

Strategien zur Steigerung der Compliance decken ein breites Spektrum an Maßnahmen ab. Dieses umfasst sowohl individuelle Patientenschulungen zum Krankheitsbild und Behandlungsmethoden als auch Verhaltensübungen und Schulungen zur Verwendung von therapeutischen Hilfsmitteln und Medikamenten. Zudem kann durch Unterstützungsmaßnahmen das soziale Umfeld des Patienten (Partner, Familie, Kollegen) in den Therapieverlauf eingebunden werden. Des Weiteren sind auch stärkere Kontrollen des Patienten durch den Arzt oder sonstige Leistungserbringer möglich, um eine erhöhte Therapietreue zu erzielen.[650] In Deutschland werden schwerpunktmäßig in existierenden DMPs Maßnahmen eingesetzt, die auf eine stärkere, aktivere Rolle des Patienten in Therapieentscheidung und –prozess abzielen. Besonders bei chronischen Krankheitsbildern kann das Management der Krankheit hierdurch zunehmend auf den Patienten verlagert werden.[651] Diese Form der compliance-fördernden Maßnahmen geht vom Patienten als Co-Produzenten der eigenen Gesundheit aus; der Patient ist somit auch als „Wertschöpfungspartner"[652] zu verstehen, durch dessen Aktivierung die Effektivität der Leistungserbringung gesteigert werden kann.

Ausschlaggebend für den spezifischen Beitrag compliance-fördernder Dienstleistungen ist dabei, ob sie bei gleichem Outputniveau der medizinischen Leistung die Aktivierung des Patienten fördern und somit der Aktivitätsgrad des Arztes sinken kann (*substitutive Dienstleistung*) oder ob ein erhöhtes Outputniveau durch zusätzliche compliance-fördernde Dienstleitungen bei gleichbleibender Aktivität des Arztes erreichbar ist (*additive Dienstleistung*). Beide Fälle können durch die Darstellung von CORSTEN[653] illustriert und auf den Gesundheitssektor angewendet werden. Anhand von Isoleistungslinien (Abbildung 26) wird deutlich, dass Teile des Leistungserstellungsprozesses sowohl vom Arzt als auch vom Patienten erbracht werden können. Dabei liegt in jedem Fall eine Mindestaktivität des Leistungserbringers vor, denn ohne jegliche Aktivität des Leistungserbringers kommt der Patient lediglich im Bereich der Selbstmedikation aus.

---

[650] vgl. Petermann/Mühlig(1998)
[651] vgl. SVR(2001) Addendum, Ziff. 41
[652] Dullinger(2001), S.49
[653] Corsten(1985), S.39f

Abbildung 26: Compliance-fördernde Dienstleistungen (substitutiv und additiv)

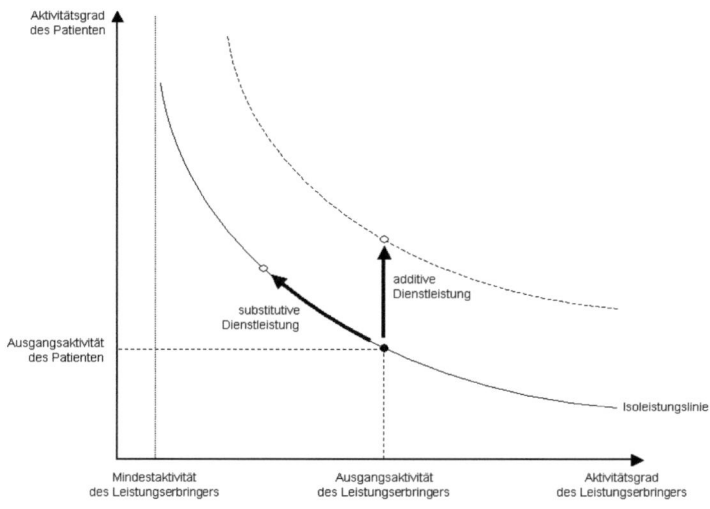

Quelle: in Anlehnung an Corsten (1985), S.130

Durch die *substitutive Dienstleistung* kann das Leistungsniveau des Arztes bei gleichem Outputniveau verringert werden. Dies entspricht einer Verschiebung der Faktorkombination entlang der Isoleistungslinie.[654] Eine compliance-fördernde Dienstleistung ist somit für den Fall effektiv, wenn die Aktivierungskosten des Patienten (d.h. Kosten für die Dienstleistung inklusive der zusätzlichen Opportunitätskosten für den Arzt[655]) nicht höher sind als die Aktivierungskosten des Arztes, die zur Erreichung des Outputniveaus notwendig sind. Faktisch soll die Dienstleistung eine Verschiebung professioneller Versorgungsleistungen in das Laiensystem bewirken und Intervalle und Zeitpunkt für den Eintritt in das professionelle Gesundheitssystem verlängern bzw. herauszögern.

Im Falle einer *additiven Dienstleistung* werden zusätzliche Aktivitäten seitens eines Dritten dem Leistungserstellungsprozess angegliedert, so dass die Ausgangsaktivität des Patienten unabhängig vom Ausgangsniveau des Arztes steigt und ein höheres Outputniveau erreicht wird; die Isoleistungslinie verschiebt sich nach oben. Eine leichte Erhöhung des ärztlichen Aktivitätsniveaus kann jedoch –analog zur substitutiven Dienstleistung- notwendig sein, um dem Patienten die Dienst-

---

[654] vgl. Corsten(1985), S.39
[655] es muss berücksichtigt werden, dass dem Arzt Aufwand für die Dokumentation, Erklärung etc. der Dienstleistung entsteht. Dieser Aufwand sollte anreizkompatibel vergütet werden.

leistung zugänglich zu machen (z.B. Aufnahme der Daten, Einschreibung). Erhöhte Compliance führt somit zu zusätzlichen Qualitätsgewinnen im Versorgungsprozess.

Eine derartige compliance-fördernde Dienstleistung ist effizient, wenn die zusätzlichen Kosten einer solchen Dienstleistung geringer sind als die Kosten zur Erhöhung des Aktivierungsniveaus des Leistungserbringers.[656] In einem zweiten Schritt muss daher geprüft werden, ob die Kosten der Dienstleistung in einem angemessenen Verhältnis zum gesteigerten Outcome stehen. Aus Sicht des einzelnen Leistungserbringers kann sich dabei auf eine Kosten-Effektivitätsanalyse beschränkt werden, da ein eindeutiges Behandlungsziel existiert und die Effektivität verschiedener Therapieoptionen daher anhand klarer Zieldimensionen gemessen werden kann. Auch bei mehreren Zielen kann sich auf diese Analyse beschränkt werden, wenn alle möglichen Therapieoptionen diese Ziele im gleichen Umfang erreichen können.[657] Der einzelne Arzt kann somit beispielsweise entscheiden, ob ein Schulungsprogramm für Diabetiker oder die Verordnung eines patentgeschützten, hochpreisigen oralen Antidiabetikums die HbA1c Senkung maximieren. Aus der Perspektive eines Leistungserbringers mit pauschalierter Budgetverantwortung oder eines Kostenträgers müssen jedoch die Effekte von Dienstleistungen in unterschiedlichen Therapiefeldern verglichen werden, so dass eine Kosten-Nutzen-Analyse notwendig ist, um Therapieoptionen mit unterschiedlichen klinischen Outcomes zu vergleichen.[658]

Die Motivation eines Pharmaunternehmens, als Anbieter solcher Dienstleistungen aufzutreten, kann zum einen getrieben werden durch den erwarteten Mehrabsatz von Produkten. Der Mehrabsatz kann durch eine gesteigerte Patientenzahl oder eine längere Anwendungsdauer des Präparats durch den Patienten erreicht werden. Das Angebot einer entsprechenden Dienstleistung ist daher nur lukrativ für das Unternehmen, wenn

- Der Mehrumsatz der neuen medikamentösen Therapie die Kosten für die Dienstleistung ausgleicht
- Mehrkosten der neuen medikamentösen Therapie und Dienstleistung ein vom Kostenträger akzeptiertes Kosten-Nutzen-Verhältnis aufweisen und vollständig vergütet werden.

Mehrabsatz aufgrund einer längeren Anwendungsdauer wird –gegeben der Anzahl diagnostizierter Patienten- durch eine verringerte Anzahl an Therapieabbrüchen erreicht. Diese Therapieabbrü-

---

[656] Abbildung 21 illustriert, dass analog auch eine additive Dienstleistung möglich ist, die den Aktivitätsgrad des Arztes erhöht und mit der dasselbe Outputniveau erreicht werden kann. In diesem Fall bleibt der Aktivitätsgrad des Patienten jedoch unverändert und es handelt sich nicht um eine compliance-fördernde Dienstleistung.
[657] vgl. Drummond et al(2003²), S.96
[658] vgl. Drummond et al(2003²), S.140

che können aufgrund nicht erreichter Therapieziele oder unerwünschter Nebenwirkungen erfolgen. Letztere können durch Complianceprogramme systematisch erkannt und frühzeitig entsprechende Maßnahmen ergriffen werden. Compliance-fördernde Dienstleistungen erhöhen zudem die Effektivität der Therapie, so dass die Therapieziele erreicht werden können und so im Rahmen dauerhafter Therapien die Verweildauer erhöht wird, da sich bei Verordner und Patient der erwartete Therapieerfolg einstellt. Bei chronischen Krankheitsbildern führt eine erhöhte Compliance zudem möglicherweise zu einer Steigerung der benötigten Medikation, ohne die Gesamtzeit der Therapiedauer zu verkürzen. Falls die konsequente Einhaltung der Therapie mit einem Überlebensvorteil des Patienten einhergeht, kann es sogar zu einer Ausdehnung der Therapiedauer kommen (*Morbiditätsexpansion*).

Kann der Marktanteil nicht gesteigert werden (z.B. weil das Produkt die einzige Therapiealternative darstellt), kann es für ein Pharmaunternehmen dennoch sinnvoll sein, compliance-fördernde Dienstleistungen anzubieten. Speziell für hochpreisige Spezialpräparate kann eine erhöhte Compliance die Effektivität der Therapie deutlich steigern. Wird die Verordnung und Abgabe der entsprechenden Medikation in der Integrierten Versorgung fest an die Dienstleistung gekoppelt, so kann das Kosten-Nutzen-Verhältnis im Vergleich zur herkömmlichen Versorgung signifikant verbessert werden. In diesem Fall ist vom Pharmaunternehmen zu prüfen, ob eine kostenlose Abgabe der Dienstleistung durch die Erstattungserlangung gerechtfertigt ist.

Compliance-fördernde Dienstleistungen können zudem stärker als sonstige Dienstleistungen im Versorgungsprozess der Integrierten Versorgung an spezifische Produkte gekoppelt werden. Somit besteht für die Pharmaindustrie ein weiterer Anreiz bei Therapiegebieten und Diagnosen, in denen Präparate mit hoher Substitutionalität dominieren, in die Entwicklung von Compliance-fördernden Dienstleistungen zu investieren. Die direkte Kopplung des Präparates führt zu einer Produktdifferenzierung und somit zu einer verringerten Substitutionalität der Produkte. Für forschende Arzneimittelhersteller sind daher Compliance-fördernde Maßnahmen von besonderem Interesse, da sie so ihr versorgung- und medizinisches Know-how stärker mit der Inputleistung (Arzneimittel) verknüpfen können, als Generikahersteller hierzu in der Lage sind.

Ein Beispiel für eine IT-gestützte Dienstleistung zur Verbesserung der Compliance, welche auf eine verbesserte Kommunikation zwischen Arzt und Patient abzielt, ist das Produkt Accu-Chek Mellibase des Pharmaunternehmens Roche Diagnostics.[659] Accu-Chek Mellibase ist ein PC-Programm, das auf der Basis demographischer und diagnostischer Kriterien wie Alter,

---

[659] vgl. Accu-Chek Mellibase Internetseiten

Geschlecht oder Cholesterinwert des Patienten das individuelle Risiko von Diabetikern errechnet, an Folgeerkrankungen wie Herzinfarkt, Schlaganfall oder Nierenversagen zu erkranken. Das Programm zeigt zudem das Optimierungspotenzial der Therapie und macht die Risikofaktoren deutlich, von deren Verbesserung der Patient am meisten bezüglich der Vermeidung schwerer Folgeerkrankungen profitiert und bereitet die entsprechenden Informationen in Form eines Risiko- und Potenzialberichts auf.

Im Patientenbericht erhält der Patient eine Übersicht über seinen derzeitigen Gesundheitszustand und die aktuellen Werte für die wesentlichen diabetesrelevanten Risikofaktoren[660]. Darüber hinaus werden auch die mit dem Arzt vereinbarten Therapieziele sowie Fortschritte bei der Erreichung der Therapieziele abgebildet. In einer 10-Jahres Perspektive wird die Bedeutung des aktuellen Gesundheitszustands des Patienten für die Ausbildung diabetischer Folgeerkrankungen anhand von Risiken und Gesundheitspotenzialen dargestellt und die wichtigsten Ansatzmöglichkeiten für die Senkung des Risikos aufgezeigt. Anhand einer grafischen Vergleichsdarstellung wird in Folgeerhebungen Rückmeldung über Verbesserungen oder Verschlechterungen der gesundheitlichen Situation des Diabetes-Patienten gegenüber der letzten Berechnung sowie die Veränderungen der zwei wichtigsten Risikofaktoren im Zeitverlauf grafisch dargestellt, um eine langfristige Erfolgskontrolle zu ermöglichen.[661]

Accu-Check Mellibase basiert auf einem komplexen Krankheitsmodell, welches auf einzelnen Teilmodellen basiert, die den Krankheitsverlauf für fünf diabetologische Langzeitfolgen in separaten Markov-Modellen simulieren. Die verwendeten Wahrscheinlichkeiten und sonstigen Inputparameter basieren auf den Ergebnissen von publizierter Literatur.[662] Die Akzeptanz und Effekte der Therapieunterstützung durch Accu-Check Mellibase wurden vom Berliner Institut für Sozialforschung in einer dreiteiligen Anwendungsstudie untersucht. Die Auswertung der klinischen Daten zeigt insbesondere bei Hochrisikopatienten eine signifikante Verbesserung des Risikoprofils gemäß der nationalen Versorgungsleitlinie DM Typ 2 der Bundesärztekammer. Als Bestandteil eines Disease Management Programms wurde Mellibase® auch im Rahmen des DIAMART[663] Projektes der DKV Deutschen Krankenversicherung zur Verbesserung der Diabetikerversorgung eingesetzt.[664]

---

[660] Dies sind: Langzeitblutzucker HbA1c, Blutdruckwerte, Gesamt- und HDL-Cholesterin, Raucherstatus und Gewicht
[661] vgl. Accu-Chek Mellibase Internetseiten – Rubrik Patientenbericht
[662] vgl. Accu-Chek Mellibase Internetseiten – Rubrik Modellentwicklung
[663] DIAMART= Diabetes Management durch Risikobewertung und Telemedizin
[664] vgl. Accu-Chek Mellibase Internetseiten – Rubrik Studie

Ein weiteres Projekt zur Unterstützung des Arzt-Patienten Verhältnisses ist das online-basierte Programm TheraKey® der Berlin-Chemie AG. Dabei handelt es sich um „ […] produktneutrales Therapiebegleitprogramm, mit dem der Arzt seinen Patienten kontrollierten Zugang zu gesicherten und umfassenden Informationen rund um die spezifische Erkrankung ermöglichen kann."[665] Erste Evaluationsergebnisse des Frauenhofer Instituts für den Einsatz im Krankheitsbild Diabetes zeigen eine positive Bewertung der Informationen durch Ärzte und Patienten. Ärzte schätzen vorallem die Förderung des Selbstmanagements der Patienten (73% der befragen 81 Ärzte und erwarten einer erhöhte Compliance (91,5%). Patienten und Angehörige stellen durch die Nutzung durch TheraKey® eine Erhöhung des empfundenen Wissens fest.[666] TheraKey® wird derzeit in verschiedenen chronischen Erkrankungen wie z.B. Diabetes und Herzkreislauf-Erkankungen eingesetzt.

Pharmaunternehmen unterstützen zudem für hochpreisige Arzneimittel die Anwendung des Präparats durch sogenannte Patientenprogramme, die verschiedene Serviceelemente (Service Center, Logistik, Webseite, App. etc) kombinieren. Die folgende Übersicht zeigt das Servicespektrum für verschiedene MS-Präparate:

Abbildung 31: Services der Pharmaunternehmen für MS-Patienten

Brand (company)	Website for Patients	Patient Support Program (since)	Disease education	Community (Forum)	Blog	Games	Mobile Services	Newsletter	Print-Magazine	Expert-Chat	Services for relatives	Nurse-Service	Call Center	Starter Package	Service Material
Avonex® (Biogen Idec)	ms-life	AVOSTART-1a (2003)	●	●		●			◆	●		◆	◆	◆	◆
Rebif® (Merck)	Leben mit MS	RebiSTAR (k.A.)	●	●	●		●		●	◆		◆	◆	◆	◆
Copaxone® (TEVA)	Aktiv mit MS	COPAKTIV (k.A.)	●	◆					●		◆		◆	◆	◆	◆
Betaferon® (Bayer)	MS-Gateway	BETAPLUS (1997)	●	●	●	●	●¹	●		●²		◆	◆	◆	◆
Extavia® Gilenya® (Novartis)	Msundich.de	EXTRACare (2009)	●			●		●	●		◆³	◆	◆	◆	◆

(1) Last edition 2009
(2) Pflegeberatung, literatur
(3) Disease coping

● = Services for all patients   ◆ = Service for registered users

Quelle: eigene Darstellung, Webseiten der entsprechenden Programme (Stand: 2012)

---

[665] Mikroelektronik Nachrichten (2013)
[666] vgl. Krankenpflege-Journal (2013)

Derartige Programme werden in der Regel jedoch nicht in Kooperation mit sonstigen Stakeholdern zur sektorübergreifenden Optimierung der Qualität und Effizienz der Arzneimitteltherapie durchgeführt. Sie dienen zwar der Information der betroffenen Patienten und Steigerung der Adhärenz und Arzneimittelsicherheit, sind aber innerhalb der Unternehmen auch wesentlich von der Motivation getrieben, Patienten zwecks Umsatzsteigerung durch den zusätzlichen Service an das einmal gewählte Präparat zu binden.

Die Analyse des Arzt-Patienten-Verhältnisses hat gezeigt, dass sich in den einzelnen Schritten, die zur konkreten Verordnung und Verwendung eines Arzneimittels führen, Schwachstellen identifizieren lassen, die das Engagement eines zusätzlichen Dienstleisters grundsätzlich rechtfertigen. Eine besondere Rolle nimmt hierbei das Informationsmanagement bezüglich des Krankheitsbildes und der Therapiealternativen ein. Die konkrete Verordnungsentscheidung des Arztes bietet dabei die geringsten Anknüpfungspunkte für das Engagement von Pharmaunternehmen, die Vor- und Nachbereitung dieser Entscheidung sind hingegen umso besser geeignet.

7.3.3 Partner in der Versorgungsforschung

Die Leistungsfähigkeit eines Gesundheitssystems zeigt sich nicht zuletzt darin, wie Grundlagenforschung und der medizinisch-technische Fortschritt in einen unmittelbaren Nutzen für den Patienten und verbesserte Versorgung in der medizinischen Praxis umgesetzt werden können. Insbesondere für die großen Volkskrankheiten (Diabetes, Asthma, Herz-Kreislauf u.a.) wird bereits 2001 vom SVR eine Intensivierung der Versorgungsforschung gefordert.[667] Mit den besonderen Versorgungsformen stehen nun neue Strukturen zur Verfügung, welche die Dokumentation und Evaluation einzelner Versorgungsschritte erleichtern und zudem teilweise selbst als Forschungsstellen einer alternativen Gesundheitsversorgung gelten können. Die Pharmaindustrie als Inputlieferant in diesen neuen Versorgungsprozessen als Partner in der Evaluation einzubeziehen, kann im Rahmen der Versorgungsforschung eine mögliche Option sein.

Der Arbeitskreis Versorgungsforschung beim Wissenschaftlichen Beirat der Bundesärztekammer definiert dabei Versorgungsforschung als „[...] wissenschaftliche Untersuchung der Versorgung von Einzelnen und der Bevölkerung mit gesundheitsrelevanten Produkten und

---

[667] vgl. SVR(2000), Ziff. 67ff

Dienstleistungen unter Alltagsbedingungen."[668] Ziel der Versorgungsforschung ist jedoch nicht die Anwendung von Grundlagenforschung auf den Alltag der Gesundheitsversorgung, sondern es soll sowohl grundlegendes als auch anwendungsnahes Wissen mit Hilfe der Versorgungsforschung generiert werden und der Öffentlichkeit und der Politik zur Verfügung gestellt werden.[669] Eine umfassende Definition der Methodik der Versorgungsforschung bietet PFAFF(2003):

„Versorgungsforschung kann definiert werden als ein fachübergreifendes Forschungsgebiet, das die Kranken- und Gesundheitsversorgung und ihre Rahmenbedingungen beschreibt und kausal erklärt, zur Entwicklung wissenschaftlich fundierter Versorgungskonzepte beiträgt, die Umsetzung neuer Versorgungskonzepte begleitend erforscht und die Wirksamkeit von Versorgungsstrukturen und – prozessen unter Alltagsbedingungen evaluiert."[670]

Die Versorgungsforschung kann –gemäß der o.a. Definition- in die *Grundlagenforschung* und in die *Anwendungsforschung* unterteilt werden. Die Grundlagenforschung untersucht und beschreibt Zusammenhänge der einzelnen Elemente des Versorgungssystems; die Anwendungsforschung bringt die gewonnenen Erkenntnisse im Rahmen der Konzeption, Begleitung und Evaluation neuer Versorgungskonzepte ein.[671] Dieser von der Versorgungsforschung geleistet Schritt kann auch als „[...] Transformation von medizinischen, biotechnischen und psychosozialen Erkenntnisfortschritten in die Versorgungspraxis und die Überprüfung von klinischen, nicht-klinischen, ggf. auch ökonomischen Effekten neuer oder ‚etablierter' Verfahren, Technologien oder Versorgungsformen unter Alltagsbedingungen [...]"[672] verstanden werden.

Langfristig können Pharmaunternehmen die Effektivität der Arzneimitteltherapie erhöhen, indem sie als Partner in der Versorgungsforschung eine kontinuierliche Evaluation der Arzneimitteltherapie im Versorgungsalltag unterstützen. Die derzeitigen Prüfungen zur Erlangung der Zulassung bilden den Versorgungsalltag hingegen nicht ab. In den Phasen I und II der klinischen Prüfung stehen Verträglichkeit und Dosierung beim Menschen (Phase I), Wirksamkeit und Unbedenklichkeit sowie die Dosis-Wirkungsbeziehung bei stationären

---

[668] Arbeitskreis Versorgungsforschung (2004), S. 2
[669] vgl. Pfaff(2003), S.13
[670] Pfaff(2003), S.13
[671] vgl. Pfaff(2003). S.14
[672] Schwartz/Scriba (2004), S. 164

Patienten (Phase II) im Vordergrund. In Phase III wird nochmals der Nachweis von Wirksamkeit und Unbedenklichkeit an einer großen Gruppe von Patienten (>1.000) mithilfe von multizentrischen, doppelblinden und placebokontrollierten Studien erbracht (Randomized Controlled Trials – RCTs).[673] Die nach der Zulassung durchgeführten Phase IV-Studien dienen zur Sicherung des Wirkprofils des Arzneimittels. In diesen Langzeitstudien können zudem aufgrund der hohen Anzahl von Patienten seltene Nebenwirkungen erfasst werden, welche nachträglich Einfluss auf Zulassungsstatus und Anwendungshinweise haben können.[674] In den meisten Unternehmen existieren Koordinationsstellen für die Phase IV-Forschung.[675]

Auch das IQWiG weist in seiner aktuellen Version seiner ‚Allgemeinen Methoden' auf das Spannungsverhältnis von Ergebnissicherheit mit Hilfe von randomisierten, kontrollierten Studien und andererseits einer möglichst genauen Abbildung der Patientenversorgung im Alltag hin. Besonders Ausschlusskriterien und strukturelle Unterschiede von Patientenpopulationen sowie Intensität und Qualität der Betreuung beeinflussen die Übertragung von Ergebnissen aus RCTs auf den Versorgungsalltag.[676] Auch wenn sich die Parameter Ergebnissicherheit und Alltagsnähe bei „intelligente[r] Kombination aus Studientyp, Design und Durchführung"[677] nicht ausschließen, so sollte eine verbesserte Alltagsnähe zu Lasten einer verringerten Ergebnissicherheit nicht angestrebt werden.[678] Ein weiteres Problemfeld bildet die Berücksichtigung von Surrogatendpunkten als Ersatz für patientenrelevante Endpunkte (Patient related outcomes – PROs) in klinischen Studien.[679] Der Patientennutzen umfasst dabei insbesondere die Verbesserung des Gesundheitszustandes, eine Verkürzung der Krankheitsdauer, eine Verlängerung der Lebensdauer, eine Verringerung von Nebenwirkungen oder eine Verbesserung der Lebensqualität.[680] Entsprechende krankheitsspezifische oder generische Messinstrumente (z.B. EQ5D, SF36) müssen daher in das entsprechende Studiendesign integriert werden.[681] Da sich Lebensqualität jedoch auch über Interaktion mit dem sozialen Umfeld definiert[682], ist auch hier fraglich, inwiefern Lebensqualität unter den

---

[673] vgl. Mutschler et al(2001[8]), S.123
[674] vgl. Mutschler et al(2001[8]), S.124
[675] vgl. Schöffski(2002), S.302
[676] vgl. IQWiG(2008), S.11ff
[677] IQWiG(2008), S.12
[678] vgl. IQWiG(2008), S.13
[679] vgl. IQWiG(2008), S.29ff
[680] vgl. §35b SGB V
[681] vgl. Schöffski/Schulenburg(2007[3]), S.330
[682] vgl. Schöffski/Schulenburg(2007[3]), S.323

Rahmenbedingungen eines RCTs mit der Lebensqualität eines Patienten im Versorgungsalltag vergleichbar ist.

Die Versorgungsforschung bietet daher eine Möglichkeit für die Pharmaindustrie, diesen gestiegenen Anforderungen an die Daten zur Bewertung einer alltags- und patientenrelevanten Arzneimitteltherapie gerecht zu werden. Klinische Wirksamkeit, Patientenrelevanz und gesundheitsökonomische Aspekte können zwar auch im Rahmen von RCTs erhoben werden (*explorativ*), ihre Aussagekraft ist jedoch ggf. limitiert, da das Studiendesign primär der Ergebnissicherheit der klinischen Ergebnisse dient. Die generierten Aussagen können daher mit Hilfe der Versorgungsforschung unter Alltagsbedingungen bestätigt oder widerlegt werden (*affirmativ*).

Abbildung 27: Ergänzung klinischer Forschung durch Versorgungsforschung

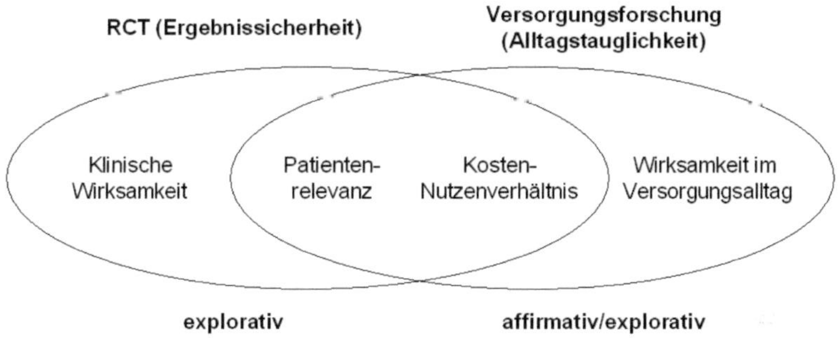

Quelle: eigene Darstellung

Das Engagement in der Versorgungsforschung kann zudem über die Bestätigung bzw. Widerlegung der Ergebnisse aus den RCTs hinausgehen, wenn beispielsweise der Einfluss der neuen Behandlungsoption auf die Versorgungsprozesse und -strukturen überprüft wird. Eine Veränderung dieser Strukturen und Prozesse kann möglicherweise signifikante Auswirkungen auf Patientenrelevanz und das Kosten-Nutzen-Verhältnis haben. So kann bspw. ein verbessertes Monitoring von therapierten Patienten die Entstehung schwerer Nebenwirkungen verhindern oder die Einführung bestimmter Testverfahren die responder-rate für die neue Behandlungsoption erhöhen, so dass unnötige Therapiekosten vermieden werden. Die Pharmaindustrie kann sich über derartige Untersuchungen zudem aus der Rolle des Inputlieferanten lösen und verdeutlichen, dass ein veränderter Arzneimittelfundus eine Veränderung des

Versorgungsalltags auslösen kann, ohne zwangsläufig mit den Zielen einer qualitativ hochwertigen und wirtschaflichen Versorgung zu konfligieren.

Neue Versorgungsformen bieten sich hierbei als Forschungspartner besonders an, da sie Abweichungen von herkömmlichen Versorgungsprozessen erlauben, durch die transsektorale Vernetzung Prozesse entsprechend dokumentiert werden und eine Evaluation einzelner Schritte erleichtert wird. Zudem bieten die professionellen Strukturen (Management, Qualitätszirkel, gemeinsame IT) eine bessere Administrierbarkeit eines Forschungsvorhabens.

Für die Kostenträger und Leistungserbringer ist die Pharmaindustrie zudem als Financier von Versorgungsforschung ein interessanter potenzieller Partner. Die gesetzlichen Krankenkassen dürfen ihre Betriebsmittel nicht zur Finanzierung von Projekten der Versorgungsforschung oder sonstigen, prospektiven Projekten zur Evaluation der Arzneimitteltherapie verwenden.[683] Derzeit wird im Rahmen der Förderinitiative der Bundesärztekammer die Versorgungsforschung seit 2005 für eine Laufzeit von sechs Jahren mit jährlich 750.000€ gefördert.[684] Zudem fördern das Bundesministerium für Bildung und Forschung, die Deutsche Rentenversicherung, die Spitzenverbände der gesetzlichen Krankenkassen und der Verband privater Krankenversicherung e.V. die Versorgungsforschung seit 2006 mit insgesamt 21 Mio. €, verteilt über einen Zeitraum von sechs Jahren. Somit stehen bis 2011 jährlich 4,25 Mio. € Fördergelder zur Verfügung. Dieses Finanzierungsvolumen wird allerdings derzeit in Fachkreisen als unzureichend bezeichnet.[685] Im Vergleich hierzu investierten allein die forschenden Pharmaunternehmen laut eigenen Angaben in 2006 4,37 Mrd. € in die Forschung und Entwicklung neuer Arzneimittel am Standort Deutschland.[686] Auch wenn ein Großteil dieser Mittel für die Finanzierung zulassungsrelevanter Studien (Phase I-III) verwendet werden dürfte, so zeigt sich dennoch das Potenzial, das sich bei der Beteiligung der Pharmaindustrie als Partner in der Versorgungsforschung ergeben könnte.

Die deutsche Tochtergesellschaft des US-Pharmakonzern Pfizer und das Pharmaunternehmen Esai kooperierten beispielsweise im Zeitraum 2005-2009 im Rahmen des Modellprojekts

---

[683] vgl. § 260 SGB V; ausgenommen sind die Finanzierung neuer Versorgungsformen (z.B. Modellvorhaben, Strukturverträge, Integrierte Versorgung) oder Methoden (z.B. Operationstechniken) und die Finanzierung von Forschungsvorhaben, die zum Ziel haben, Erkenntnissen über Zusammenhänge zwischen Erkrankungen und Arbeitsbedingungen oder von Erkenntnissen über örtliche Krankheitsschwerpunkte zu generieren (vgl. §287 SGB V).
[684] vgl. Bundesärztekammer Internetseiten – Rubrik Medizin & Ethik > Versorgungsforschung
[685] vgl. Gerst(2008), S.299
[686] vgl. VFA(2007), S.24

„Initiative Demenzversorgung in der Allgemeinmedizin (IDA)" mit dem AOK-Bundesverband und der AOK Bayern. Ziel des Versorgungsprojektes war die datengestützte Entwicklung hausarztbasierter Versorgungskonzepte, welche die Lebensqualität sowohl der Demenzpatienten als auch der Angehörigen erhöht. Das Projekt sollte zudem explizit Modellcharakter für „tragfähige und zielorientierte Private-Public-Partnerships im Gesundheitswesen"[687] haben. Das Projekt in der Region Mittelfranken umfasste 129 Hausärzte sowie 390 Patienten und deren Angehörige, die in 3 Untersuchungsgruppen mit unterschiedlichen Unterstützungsangeboten zur empfohlenen Regelversorgung in der Indikation Demenz eingeteilt wurden.

Pharmazeutische Unternehmen verfügen bereits jetzt über Know-how bei der Evaluation von medikamentösen Therapien im Versorgungsalltag, da im Rahmen des Life-Cycle Management eines Produktes sogenannte Anwendungsbeobachtungen (AWB) durchgeführt werden. Anwendungsbeobachtungen „[...] stellen eine Schnittstelle zwischen Forschung und täglicher Anwendung dar [...]"[688]; die AWB wird jedoch sehr oft als Marketingaktion geplant, da ausschließlich Verkaufsware verwendet wird und somit zusätzliche Umsätze für das Unternehmen generiert werden. Der langfristige Nutzen einer systematischen Evaluation der Arzneimitteltherapie zeigt sich auch dadurch, inwiefern die gewonnenen Erkenntnisse in zukünftige Diagnose- und Therapieentscheidungen einfließen und somit eine Weiterbildung der Versorgungsqualität stattfindet. Beispielhaft zeigt eine Untersuchung von SCHULENBURG/RÜTHER für das Krankheitsbild Schizophrenie, wie der Nutzen innovativer Präparate im Rahmen der Versorgungsforschung evaluiert werden kann. Die Aufnahme von Atypika als Mittel der ersten Wahl führte trotz gestiegener direkten Medikamentenkosten insgesamt zu sinkenden Kosten der Gesundheitsversorgung.[689]

Versorgungsforschung kann für das Pharmaunternehmen neben der Untersuchung der Effizienz und Effektivität einzelner medikamentöser Therapien im Versorgungsprozess auch die Evaluation von Dienstleistungen beinhalten. Hat die Pharmaindustrie langfristig zum Ziel, ihr Kerngeschäft um versorgungsnahe Dienstleistungen zu erweitern, so muss auch dieses neue Geschäftsfeld einer systematischen Wirtschaftlichkeitsbetrachtung unterzogen werden, bevor ein systematischer Roll-Out erfolgt.

---

[687] vgl. Pfizer Internetseiten – Rubrik Standpunkte
[688] Trilling(2003), S.118
[689] vgl. Clade(2003), S. 354

7.4 Pharmazeutische Unternehmen als Strukturpartner

Das Pharmaunternehmen kann als Strukturepartner zum einen den Aufbau und das Management neuer Versorgungsformen –über die Rolle als Anbieter von versorgungsnahen Dienstleistungen hinaus- entscheidend mitgestalten (Kaptitel 7.4.1). Zudem kann es alternative Konzepte zur Gesundheitsversorgung selbst initiieren und finanzieren (Kapitel 7.4.2).

7.4.1 Managementpartner

Bei integrierten Versorgungsformen handelt es sich um Netzwerke, die einen eigenen Organisationstyp darstellen, der sowohl marktliche als auch nicht-marktliche Koordinationsinstrumente zur Steuerung benötigt.[690] Auch wenn diese Netzwerke keine Unternehmen im klassischen Sinne darstellen, da sie aus einzelnen, rechtlich unabhängigen Akteuren bestehen, ist ein einheitliches Verhalten innerhalb des Netzes sowie gegenüber Dritten konstitutiv für diesen Organisationstyp.[691]

Pharmazeutische Unternehmen können daher zusätzlich zu den o.a versorgungsnahen Dienstleistungen auch Dienstleistungen anbieten, die das Netzmanagement in die Lage versetzen, alle möglichen Synergien zur Ausschöpfung von Effizienz und Effektivität zu nutzen. Da die Integrierte Versorgung zudem als Alternative zur herkömmlichen Regelversorgung konzipiert wurde und zudem verschiedenen Formen der Ausgestaltung eines Geschäftsmodells möglich sind, ist es von besonderer Bedeutung, die Wettbewerbsfähigkeit des Netzwerkes am Markt zu sichern. Ein solches Unternehmen übernimmt somit das Aufgabenspektrum einer Managementgesellschaft, wie sie auch vom Gesetzgeber als Partner in der Integrierten Versorgung beschrieben wird. [692]

Die Pharmaindustrie bietet sich hierbei als Managementpartner an, da pharmazeutische Unternehmen im Vergleich zu anderen Akteuren im Gesundheitswesen eine besonders starke Marktorientierung aufweisen. Im Vergleich zu KVen sind sie nicht ausschließlich als Monopolist tätig und verglichen mit den Krankenkassen verfügen sie über ein ausgeprägtes Marketing-Know-how.

---

[690] vgl. Braun (2003), S. 15ff
[691] vgl. Braun/Güssow(2006), S.70
[692] vgl. Kapitel 5.3.2

Die Managementunterstützung durch ein pharmazeutisches Unternehmen kann dabei grundsätzlich bereits in der Gründungsphase (*Gründungsmanagement*) oder im laufenden Betrieb des Netzwerkes (*Netzmanagement*) erfolgen. Dabei muss man unterscheiden, ob lediglich interne Prozesse des Versorgungsnetzes unterstützt und koordiniert werden oder ob auch das Management der Beziehungen zu Dritten (Vertragspartner, Kunden) an den Managementpartner übertragen wird. In beiden Phasen ist die Bennenung eines *Netzmanagers* erforderlich.

In fokalen Netzwerken unter Beteiligungen von Krankenhäusern kann das Gründungs- und Netzmanagement in der Regel durch vorhandene Ressourcen in der Verwaltung abgedeckt werden. In polyzentrischen Versorgungsstrukturen (z.B. Ärztenetzen, MVZs) können Netzmanager sowohl intern rekrutiert werden als auch extern hinzutreten. Man unterscheidet dabei je nach Professionalisierungsgrad der Tätigkeit ehrenamtlich tätige, nebenberuflich tätige und hauptberuflich tätige Netzmanager.[693] Dabei steht in der Gründungsphase eines polyzentrischen Netzes oft ein engagierter Leistungserbringer, der ehrenamtlich den Aufbau des Netzes vorantreibt.

Im Rahmen des Gründungsmanagements muss aus der Netzidee eine Geschäftsidee entwickelt werden, welche in einem Business Plan (Geschäftsplan) konkretisiert werden sollte. Da die Strukturen der integrierten Versorgungsform erst entwickelt werden müssen, spielt in dieser Frühphase eine externe Beratung durch ein Unternehmen im Gesundheitswesen eine große Rolle.[694] Einzelne Leistungserbringer verfügen oft nicht über die notwendige Qualifikation, alle internen und externen Aspekte der Netzide adäquat bei der Erstellung eines Geschäftsplans zu berücksichtigen.

Der Businessplan ist ein betriebswirtschaftliches Instrument, das bei Neugründungen und Start-Ups verwendet wird und von Kapitalgebern und Investoren gefordert wird.[695] Der Businessplan ist das wichtigste Instrument zur Beschaffung von Fremdkapital, unabhängig, ob es sich um private Investoren, Banken, Kostenträger oder staatliche Förderstellen handelt. Der Businessplan kann zudem über die Fortschreibung als kontinuierliches, roulierendes Planungsinstrument eingesetzt werden.[696] Im Folgenden werden die einzelnen essentiellen Bausteine eines Businessplans für ein Unternehmen der Integrierten Versorgung daraufhin

---

[693] vgl. Braun(2003), S.47
[694] vgl. Braun(2003), S. 24
[695] vgl. Braun(2003), S.29
[696] vgl. Amelung et al (2006), S.154

überprüft, ob die Pharmaindustrie in diesem Schritt des Gründungsmanagements einen Beitrag zur erfolgreichen Planung liefern kann.[697]

Tabelle 8: Essentielle Bausteine eines Businessplans

- Executive Summary
- Unternehmens-/Versorgungskonzept
- Leistungsspektrum, Produkte, Service
- Markt und Wettbewerb
- Marketing
- Management, Personal und Organisation
- Chancen und Risiken
- Finanzplanung

Quelle: Amelung et al (2006), S.157

Die Executive Summary bildet die Zusammenfassung des Businessplans und setzt sich aus den wesentlichen Inhalten der einzelnen Bausteine des Businessplans zusammen. Die ersten beiden Bausteine beschreiben das *Unternehmenskonzept bzw. Versorgungskonzept* des „Gesundheitsunternehmens" sowie das *Leistungsspektrum, Produkte und Services*, mit dem sich das Unternehmen von Mitbewerbern absetzen will. Bereits in diesem Teil des Businessplans sollte nachgewiesen werden, wie Kunden –und/oder Patientenbedürfnisse durch das Konzept und das Leistungsspektrum des Gesundheitsunternehmens erfüllt werden können und welche Vorteile gegenüber der herkömmlichen Regelversorgung bei der Erfüllung dieser Bedürfnisse bestehen; entweder durch besserer oder günstigere Erbringung der Leistungen. Dies kann beispielsweise durch die Ausarbeitung von klinischen Pfaden und der Einrichtung eines Qualitätsmanagements gewährleistet werden. In diesem Zusammenhang muss daher auch auf die Finanzströme und Vergütungsstrukturen des Versorgungsnetzes eingegangen werden.

Als weiterer Schritt sind *Markt und Wettbewerb* des Gesundheitsunternehmens zu analysieren sowie die exogenen Faktoren der Marktentwicklung (z.B. gesundheitspolitische Rahmenbedingungen) zu berücksichtigen. Eine konkrete Unterstützung dieses Teils des Businessplans durch ein pharmazeutisches Unternehmen ist lediglich in konzeptioneller Richtung möglich; andere Akteure des Gesundheitswesens mit ausreichenden Kenntnissen der Marktstrukturen in der GKV können hier ebenso gut als Partner fungieren. Auch im Rahmen der Bausteine

---

[697] folgende Bausteine gemäß Amelung et al(2006), S. 159ff

Management, Personal und Organisation, Chancen und Risiken sowie *Finanzplanung* kann die Pharmaindustrie aufgrund ihrer Markterfahrung einen Beitrag zur erfolgreichen Erstellung des Businessplans liefern; diese Beratungsleistung dürfte jedoch auch von anderen Akteuren im Gesundheitswesen erbracht werden können.

Abbildung 28: Beziehungen eines Versorgungsnetzes zu Dritten

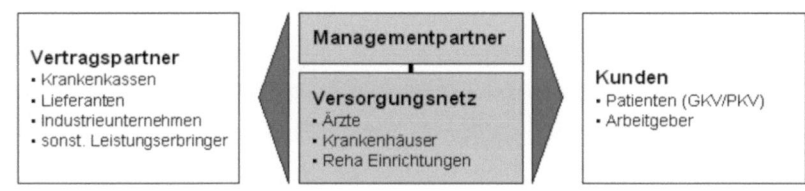

Quelle: eigene Darstellung

Neben der Unterstützung in der Gründungsphase kann das Pharmaunternehmen in der Betriebsphase im Rahmen des *Netzmanagements* die Aufgaben eines Netzmanagers übernehmen. Das Aufgabenspektrum des Netzmanagers umfasst dabei Kommunikationsaufgaben gegenüber internen und externen Zielgruppen, z.B. den Vertragspartnern und den Kunden des Versorgungsnetzes, wie in Abbildung 35 dargestellt. Der Netzmanager übernimmt zudem interne Organisationsaufgaben (Personalplanung, Datenorganisation), das Finanzmanagement und Controlling, sowie die Honorarverteilung. Der Netzmanager muss dabei medizinisches Wissen, Kenntnisse des Gesundheitssystems und unternehmerische Kompetenz vereinen.[698] Oft arbeiten ehrenamtliche und hauptamtliche Netzmanager in der Wachstumsphase der Versorgungsform parallel. Der ehrenamtliche Netzmanager stammt dabei vorzugsweise aus den Reihen der Leistungserbringer und verkörpert „die mitgliedschaftliche Struktur eines Netzwerkes"[699] Der hauptamtliche, externe Netzmanager kann dabei den internen Netzmanager von Routineaufgaben entlasten und spezielle Aufgabengebieten übernehmen, in denen er gegenüber dem internen Netzmanager komparative Vorteile hat.

Einen möglichen komparativen Vorteil gegenüber anderen Akteuren im Gesundheitswesen besitzt die Pharmaindustrie im Bereich Marketing. Neben der organisatorischen Unterstüt-

---

[698] vgl. Meyer-Lutterloh(2001), S.310f
[699] Braun(2003), S.48

zung neuer Versorgungsformen kann ein pharmazeutisches Unternehmen daher vor allem als Marketingpartner Know-how in neue Versorgungsformen einbringen.

Mit einer Zunahme neuer Versorgungsformen in den nächsten Jahren wird es für die einzelnen Vertragspartner nicht ausreichen, sich mit einem alternativen Angebot zur herkömmlichen Versorgung gegenüber dieser abzugrenzen. Regional wird der Patient möglicherweise zwischen verschiedenen neuen Versorgungsformen wählen können. Zudem muss es den Betreibern der Versorgungsform auch gelingen, qualifizierte Leistungserbringer und kompetente Partner für das Versorgungsnetz zu gewinnen bzw. zu halten. Die aus den Unternehmenszielen abgeleitete Unternehmensstrategie muss daher im Rahmen einer Mittel-Zweck-Hierarchie auch ein Marketingziel und eine entsprechende Marketing-Strategie beinhalten.[700] Dabei müssen die spezifischen Rahmenbedingungen für Marketing im Gesundheitswesen berücksichtigt werden.

Marketing im Gesundheitswesen kann aus verschiedenen Perspektiven betrachtet werden. KREYHER(2001) unterscheidet die produktorientierte, institutionelle und problemorientierte Sichtweise.[701] Bei der Konzeption des Marketings in neuen Versorgungsformen muss daher entschieden werden, ob sich das Marketingkonzept an den angebotenen Produkten und Dienstleistungen orientieren soll, die Institution als Anbieter innovativer Versorgungskozepte gegenüber internen und externen Zielgruppen positioniert werden soll oder ob gesundheitsbezogene Ziele im Vordergrund stehen und „Marketing als Konzept und Strategie zur Entwicklung von sozialen, gesundheitsbezogenen und – politischen Problemlösungen"[702] verstanden wird.

Die Pharmaindustrie verfügt dabei auf allen Ebenen über hinreichende Erfahrungen. Forschende Arzneimittelhersteller orientieren ihr Marketing vorzugsweise an einzelnen Produkten, die als Marke beim Arzt platziert werden und über einen möglichst einprägsamen Produktclaim verfügen (z.B. „Mono-Embolex®: Effektiv-Einfach-Sicher"). Generikaunternehmen und Unternehmen mit einem sehr breiten differenzierten Produktportfolio wiederum positionieren ihr gesamtes Produktportfolio über eine starke Unternehmensmarke, die z.B.

---

[700] vgl. Hartmann(2002), S.276
[701] vgl. Kreyher(2001), S. 6ff
[702] Kreyher(2001), S. 9

durch einheitliches Packungsdesign, DTC-Werbung und einen gemeinsamen Markenclaim eng mit den einzelnen Produktmarken verbunden wird.[703]

Pharmaunternehmen, die sich in kompetitiven Märkten bewegen (z.B. Bluthochdruckpräparate, Osteoporosetherapie, Thromboseprophylaxe) können ein Versorgungsnetz möglicherweise besonders effektiv beim Aufbau einer Corporate Identity unterstützen, da in diesen Märkten die Substitutionalität einzelner Präparate hoch ist und erhebliche Marketingaufwendungen notwendig sind, um das eigene Präparat gegenüber dem Wettbewerb zu differenzieren. Die einzelnen Kommunikationsinstrumente des Produktmarketings in der Pharmaindustrie, wie Medienkampagnen, Messen, Websites, interne und externe Fortbildungsveranstaltungen sowie das Engagement in Forschungsvorhaben, können dabei auch in der Kommunikationsstrategie eines Versorgungsnetzes eingesetzt werden.[704]

7.4.2 Financier und Initiator

In der umfangreichsten Integration der Pharmaindustrie in neue Versorgungskonzepte können pharmazeutische Unternehmen selbst die finanzielle und konzeptionelle Basis für Formen der Integrierten Versorgung schaffen.

Tabelle 9: Integration bezüglich Finanzierung und Konzeption

| | | INHALTLICHE KONZEPTION | |
		NEIN	JA
FINANZIERUNG	NEIN	Status quo	Vollanbieter
	JA	Kapitalgeber/ Investor	Unternehmer

Quelle: eigene Darstellung

---

[703] vgl. Unger(2003), S.230
[704] vgl. Trilling(2003), S.91

Tabelle 9 macht deutlich, welche Rolle die Pharmaindustrie dabei in Abhängigkeit der Ausgestaltung dieser beiden Funktionen übernimmt. In der derzeitigen Rolle (status quo) engagiert sich die pharmazeutische Industrie weder finanziell noch konzeptionell systematisch an neuen Versorgungskonzepten.

Kapitalgeber/Investor

Das pharmazeutische Unternehmen kann als *Kapitalgeber bzw. Investor* für neue Versorgungskonzepte fungieren, ohne ein eigenes Versorgungskonzept anzubieten. In diesem Fall wird auf ein existierendes Konzept zurückgegriffen, welches vom Pharmaunternehmen finanziert und durch Dritte in anderen Patientenpopulationen (regional, indikationsspezifisch) umgesetzt wird. Alternativ kann ein neues, geplantes Versorgungskonzept in der Umsetzungsphase vom Pharmaunternehmen zusätzlich mit Kapital ausgestattet werden. Diese Rolle lässt sich grundsätzlich auf ein Investitionsproblem reduzieren, bei dem entschieden werden muss, ob die Investition primär strategische oder finanzielle Gründe hat.

Im Gegensatz zum US-amerikanischen Gesundheitssystem, in dem sich Managed Care Strukturen in einem freien Markt für Gesundheitsversorgung entwickelt haben, ist die Integrierte Versorgung ein „[...] Pilotprojekt in einem künstlich geschaffenen Wettbewerbsumfeld, eingebettet in einem immer noch stark regulierten Gesundheitsmarkt.“[705] Der Zugang zum Kapitalmarkt ist für die Gesetzlichen Krankenkassen zudem beschränkt; auch die Leistungserbringer verfügen nur eingeschränkt über die Fähigkeit, Risikokapital zu akquirieren. Die einzige nennenswerte Finanzierungsquelle stellt die Anschubfinanzierung zur Förderung der Integrierten Versorgungsformen nach §140a-d SGB V dar. Pharmaunternehmen, Medizinprodukte-Hersteller sowie private Krankenhäuser sind derzeit die einzigen Akteure im Gesundheitswesen, die Investitionen ausschließlich aufgrund zukünftiger Renditeerwartungen treffen können. Mit Wegfall der Anschubfinanzierung ab 2009 könnten die Pharmaunternehmen die Finanzierungslücke schliessen.[706]

Das Engagement eines pharmazeutischen Unternehmens in der Rolle als Kapitalgeber kann – wie bereits beschrieben- primär die Kundenbindung zum Ziel haben. Gerade im Rahmen eines Relationship-Marketings, das die langfristigen Kundenbindungen in den Vordergrund stellt, kann die finanzielle Förderung einzelner Leistungserbringer oder Netze von Leistungserbringern in einer frühen Phase der Integration einer Weiterentwicklung und einem Ausbau

---

[705] Amelung et al(2006), S.41
[706] vgl. Financial Times Deutschland(2008)

der Kundenbeziehung dienen.[707] Das Engagement kann auch durch eine netzwerkorientierte Unternehmensführung motiviert sein, durch die das pharmazeutische Unternehmen frühzeitig neue Kunden und Partner an sich binden möchte.[708] In diesen Fällen handelt es sich um eine langfristige, strategische Investition, deren zukünftigen Erlöse weiterhin aus dem ursprünglichen Kerngeschäft stammen werden.

Um noch gezielter in den Aufbau neuer Versorgungsstrukturen zu investieren, können sich Pharmaunternehmen auch an Managementgesellschaften beteiligen, welche bereits in der Steuerung von IV-Projekten aktiv sind. Auch die Beteiligung an privaten Krankenhausgesellschaften ist möglich, um die Strategie der Gesellschaft bzgl. des Engagements in neuen Versorgungsformen mitzugestalten. Das Pharmaunternehmen kann über die Beteiligung die eigenen Präparate bei der Entwicklung von klinischen Pfaden, Arzneimittellisten und Therapieleitlinien gezielt platzieren. Zudem kann es sich die Exklusivität in bestimmten Therapiegebieten vertraglich zusichern lassen und so den Zugang von Wettbewerbern in neue Versorgungsstrukturen erschweren.

Die Investition kann auch unabhängig vom pharmazeutischen Kerngeschäft getätigt werden. Erlöse werden vom Pharmaunternehmen dann nur in Höhe der Kapitalrendite erzielt. Das Unternehmen profitiert auf diesem Wege von der Entwicklung neuer Versorgungsstrukturen, ohne direkten Einfluss auf die Gestaltung zu nehmen.

Vollanbieter

Eine Initiativfunktion im Bereich der Integrierten Versorgung kann das Pharmaunternehmens auch dann übernehmen, wenn es die inhaltliche Konzeption neuer Versorgungsformen übernimmt und diese Konzepte Kostenträgern oder Leistungsanbietern anbietet. Das Pharmaunternehmen bietet dabei primär nicht einzelne versorgungsnahe Dienstleistungen an, sondern stellt die Vorschriften eines abgestimmten Behandlungsprozesses inklusive benötigter primärer und sekundärer Aktivitäten bereit. Es berät und begleitet die potenziellen Adressaten zudem bei der Umsetzung und dem Betrieb des Versorgungskonzeptes. Versorgungsnahe Dienstleistungen und Managementaufgaben können dabei zusätzlich vom Pharmaunternehmen angeboten werden oder via Dritte in das Versorgungskonzept integriert werden.

---

[707] vgl. Payne/Rapp(2001[2]), S.7ff
[708] vgl. Bruhn(2001[2]), S.47

Finanzierungskosten entstehen für das Pharmaunternehmen lediglich im Rahmen der Konzeption des Versorgungsmodells, nicht jedoch bei dessen Betrieb. Erlöse erzielt das Pharmaunternehmen somit über den Verkauf des Produktes. Die Vergütung kann dabei unterschiedlich gestaltet werden. Zum einen kann der Kostenträger eine fixe *fee for service* zahlen, um seinen Versicherten das Versorgungskonzept für eine bestimmte Periode anzubieten. Die Vergütung kann zudem erfolgsabhängig gestaltet werden, indem die Vergütung gestaffelt gemäß den erzielten Einsparungen bzw. Qualitätsverbesserungen gezahlt wird. Eine Kombination beider Vergütungsmodelle ist ebenfalls möglich.

Primäre Adressaten eines Anbieters umfangreicher Versorgungskonzepte sind die Kostenträger, da diese sehr viel stärker an Einsparungen interessiert sind als einzelne Leistungsanbieter und sich gegenüber den Versicherten durch eine qualitativ hochwertige Versorgung positionieren können. Kostenträger können zudem durch den Erwerb „fertiger" Versorgungskonzepte eigene Investitionen in den Ausbau interner Ressourcen zur Konzeption neuer Versorgungskonzepte substituieren. Hiervon profitieren beide Seiten besonders, wenn bereits erprobte Versorgungskonzepte lediglich modifiziert werden müssen, um erfolgreich eingesetzt werden zu können. Die Erfolgswahrscheinlichkeit für die Krankenkasse erhöht sich beträchtlich, so dass ein höherer Preis erzielt werden kann; für das anbietende Pharmaunternehmen verringern sich die Investitionskosten überproportional.

Als einer der ersten Vollanbieters von Versorgungskonzepten kann die ArztPartner almeda AG gelten. Seit 1997 bietet ArztPartner almeda Gesundheitsprogramme und –services an. Seit 2000 entwickelt und vermarktet das Unternehmen zudem Disease Management Programme.[709] Im Oktober 2001 wurde ArztPartner almeda von der Deutschen Krankenversicherung (DKV) übernommen und fokussiert sich seitdem verstärkt auf die Entwicklung und Vermarktung von Disease Management Programmen.[710]

Arztpartner almeda bietet Kostenträgern eine abgestimmtes Versorgungsmanagement an, mithilfe dessen die Qualität und Wirtschaftlichkeit der Versorgung verbessert werden soll. Die Programme zielen dabei besonders auf eine verstärkte Patienteninformation und –motivation sowie eine erhöhte Informationsvernetzung aller Beteiligten. Arztpartner almeda wirbt gezielt mit einer verbesserten Lebensqualität der Patienten und reduzierten Leistungs-

---

[709] vgl. Arztpartner Almeda Internetseiten – Rubrik Produktmanager GKV (Stand: 2008)
[710] vgl. Ärztezeitung(2001)

ausgaben für die Kostenträger[711], so dass das Angebot sowohl einen Kosten- als auch einen Qualitätswettbewerb zwischen den Kostenträgern begünstigen kann. Das Versorgungsangebot der Arztpartner almeda AG ist somit dann für einen Kostenträger attraktiv, wenn der Preis niedriger ist als der Barwert der Investitionen eines eigenständigen Versorgungsmanagements. Geht man bei den Investition von einem populationsunabhängigen Fixkostenblock aus, so ist das Angebot insbesondere für Kostenträger mit kleineren Versichertenzahlen attraktiv. Für große Kostenträger ist das Programm zudem in kleinen Indikationen mit hohen Fallkosten attraktiv (*Case Management*). Einer negativen Selektion, welche bis dato nicht im wettbewerblichen Interesse der Kostenträger war,[712] kann durch die Elemente der Patientenmotivation entgegengewirkt werden. Dabei erfolgt eine Selbstselektion besonders motivierter Patienten, deren Therapietreue und Motivation zur Eigenleistung im Therapieverlauf vermutlich höher liegen wird als für den Durchschnitt der Patientengruppe. Dies ist für die anbietende Krankenkasse eine interessante Zielgruppe, das Gesundheitssystem hingegen profitiert allerdings besonders, wenn auch wenig motivierte Patienten an besonderen Versorgungsformen teilnehmen.

Unternehmer

Bietet ein pharmazeutisches Unternehmen ein Versorgungskonzept an and trägt zudem das finanzielle Risiko in der Umsetzungs- und Betriebsphase dieses Versorgungsangebots, so wird es selbst zum *Unternehmen* am Markt für Versorgungskonzepte. Ein solches Unternehmen übernimmt die Versorgung vertraglich vereinbarter Patientenpopulationen und wird hierfür vom Kostenträger entlohnt. Im Unterschied zu einem umfangreichen Dienstleistungsvertrag im Rahmen eines Integrierten Versorgungskonzeptes trägt dieses Unternehmen das Morbiditätsrisiko der Versichertenpopulation und ist für die langfristige Entwicklung des Versorgungskonzeptes verantwortlich. Beispielhaft für Versorgungskonzepte solcher Unternehmen sind Disease Management-Konzepte zu nennen, wie sie bereits in den USA angeboten werden. Dabei können bei den Anbietern von Disease Management-Konzepten drei Typen unterschieden werden (*Integrated Disease Manager, Carve Out Disease Manager und Enabling Disease Manager*), deren Anforderungsprofil für den Anbieter stark variiert.[713]

---

[711] vgl. Arztpartner Almeda Internetseiten – Rubrik Herzkreislauf
[712] Durch die Struktur des derzeitigen RSAs waren die gesetzlichen Krankenkassen bis Ende 2008 nicht an der Attrahierung von Risikopatienten interessiert, die besonders von den entsprechenden Programmen profitieren würden. Erst durch die Morbiditätsorientierung des RSA ab 2009 sind auch gut versorgten Schwerstkranke und Chroniker für die Krankenkassen eine interessante Zielgruppe
[713] vgl. Neuffer(1996), S.58

Ein *Integrated Disease Manager* bietet Disease Management Konzepte für ein breites Spektrum verschiedener Krankheitsbilder an. Ein solcher Anbieter muss dabei in der Lage sein, den gesamten Steuerungskreislauf des Disease Managements zu beherrschen. Das bedeutet, dass sowohl klinische als auch gesundheitsökonomische Daten verfügbar sein müssen, deren Ergebnisse dann in die Entwicklung von Behandlungsleitlinien einfließen; Der Anbieter muss zudem Behandlungsergebnisse messen und Zusammenhänge erkennen können, damit im Feedback-System die Optimierung der Behandlungsleitlinien erfolgen kann. Darüber hinaus muss ein solcher Anbieter die erforderlichen Kompetenzen besitzen, um eine Behandlungsinfrastruktur aufzubauen und zu steuern sowie Patienten- und Mitarbeiterschulungen durchführen zu können. In den USA wird ein solch umfassendes Versorgungskonzept lediglich von MCOs und großen Krankenhäuser angeboten.[714]

Im Gegensatz hierzu bieten *Carve Out Disease Manager* nur für eine oder sehr wenige Krankheiten abgestimmte Versorgungsprogramme an. Es handelt sich dabei häufig um schwere, komplexe und kostenintensive Krankheiten in eng abgegrenzten Indikationsgebieten, welche spezifische Kenntnisse und Qualifikationen erfordern. Die Grenze zum Case Management ist hier fließend und nicht eindeutig. In den USA treten insbesondere spezialisierte Krankenhäuser aber auch Pharmaunternehmen als Carve Out Disease Manager auf.[715] Pharmaunternehmen können dabei insbesondere dann einen Beitrag zur effektiven Versorgung leisten, wenn ihre Spezialpräparate im Rahmen der Therapie bedeutende Input- bzw. Kostenfaktoren darstellen und nicht substituierbar sind. Spezielle Versorgungsprogramme können in diesen Fällen die Anwendung der Arzneimittel optimieren und so die Effektivität der Therapie verbessern.

Enabling Disease Manager hingegen erbringen nicht direkt Disease Management-Leistungen, sondern unterstützen die Anbieter lediglich als Dienstleister im Versorgungsprozess, indem sie medizinisches, informationstechnisches oder managementbezogenes Spezialwissen anbieten. Dies können Pharmaunternehmen sein, die über Spezialwissen verfügen, aber auch andere Dritte.

Ein Beispiel für ein Unternehmen, das ein eigenes Versorgungsmodell anbietet und dieses verschiedenen Kostenträgern zwecks verbesserter Patientenversorgung und Kosteneinsparungen anbietet, ist das Modell von MediX in der Schweiz. Das MediX Modell wird von 16

---

[714] vgl. Neuffer(1997), S. 155f
[715] vgl. Neuffer(1996), S.58

verschiedenen Krankenversicherungen als „Hausarzt-Modell, Managed Care Modell oder HMO-Modell"[716] in den Kantonen Bern und Zürich angeboten. Die Ärzteverbände in den einzelnen Kantonen haben dabei eine Budgetverantwortung; Patienten zahlen je nach Krankenversicherung einen Selbstbehalt. Die Behandlung erfolgt auf der Grundlage von evidenzbasierten wissenschaftlichen Guidelines, welche derzeit 57 Krankheitsbilder abdecken.[717] Darüber hinaus wird eine Qualitätssicherung in Form von regelmäßigen Qualitätszirkeln eingesetzt.

MediX weist somit zahlreiche Manged Care Instrumente und eine entsprechende Organisationsform auf. Im Gegensatz zu einzelnen Ärztenetzwerken stellt MediX jedoch kein einzelnes Managed Care Versorgungsnetz dar, sondern ist als Franchise System konzipiert, das ein replizierbares Konzept, Know-how, Erfahrung und die Infrastruktur zum Aufbau eines funktionierenden Ärztenetzes zur Verfügung stellt. Sowohl für Ärzte als auch Krankenversicherungen reduzieren sich die Transaktionskosten erheblich, da MediX als Mittler fungiert und als Enabler einer Integrierten Versorgung auftritt. MediX geht dabei über das Angebotsspektrum eines Dienstleisters in der Integrierten Versorgung hinaus, da über die Dachmarke MediX ein komplettes Qualitäts- und Dienstleistungspaket angeboten wird, welches maßgeblich die Identität und die Zielrichtung des jeweiligen Ärztenetzes bestimmt.

Abbildung 29: MediX Position zwischen Kostenträgern und Leistungserbringern

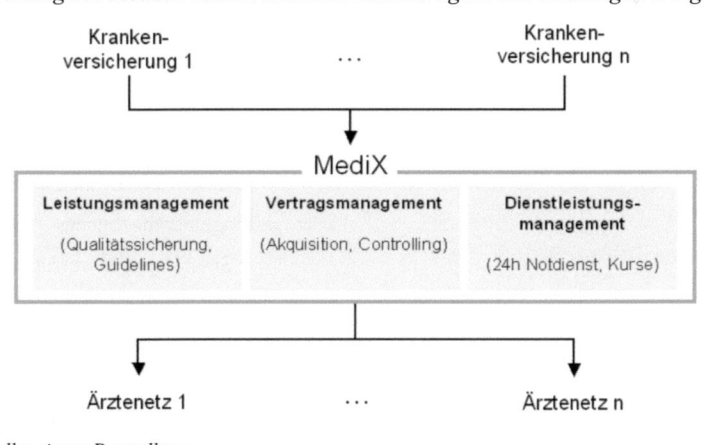

Quelle: eigene Darstellung

---

[716] vgl. Medix Internetseiten – Rubrik Modell
[717] vgl. Medix Internetseiten – Rubrik Guidelines

In allen genannten Möglichkeiten der Integration der Pharmaindustrie als Investor, Vollanbieter von Versorgungskonzepten und eigenständigem Anbieter im Versorgungskonzept muss die Pharmaindustrie Investitionen in ein ihr unbekanntes Geschäftsfeld tätigen. Pharmazeutisches Spezialwissen kann nur begrenzt als Vorteil gegenüber Wettbewerbern in diesen Geschäftsfeldern eingesetzt werden. Viel stärker hängt der Erfolg der Investition von der Beurteilung und der Umsetzung der Prozessintegration eines neuen Versorgungskonzeptes ab. Hierbei sind primär Fähigkeiten der Finanzierungsrechnung, allgemeine Managementfähigkeiten sowie Vertragsmanagement von besonderer Wichtigkeit.

7.5 Alternative Anbieter zur pharmazeutischen Industrie

Das breite Spektrum möglicher Rollen in neuen Versorgungsstrukturen eröffnet nicht nur der Pharmaindustrie Möglichkeiten eines stärkeren Engagements als Partner, sondern auch den Krankenkassen, KVen und sonstigen Akteuren im Gesundheitswesen. Die Pharmaindustrie muss dabei vor allem das Engagement von KVen und Krankenkassen bei der Planung eigener Angebote berücksichtigen. Daneben übernehmen auch immer stärker Krankenhäuser eine Führungsrolle bei der Konzeption und Umsetzung neuer Versorgungskonzepte. Durch die Flexibilisierung der Gesundheitsversorgung in der GKV eröffnen sich auch Möglichkeiten für den Eintritt neuer Akteure als Partner in den Versorgungsprozess, wie z.B. Beratungsunternehmen, Non-Profit Organisationen oder Apotheken.

7.5.1 KVen und deren Dienstleistungsgesellschaften

Die KVen sind als Interessenvertretung der Ärzte der natürliche Partner bei der Weiterentwicklung der ambulanten Versorgung. Obwohl sich die Integrierte Versorgung gerade gegen die korporatistische Organisation der Leistungserbringer wendet, haben die KVen mit Ausnahme des §140a-d SGB V dennoch Möglichkeiten, sich als Partner bei der Gestaltung neuer Versorgungsformen zu engagieren. Über die an anderer Stelle dargestellten Dienstleistungsgesellschaften gemäß § 77a SGB V [718] können sie sich aber generell als Dienstleister in Formen der Integrierten Versorgung betätigen. Die jahrzehntelange Erfahrung bei der Betreuung einzelner Vertragsärzte und in der Steuerung der Arzneimitteltherapie kann hierbei genutzt werden.

---

[718] vgl. Kapitel 3.3.3

226

Entscheidend ist allerdings eine klare Trennung der hoheitlichen Aufgaben der KV im Rahmen der Selbstverwaltung und der Tätigkeit als Partner in ausgewählten Versorgungsformen durch eine Dienstleistungsgesellschaft. Exklusives Datenmaterial sowie Doppelfunktionen des Personals können zu Wettbewerbsverzerrungen und Interessenkonflikten führen. Zudem muss eine Quersubventionierung einzelner Leistungserbringer durch die Mitgliedsbeiträge der Mitglieder der entsprechenden KV direkt und indirekt ausgeschlossen werden.[719] Dies gilt ebenso für die Bereitstellung von Gründungskapitel aus Mitgliedsbeiträgen, vor allem in den Fällen, in denen die Höhe des bereitgestellten Gründungskapitals über die erforderliche Mindestmenge hinausgeht.[720]

Verwehrt bleibt den KVen somit auch eine finanzielle Beteiligung an neuen Versorgungsstrukturen; sie können auch – im Gegensatz zur Pharmaindustrie- keine Produkte und finanzielle Anreize in eine Partnerschaft mit Krankenkassen oder Leistungserbringern einbringen. Auch als Partner für den stationären Sektor verfügt die KV über wenig Kompetenzen, die nicht durch alternative Anbieter ebenfalls erbracht werden könnten. Ihre Rolle als alternativer Anbieter in der Integrierten Versorgung beschränkt sich somit auf Beratungs- und Versorgungsdienstleistungen im niedergelassenen Bereich.

7.5.2 Die Krankenkassen

Die gesetzlichen Krankenkassen befinden sich seit Inkrafttreten des GSG in einem verstärkten Mitgliederwettbewerb. Diejenigen Krankenkassen, denen es durch innovative Versorgungskonzepte gelingt, auch die Behandlung chronisch und schwer erkrankter Patienten effektiv und effizient zu organisieren und somit die Differenz aus Beitragseinnahmen und Gesundheitsausgaben pro Mitglied zu maximieren, werden sich im Wettbewerb durchsetzen können.

Die Krankenkassen sind auf der einen Seite wichtiger Vertragspartner in den Selektivverträgen für die Pharmaindustrie. Andererseits sind sie in den Bereichen Prozessoptimierung und Aufbau von Versorgungsstrukturen auch alternativer Anbieter zur Pharmaindustrie und sonstigen Anbietern. Als Partner in allen kollektivrechtlichen Versorgungsformen mit Managed Care Elementen (Disease Management Programme, Struktur- und Leistungsmodelle) verfügen sie über große Erfahrungen beim Aufbau und der Steuerung alternativer Modelle zur herkömmli-

---

[719] vgl. §77a SGB V
[720] vgl. Der Kassenarzt(2007)

chen Versorgung. Zahlreiche Krankenkassen haben zudem in den letzten Jahren ihre Fähigkeiten zur Datenanalytik weiterentwickelt und sind zunehmend in der Lage, Versorgungslücken und –risiken für die eigene Mitgliedsstruktur zu identifizieren und mit entsprechenden Dienstleistungen zu adressieren.

Insbesondere in der Arzneimittelsteuerung haben die Krankenkassen in den letzten Jahren vielfältige, qualifizierte Angebote implementiert. Große bundesweit tätige Krankenkassen setzten verstärkt eigene Coaches und Service Center zur Steuerung des Versorgungsprozesses in chronischen Krankheitsbildern ein. Das Angebot BIGmedcoach der Krankenkasse BIG direkt gesund zeigt zudem, dass auch kleine und mittlere Krankenkassen mit Unterstützung von Dienstleistern in der Lage sind, Versorgungsprogramme in der Arzneimitteltherapie auzubauen. Im Rahmen des BIGmedcoah werden Patienten mit chronischen Erkrankungen über ein telefonisches Service Center mit Spezialisten (Apotheker und qualifiziertes pharmazeutisches Personal) zur Arzneimittelsicherheit und Therapietreue beraten.[721]

Neben dem Engagement in chronischen Krankheitsbildern mit vergleichsweise geringen Arzneimittelkosten, zeigt der Vertrag der Techniker Krankenkasse im Krankheitsbild Rheumatoide Arithritis, dass Krankenkassen auch mittlerweile den Versorgungsprozess beim Einsatz von Spezialtherapeutika aktiv mitgestalten. Im „Rheumavertrag" der TK soll unter Beteiligung der Leistungserbringer und Pharmazeutischen Industrie eine wirtschaftliche leitliniengerechte Therapie ermöglicht werden.[722]

Abbildung 30: Überblick Beteiligte im „Rheumavertrag" der TK

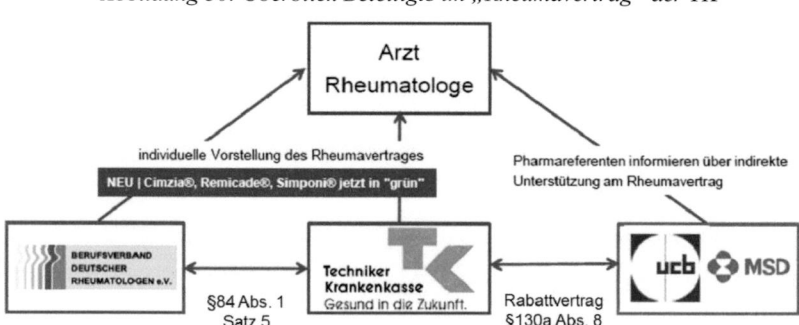

Quelle: In Anlehnung an Ballast(2014), S.8

---

[721] vgl. Draemann(2014²), S.312
[722] vgl. Ballast (2014), S.4ff

Über ihre Mitgliederzeitschriften verfügen die gesetzlichen Krankenkassen desweiteren über einen direkten, wenn auch unspezifischen Informationskanal zu den Versicherten und Patienten. Sie beeinflussen zudem über die Ausgestaltung der Wahltarife die Attraktivität der besonderen Versorgungsformen und haben einen starken Anreiz, sich auch stärker im Versorgungsprozess zu engagieren.

Das Engagement als Anbieter versorgungsnaher Dienstleistungen und Strukturpartner wird allerdings dadurch limitiert, dass die Krankenkassen Beitragseinnahmen nur im begrenzten Umfang für den Aufbau eigener Dienstleistungen (z.B. Case Management) einsetzen können. Kleineren Krankenkassen fehlt zudem regional oft die kritische Größe, um sich in Versorgungsnetzen zu engagieren und gezielt mit regionalen Leistungsanbietern zusammenzuarbeiten. Auch die finanzielle Beteiligung an Managementgesellschaften oder sonstigen Versorgungsstrukturen (MVZs, Ärztenetzen) ist den Krankenkassen nicht möglich.

7.5.3 Krankenhäuser

Die Konsolidierung im stationären Sektor und die zunehmende Anzahl regionaler und nationaler Klinikgruppen machen auch diese Gruppe zu einem potenziellen Partner der sonstigen Akteure im Gesundheitswesen bei der Umsetzung von Konzepten der integrierten Versorgung. Krankenhäuser stellen insbesonders in ländlichen Regionen Institutionen dar, deren Rolle über ihren reinen stationären Versorgungsauftrag hinaus geht. Über Zuweiserstrukturen, Empfehlungen und als Initiator neuer Therapiealternativen sowie regionaler Ausbildungsstätte in der Facharztversorgung, Fortbildungsstätte und Wirkstätte regionaler Meinungsführer, bestimmen sie die Versorgung der Patienten auch über den stationären Sektor hinaus maßgeblich mit. Zudem verfügen vor allem private Krankenhauskonzerne über professionelles Know-how in den Bereichen Marketing, Unternehmenskommunikation und Prozessorganisation, welche sie in entsprechende Partnerschaften einbringen können. Ihnen stehen außerdem ausreichende finanzielle Mittel zur Verfügung, um eine transsektorale Expansion auch über Beteiligungen bzw. Zukäufe federführend zu initiieren.

Die Erfahrungen aus den USA zeigen allerdings ein gemischtes Bild bezüglich krankenhausbasierter Integrationsverbünde. Die Akquisition von Praxen niedergelassener Ärzte und deren Weiterbeschäftigung im Angestelltenverhältnis durch die Klinik führte aufgrund der veränderten Anreizsituation zu einer sinkenden Produktivität und Liquidität der Praxen und finanziellen Verlusten für den Investor.[723] In Deutschland zeigen sich dennoch Ansätze im stationären Sektor, sich als Gestalter bei der Weiterentwicklung transsektoraler Versorgungsformen zu positionieren. So strebt die Rhön-Klinikum AG über die Expansion im ambulanten Sektor durch den Zukauf von MVZs „ [...]die flächendeckende Vollversorgung an. [...] Innerhalb von 60 bis 90 Minuten soll jeder Patient eine Konzerneinrichtung erreichen können."[724] Die MVZ-Ärzte sollen dabei – nach Auskunft der Rhön-Kliniken AG- wirtschaftlich an den regionalen, transsektoralen Strukturen aus Klinik und MVZ beteiligt werden und eigenverantwortlich die transsektorale ärztliche Verantwortung für die Patientenversorgung übernehmen.[725]

Auch regionale Krankenhausgesellschaften können durch Expansion in den ambulanten Sektor und die Bildung von Netzwerken die transsektorale Versorgung in einem Versorgungsgebiet entscheidend mitgestalten. So bezeichnet sich beispielsweise die Regio Kliniken gGmbH selbst als „umfassenden Anbieter einer integrierten Gesundheitsversorgung für die Region [Pinneberg/Wedel]"[726] Dabei integriert die Regio Kliniken gGmbH einerseits ehemals selbständige Leistungsanbieter (Reha-Einrichungen, ambulante Pflegedienste, Kassenärzte) als eigenständige Gesellschaften in das Unternehmen und sichert sich andererseits Kapazitäten der Maximalversorgung (UK Eppendorf) über entsprechende Kooperationen.

Abbildung 31 zeigt die mögliche Struktur eines Klinikkonzerns, der sein Kerngeschäft der stationären Versorgung um weitere komplementäre Säulen ergänzt hat. So kann sich der Konzern über den Aufkauf von Kassensitzen ein eigenes Zuweisernetz in Form von MVZ-Tochtergesellschaften schaffen und die transsektorale Stellung des Konzerns durch eigene Reha-Anstalten komplementieren, um die gesamte Versorgungskette des Patienten zu übernehmen. Zusätzlich können zentrale Dienstleistungen (Reinigung, Verpflegung, Sicherheit) an konzerneigene Servicegesellschaften oder an Dritte übertragen werden. Analog lassen sich auch Servicegesellschaften gründen, die Dienstleistungen zur Optimierung der Versorgungsprozesse übernehmen oder das Vertragsmanagement mit Dritten (Pharmaindustrie, Medizintechnik, sonstige Lieferanten) koordinieren. Diese Gesellschaften können Ihre Produkte auch Dritten anbieten.

---

[723] vgl. Burns/Pauly(2002), S.129
[724] Deutsches Ärzteblatt(2007a)
[725] vgl. Rhön Klinikum AG Internetseiten
[726] Regiokliniken Internetseiten – Rubrik Vision & Mission

Abbildung 31: Mögliche Struktur eines Krankenhauskonzerns

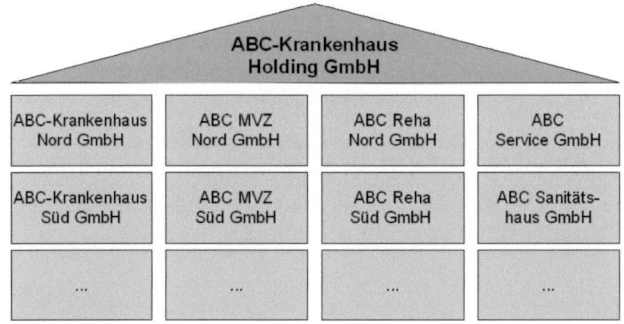

Quelle: eigene Abbildung

Aufgrund ihrer Eigentümerstruktur sind insbesondere private Klinikkonzerne –ebenso wie die Pharmaindustrie- im besonderen Maße den Renditeerwartungen ihrer Investoren verpflichtet. Es ist daher fraglich, inwiefern das Engagement von Krankenhäusern in der transsektoralen Versorgung wie oben dargestellt in jedem Fall einer effizienten und effektiven Gesundheitsversorgung zuträglich ist. Dienen die vorgelagerten Strukturen lediglich der Optimierung der Krankenhausauslastung, so steht dieses Ziel in klarem Gegensatz zum Ziel der Integrierten Versorgung, Effizienzgewinne durch die Vermeidung von Krankenhauseinweisungen zu erzielen.[727] Zudem kann dieses Engagement gerade in ländlichen Regionen zu einer regional marktbeherrschenden Stellung führen, welche das Ziel einer stärkeren dezentralen, wettbewerblichen Steuerung im Gesundheitsweisen regional konterkariert.[728]

Insgesamt stellen private Klinikonzerne einen der potentesten Partner in der Integrierten Versorgung dar, da sie als einziger klassischer Leistungserbringer über die entsprechende Finanzkraft, Innovationskraft und organisatorische Leistungsfähigk verfügen, um auch größere Versorgungsprojekte zu initiieren. Hierbei hilft auch ihre Berücksichtigung als direkter Vertragspartner durch den Gesetzgeber.

---

[727] vgl. Sohn(2006), S.85

[728] in einem vorläufigen Urteil hat der 1. Kartellsenat des OLG Düsseldorf die Entscheidung des Bundeskartellamts bestätigt [1. Kartellsenat, Beschluss vom 11. April 2007 - VI-Kart 6/05 (V)]. Dieses hatte der Rhön-Klinikum AG die Übernahme der Kreiskrankenhäuser in Bad Neustadt und Mellrichstadt untersagt. Krankenhäuser, so die Begründung, sind keiner kartellrechtlichen Kontrolle entzogen und stehen als Unternehmen im gegenseitigen Qualitätswettbewerb, welcher durch das Instrument der Fusionskontrolle langfristig zum Wohle der Patienten zu erhalten sei. (vgl. Oberlandgesgericht Düsseldorf(2007))

7.5.3 Sonstige Dritte

Der Wandel von der korporatistisch und kollektivvertraglich geprägten Versorgungslandschaft hin zu einer Vielzahl konkurrierender und einzelvertraglichen Versorgungskonzepten bietet neben der Pharmaindustrie auch anderen Akteuren im Gesundheitswesen die Möglichkeit, sich als Partner in neuen Versorgungskonzepten zu etablieren.

Das Aufkommen von Versandapotheken hat dazu geführt, dass sich einzelne Apotheken mit einem klareren Profil und der Fokussierung auf bestimmte Kundengruppen vom schärfer gewordenen Wettbewerb abheben müssen. Hinsichtlich ihres Wissens im Arzneimittelsektor und der Nähe zum Patienten sind sie insbesondere in regional abgegrenzten Versorgungsnetzen ein alternativer Partner bei der Umsetzung einer rationalen Pharmakotherapie. In Ärztenetzen können sie die einzelnen Leistungserbringer gezielt zur Optimierung von Therapiekonzepten beraten und ihr Beratungs- und Serviceangebot für Patienten (z.B. Blutdruckmessung, Ernährungsberatung, Patientenzeitschrift) gezielt auf das örtliche Versorgungsnetz abstimmen. Die Umsetzung des KBV-ABDA Modells ist ein prominentes Beispiel für derartige regionale Konzepte.

Apotheken, die sich auf die Versorgung von Krankenhäusern spezialisiert haben, unterstützen ihre Kunden bereits in der herkömmlichen Regelversorgung mit zahlreichen Dienstleistungen entlang des Prozesses der Arzneimittelversorgung. Von der Organisation der Lagerhaltung über die Abwicklung der Logisik bis hin zur pharmakotherapeutischen Beratung auf den Stationen und der Arzneimittelkommission sind sie über die Lieferantenrolle hinaus Dienstleister und Berater.[729] Mit ihren Kenntnissen über die therapeutischen und wirtschaftlichen Aspekte der Pharmakotherapie im stationären Sektor sowie ihr Wissen über die internen organisatorischen Abläufe im Krankenhaus können sie auch in der Integrierten Versorgung die transsektorale Optimierung der Arzneimitteltherapie durch die Erstellung gesundheitsökonomischer Analysen und klinischer Pfade unterstützen.

Beratungsleistungen und Informationen können auch von non-profit Organisationen oder Vereinen (z.B. Bundesverband Managed Care e.V) angeboten werden, die sich die Förderung der Integrierten Versorgung zum Ziel gesetzt haben. Diese können über Fortbildungsveranstaltungen, Literatur und Vermittlung von Kontakten den Aufbau neuer Versorgungsformen unterstützen. Besonders in der Gründungsphase können engagierte Leistungserbringer auf

---

[729] vgl. FTD(2008a)

diesem Weg einen ersten Überblick über notwendige Schritte beim Aufbau neuer Kooperationen erhalten. Ein solcher Partner kann besonders in der Findungs- und Planungsphase eine entscheidende Rolle spielen, da im Vergleich zu klassischen Beratungsunternehmen zunächst keine Honorare oder sonstige Investments seitens der Leistungserbringer notwendig sind. Allerdings können derartige Organisationen sowohl in der Umsetzungs- als auch in der Betriebsphase in der Regel nur noch begrenzt unterstützen, da netzspezifische Details eine dauerhafte, professionelle Steuerung der netzinternen Prozesse erfordern, die durch die allgemeinen Informationen nicht abgedeckt werden können.

Darüberhinaus haben sich Beratungsunternehmen und Dienstleister auf die Konzeption und Umsetzung neuer Versorgungskonzepte spezialisiert. Da sie nicht mit anderen Geschäftszweigen als Akteur im Gesundheitswesen vertreten sind, können Sie die Kostenträger und Leistungserbringer neutral bzgl. der Chancen und Risiken neuer Versorgungskonzepte beraten. Andererseits bringen sie neben der Beratungs- oder Umsetzungsleistung keine weiteren Produkte oder Kapazitäten in die Partnerschaft ein, welche ihnen ein Alleinstellungsmerkmal gegenüber dem Wettbewerb verschaffen (z.B. patentgeschütztes Präparat) und sie als strategischer Partner langfristig interessant machen (z.B. Liefer- und Lagerkapazitäten, exklusive Patientenkontakte).

Es etablieren sich zudem zunehmend Unternehmen mit digitalen Angeboten zur Unterstützung des Versorgungsprozesses. Mit Angeboten wie Apps, Online-Schulungen u.a. Lösungen können Versorgungsangebote von Pharmaunternehmen und Krankenkassen oder sonstigen Leistungserbringern unterstützt werden. Allerdings ist es auch möglich, diese Dienstleistungen und Produkte als eigenständige, erstattungsfähige Versorgungsangebote zu etablieren. So bietet das Unternehmen Caterna eine Online-Sehschulung für die Amblyopie bei Kindern an, welche vom behandelnden Augenarzt verordnet werden kann. Die Kosten werden hierbei vollständig von der Barmer GEK übernommen.[730] Es ist in Zukunft damit zu rechnen, dass weitere Unternehmen aus der IT-Branche (z.B. Google, Apple) in diesen Markt für digitale Versorgungslösungen eintreten und einen starken Wettbewerber für die Pharmaindustrie als Versorgungspartner darstellen.

---

[730] vgl. Caterna-Internetseiten

7.6 Zwischenfazit

In diesem Kapitel wurden mögliche Rollen und Aufgaben der Pharmaindustrie als Partner in neuen Versorgungsformen konzeptionell und anhand von Fallbeispielen dargestellt. Dabei wurde zwischen der Rolle als Steuerungspartner, Prozesspartner und Strukturpartner unterschieden, wobei deutlich wurde, dass eine strikte Trennung dieser drei Bereiche im Einzelfall nicht immer möglich sein wird.

Die Rolle als Steuerungspartner in der Arzneimitteltherapie hat die größte Nähe zum originären Geschäftsmodell der Pharmaindustrie. Hierbei sollte die Pharmaindustrie in das entsprechende Vergütungssystem eingebunden werden, um die Versorgungsziele Qualität und Wirtschaftlichkeit in die Zielfunktion des einzelnen Pharmaunternehmens zu integrieren. Eine ergebnisorientierte Integration lässt sich durch Risk-Sharing Verträge für einzelne Präparate oder Therapiegebiete erzielen. Arzneimittelkosten lassen sich zudem über Drug-Capitation Verträge begrenzen, welche das entsprechende Pharmaunternehmen noch stärker als Partner in der Organisation einer angemessenen medikamentösen Therapie fordert. Für beide Fälle wurde auch deutlich, dass additive Dienstleistungen seitens des Pharmaunternehmens möglicherweise notwendig sein können, um diese Vergütungsmodelle langfristig erfolgreich umzusetzen.

Die Rolle der Pharmaindustrie als Partner in der Prozessoptimierung umfasst insbesondere versorgungsnahe Dienstleistungen, welche additiv zur Sachleistung Arzneimittel erbracht werden können. In allen Schritten des Versorgungsprozesses (Prävention, Diagnose, Verordnung und Verwendung des Arzneimittels) sind unterstützende Dienstleistungen des Pharmaunternehmens zur Optimierung des Arzt-Patienten-Verhältnisses grundsätzlich möglich. Entscheidend ist jedoch, dass diese Dienstleistungen die Expansion des Kerngeschäftes unterstützen oder sich zu einem eigenständigen, tragfähigen Geschäftszweig innerhalb des Unternehmens etablieren. Auch als Partner in der Versorgungsforschung kann sich die Pharmaindustrie in neuen Versorgungsformen engagieren und den klinischen, patientenrelevanten und gesellschaftlichen Nutzen ihrer Produkte unter Alltagsbedingungen evaluieren.

Die Rolle als Strukturpartner stellt den konsequentesten Schritt der Pharmaindustrie beim Engagement in neuen Versorgungsformen dar, da in dieser Rolle die Integration der Leistungssektoren aktiv vorangetrieben wird und nicht primär das Kernprodukt, sondern Kompetenzen des einzelnen Unternehmens eingebracht werden.

Die Pharmaindustrie muss bei der Entwicklung von Angeboten für die Integrierte Versorgung auch alternative Anbieter und deren Kompetenzen berücksichtigen. Dabei können potenzielle Vertragspartner wie größere Krankenkassen und private Krankenhauskonzerne ein großes Spektrum der möglichen Rollen der Pharmaindustrie durch eigene Kapazitäten abdecken. Die Pharmaindustrie konkurriert zudem mit neuen Akteuren, den Managementgesellschaften und Dienstleistungsgesellschafen, beim Aufbau von Versorgunsstrukturen und Management von integrierten Versorgungsprozessen. Auch etablierte Akteure wie Apotheken und KVen positionieren sich im verändernden Marktumfeld, um sich als Anbieter in der Integrierten Versorgung zu etablieren und mit ihrem Angebot vom Wettbewerb abzusetzen.

Nur bei der Einbindung in alternative Vergütungssysteme (Risk-Sharing, Drug-Capitation) kann die Pharmaindustrie ihre komparativen Vorteile als Inputlieferant einbringen. Die Kombination mit versorgungsrelevanten Dienstleistungen ist dabei in diesen Fällen essentiell, um Fehlanreize zu vermeiden und gezielt und ggf. steuernd in den Versorgungsprozess eingreifen zu können. Ihre Finanzkraft und Flexibilität bei der Alloziierung von Finanzmitteln kann die Pharmaindustrie zudem nutzen, um sich an Managementgesellschaften zu beteiligen und hiermit Know-how beim Management von Versorgungsstrukturen aufzubauen. Außerdem kann ein finanzielles Engagement in der Versorgungsforschung für die Pharmaindustrie nicht nur aus Prestigegründen sinnvoll sein. Vielmehr sollte dieses Engagement im Dialog mit Kostenträgern und dem IQWiG aktiv vorangetrieben werden, um verbindliche Standards der Evaluation und Zielparameter medikamentöser Therapieoptionen in neuen Versorgungsformen festzulegen, welche allen Beteiligten als Entscheidungsmaßstab für eine rationale Arzneimitteltherapie genügen. Langfristig kann ein Pharmaunternehmen, das innovative Vergütungssysteme gekoppelt mit unterstützenden Dienstleistungen erfolgreich anbietet und ausreichend Erfahrung beim Aufbau von Versorgungsstrukturen besitzt, auch ein Engagement als Vollanbieter in der Gesundheitsversorgung anstreben.

8 Umsetzung durch das Pharmaunternehmen

Die Pharmaindustrie hat die Veränderungen und Herausforderungen durch die Einführung von Managed Care Elementen und neuen Versorgungsformen in der GKV wahrgenommen. Gleichzeitig haben die Unternehmen neben den Risiken aber auch die Chancen erkannt, die sich durch neue Kooperationsformen und die Erweiterung der Produktpalette um Gesundheitsdienstleistungen bieten.[731] Wie das einzelne Unternehmen auf diese Veränderungen reagieren soll, welche Schritte notwendig sind und welche internen Strukturen und Prozesse verändert werden müssen, um diese Chancen bestmöglich zu nutzen, ist unklar:

„[T]he corporations still lack a clear blueprint for the future."[732]

Basierend auf den gewonnenen Erkenntnissen zur Funktionsweise neuer Versorgungsstrukturen, der derzeitigen Rolle der Pharmaindustrie in der Gesundheitsversorgung und den zukünftigen Möglichkeiten für eine stärkere Integration in Formen der Integrierten Versorgung, sollen in diesem Kapitel abschliessende, allgemeine Empfehlungen für die Pharmaindustrie erarbeitet werden. Dabei werden in Kapitel 8.1 interne und externe Kriterien dargestellt, nach denen ein Pharmaunternehmen Umfang und Form des Engagements in neuen Versorgungsformen ausrichten und bewerten sollte. In Kapitel 8.3 werden konkrete Umsetzungsprobleme und Erfolgsfaktoren für die Konzeptiund Umsetzung von Projekten diskutiert. In Kapitel 8.3 werden abschliessend Möglichkeiten präsentiert, wie Pharmaunternehmen –je nach Unternehmenstyp- ihre internen Strukturen und Prozesse verändern können, um sich für ein einzelvertraglich geprägtes Gesundheitssystem mit heterogenen Versorgungsstrukturen optimal aufzustellen.

8.1 Bewertungskriterien

Der Entscheidung für ein konkretes Engagement muss eine eingehende Analyse von externen und internen Bewertungskriterien vorangehen. Mit Hilfe der externen Bewertungskriterien sollte das Pharmaunternehmen klären, in welchen Krankheitsbildern und Therapieprozessen möglicherweise ein Bedarf an innovativen Versorgungskonzepten unter der Beteiligung Dritter besteht.

---

[731] vgl. Danner/Ruzicic/Biecheler(2008), S.7
[732] Danner/Ruzicic/Biecheler(2008), S.3

Über eine Analyse der internen Bewertungskriterien soll das Pharmaunternehmen sein derzeitiges und zukünftiges Portfolio sowie seine Managementfähigkeiten in Bezug auf ein Engagement als Partner in der Integrierten Versorgung analysieren, um das notwendige Investitionsvolumen und die Erfolgswahrscheinlichkeit abzuschätzen.

8.1.1 Extern

An erster Stelle muss eine Analyse des *Krankheitsbildes* unter epidemiologischen Gesichtspunkten stehen. Dabei gilt es, die *Anzahl der Betroffenen*, die *Krankheitskosten* sowie die *Versorgungssituation* zu erfassen. Diese Parameter geben Aufschluss darüber, wie stark Leistungserbringer, Kostenträger und politische Entscheidungsträger an der Umsetzung neuer Versorgungsformen in diesem Indikationsgebiet interessiert sind.

Ein Überblick über die Anzahl der Betroffenen sowie die Versorgungssituation kann dabei in den meisten Fällen über die vorhandene Literatur und Datenquellen erreicht werden. Dabei ist für die Sicherstellung einer qualitativ hochwertigen Versorgung nicht nur der Anteil der therapierten Betroffenen relevant, sondern auch der Anteil der Patienten, die leitliniengerecht behandelt werden. Die Pharmaunternehmen können für erste Abschätzungen auch auf die Publikationen ihrer Verbände zurückgreifen.[733] Die entsprechenden Krankheitskosten lassen sich über Krankheitskosten-Studien abschätzen.

Von entscheidender Bedeutung ist zudem die genaue Kenntnis des Therapieprozesses und hierbei die Parameter *Komplexität, Rolle der einzelnen Beteiligten* und *ökonomische Rolle des Arzneimittels*. Wichtiges Bewertungskriterium ist die *Komplexität* des Therapieprozesses. Macht die Therapie eine starke transsektorale Kooperation der Leistungserbringer und eine aktive Mitarbeit des Patienten notwendig und führen bereits geringfügige Informationsdefizite und Fehlentscheidungen zu einer hohen Schwankung der Ergebnisqualität, so kann ein Engagement Dritter Qualität und Wirtschaftlichkeit der Behandlung möglicherweise entscheidend verbessern. Das ergänzende Angebot des Pharmaunternehmens kann dann gezielt kritische Prozessschritte unterstützen.

Bei der Rolle der einzelnen Beteiligten im Therapieprozess sollte das Dreiecksverhältnis Arzt-Patient-Krankenkasse analysiert werden. Je nach Chronizität des Krankheitsprozesses

---

[733] vgl. die Publikationen von Schöffski(2002a) im Auftrag der EFPIA, sowie Fricke/Pirk(2004) im Auftrag des VFA.

sind Patienten mehr oder weniger über Therapiealternativen informiert bzw. in den Therapie-verlauf involviert und können ggf. indirekt Adressat versorgungsnaher Dienstleistungen werden. Das Pharmaunternehmen sollte in komplexen Behandlungsprozessen auch klar zuordnen können, welcher der Leistungserbringer den größten Einfluss auf die Therapieent-scheidung hat, um die Angebote auf diese Zielgruppe abzustimmen.[734]

Die einzelnen Schritte des Therapieprozesses in der Integrierten Versorgung sollten zudem im Rahmen einer Prozesskostenrechnung monetär bewertet werden, um die *ökonomische Rolle des Arzneimittels* im Therapieprozess transparent zu machen. Die Grundlage der Prozesskos-tenrechnung bildet dabei das Prozessmanagement (z.B. in der Form eines Klinischen Pfades) mit der Prozessstruktur- und Prozessleistungsanalyse. Die Prozesskostenanalyse bietet dem Unternehmen zudem erste Hinweise auf vorhandenes Optimierungspotenzial im Versor-gungsprozess und Kostenstruktur der Versorgungsform.[735] Erst mit diesem Wissen ist es dem Pharmaunternehmen möglich, eine attraktive Preissetzung für die Bündelung aus mehreren Produkten oder der Bündelung aus Produkten und versorgungsnahen Dienstleitungen zu kalkulieren.

Können die Prozesskosten und der Anteil der Arzneimittelkosten an der Therapie nicht bestimmt werden (z.B. weil der Klinische Pfad für die neue Versorgungsform noch nicht konzipiert ist), so können die Kosten über eine Krankheitskostenanalyse ermittelt werden. Diese kann über einem top down-Ansatz mit Hilfe hochaggregierter, volkswirtschaftlicher Daten durchgeführt werden. Über die Zuordnung der im jeweiligen Indikationsgebiet einge-setzten Arzneimittel über die ATC-Klassifikation können Erkenntnisse auf die ökonomische Rolle des Arzneimittels im Verordnungsprozess gewonnen werden. Beim bottom up-Ansatz werden die Krankheitskosten anhand einer leitliniengerechten oder üblichen Behandlung für den Durchschnittspatienten errechnet.[736] Einen Hinweis auf Indikationsgruppen mit einem besonders hohen Bedarf an Angeboten der Pharmaindustrie zur Optimierung der Pharmako-therapie bietet auch der Parameter „Wert je Verordnung (VO)" für die einzelnen Indikations-gruppen. Je höher dieser Wert, desto eher schlagen sich Diagnosefehler, Fehlentscheidungen in der Verordnung, Non-Responder in einer ineffektiven Arzneimitteltherapie wieder.

---

[734] So kann beispielsweise eine Unterstützung eines IV-Netzes aus Fachärzten wenig ergiebig sein, wenn diese nur besonders schwere Krankheitsfälle in einer Indikation behandeln, der Großteil der Patienten jedoch beim Hausarzt auf eine Medikation eingestellt wird.
[735] vgl. Drumm/Achenbach(2005), S.69
[736] vgl. Schöffski/Schulenburg(2007³), S.68

Darüberhinaus sollte das Pharmaunternehmen die Aktivitäten der Wettbewerber in relevanten Therapiegebieten analysieren. Aus dieser Analyse kann das Unternehmen aber erst relevante Rückschlüsse für das eigene Handeln ziehen, wenn es auch die eigenen Fähigkeiten als relevante Bewertungskriterien zur Entscheidungsfindung hinzuzieht und mit den Fähigkeiten des Wettbewerbers vergleicht.

8.1.1 Intern

Ein Pharmaunternehmen sollte vor dem Engagement in der Integrierten Versorgung seine Position im Kerngeschäft sowie die Fähigkeiten, welche zur Ausweitung bzw. Ergänzung des Geschäftsmodells essentiell notwendig sind, analysieren.

Das Kerngeschäft umfasst die Herstellung und Vermarktung von Arzneimitteln. Ausgehend von der Nachfrage am Markt nach Angeboten der Pharmaindustrie in neuen Versorgungsformen sollte das Unternehmen daher sein derzeitiges und zukünftiges Produktportfolio analysieren. Dabei empfiehlt sich eine Aufteilung in die drei Segmente *Generika*, *Massenmarkt Originale* und *Spezialpräparate*. Diese Segmente unterscheiden sich durch ihre Substitionalität und auch dem Parameter, mit dem sie sich gegenüber anderen Präparaten im gleichen Segment differenzieren.

Abbildung 32: Segmente des Arzneimittelmarktes

Segment	Generika	Originale Massenmarkt	Spezialpräparate
Substitutionalität	hoch	mittel	gering
Differenzierungs-parameter	Preis	Zusatznutzen	Effektivität

Quelle: eigene Darstellung

Verfügt das Unternehmen über ein großes generikafähiges Arzneimittelportfolio oder handelt es sich um einen Generikahersteller, so ist der Preis der entscheidende Wettbewerbsparameter und eine Drug-Capitation oder versorgungsnahe Dienstleistungen können eine mögliche

Option für ein differenziertes Angebot in neuen Versorgungsformen sein. Versorgungsnahe Dienstleistungen sind ebenfalls eine gute Möglichkeit, im wettbewerbsintensiven Massenmarkt den Zusatznutzen der eigenen Präparate noch stärker herauszustellen. Im Segment der Spezialpräparate kommen aufgrund der geringen Substitionalität vor allem Angebote zum Tragen, welche den Einsatz des Präparates und dessen Effektivität in einer bestimmten Patientenpopulation positiv beeinflussen. Auch zukünftige Verschiebungen in der Portfoliostruktur sollte das Pharmaunternehmen bedenken und sich ggf. schon frühzeitig als Partner in indikationsspezifischen Versorgungskonzepten engagieren.

Das Pharmaunternehmen hat zudem die eigenen Fähigkeiten realistisch zu bewerten, welche zur Erfüllung der in Kapitel 7 erwähnten Rollen essentiell notwendig sind. Hierzu gehört bei der Rolle als Steuerungspartner in der Arzneimitteltherapie ein ausgeprägtes versicherungsmathematisches Know-how. Als Partner in der Prozessoptimierung kommen nur Unternehmen in Frage, welche über weitergehende Kenntnisse des Krankheitsverlaufes und der Rolle der Beteiligten verfügen. Je nach Standardisierungsgrad der Dienstleistung muss das Pharmaunternehmen zudem in der Lage sein, den Nachfrager in den Erstellungsprozess der Dienstleistung zu integrieren.[737] Diese Integration wird denjenigen Unternehmen besonders gut gelingen, die bereits in der herkömmlichen Versorgung die Leistungserbringer mit qualitativ hochwertigen Services unterstützt haben. Die Rolle als Management- und Strukturpartner wiederum werden lediglich Unternehmen mit starker Finanzkraft sowie ersten Erfahrungen in der Umsetzung von Versorgungskonzepten erfolgreich einnehmen können.

8.2 Umsetzungsprobleme und Erfolgsfaktoren

Die erfolgreiche Konzeption und Umsetzung von Versorgungsprojekten stellt im Einzelfall besondere Herausforderungen an den Planungsprozess und Betrieb des Projektes sowie die Anreizstrukturen der unterschiedlichen Akteure. Ein wichtiger erster Schritt besteht zunächst darin, das diffuse Bild einer Versorgungsidee und uneinheitliche Vorstellungen der Initiatoren in einer ‚Findungsphase' in klare Zielvorstellungen zu überführen und auf Grundlage dieser ein grundsätzlich geeignetes Versorgungskonzept zu formulieren bzw. auszuwählen.[738] Bereits mit diesem ersten Schritt sollte vermieden werden, dass sich die Zielvorstellungen der Akteure lediglich an der Abschöpfung der Anschubfinanzierung orientieren, sondern dass sie

---

[737] vgl. Bletzer(1998), S.83
[738] vgl. Wallhäuser(2005), S.8

sich vorrangig den Zielen einer wirtschaftlich und qualitativ verbesserten Gesundheitsversorgung verpflichtet fühlen.[739] Inhaltlich können sich im gesamten Ablauf der Planungs-, Umsetzungs- und Betriebsphase eines IV-Projekts Probleme ergeben.

Abbildung 33: Planung und Umsetzung der Integrierten Versorgung

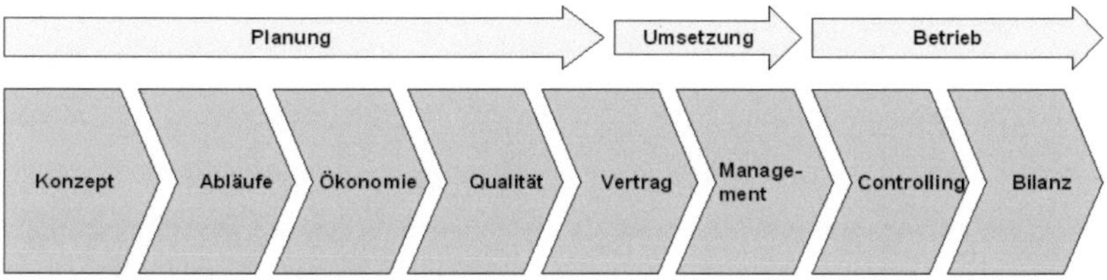

Quelle: in Anlehnung an Hildebrandt et al (2004a)

In der Planungsphase können fehlende Kenntnisse übersektoraler Behandlungsabläufe und Regelwerke beteiligter Dritter oder anderer Leistungserbringer (z.B. Abrechnungsmodalitäten, Kapazitäten, Investitionskosten) zum Abbruch weiterer Verhandlung mit den Kostenträgern führen. Insbesondere die genaue Ausgestaltung der Qualitätsverpflichtungen und die konkrete Vertragsumsetzung setzen nicht-medizinisches Fachwissen voraus, was insbesondere im ambulanten Sektor die frühzeitige Einbeziehung externer Berater erfordert. Besonders im Bereich der Gewährleistungsansprüche operativer Leistungen zeigt sich das langfristige Ertragsrisiko für die Leistungserbringer, falls für den Preis einer schnellen Vertragsumsetzung zu großzügige Zusagen an die Kostenträger gemacht wurden. In der Betriebsphase des Projekts kommen dann insbesondere Defizite in der Informations- und Datentransparenz zum Tragen, die oft auf einer unzureichenden Vertrauensbasis der Beteiligten und geringen Erfahrungen des gegenseitigen Datenaustausches basieren. Bei der Umsetzung eines IV-Projekts sollte zudem allen Beteiligten bewusst sein, dass kontinuierliche Anpassungen der Behandlungsabläufe aufgrund von sich verändernden wissenschaftlichen, ökonomischen oder politischen Rahmenbedingungen notwendig und aus Sicht eines effektiven Projektcontrolling unerlässlich sind.

Eine umfassende Erfolgskontrolle von Projekten der Integrierten Versorgung findet nur im Einzelfall statt, da eine systematische Evaluation nicht gesetzlich vorgeschrieben ist. Dies führt zu einem Mangel an Transparenz und verhindert ein 'best-practice sharing' zwischen einzelnen Projekten und den einzelnen Beteiligten. Insbesondere seitens der Patientenvertreter

---

[739] vgl. Strang/Schulze(2004), S.34f

und KVen wird bemängelt, dass Krankenkassen sich über die Integrierte Versorgung einen mit öffentlichen Geldern finanzierten Wettbewerbsvorteil zugunsten der eigenen Versichertenklientel sichern, ohne einen Beitrag zur verbesserten Versorgungsqualität der GKV zu leisten. Des Weiteren entziehen sich die unterschiedlichen Projekte aufgrund ihre Heterogenität bezüglich Integrationstiefe, Indikationsbreite und ökonomischer Verantwortung oft einer vergleichenden Analyse.

Es lassen sich dennoch grundlegende Aspekte einer erfolgreichen Integrierten Versorgung identifizieren und bei der Konzeption und Umsetzung berücksichtigen. Hierzu bietet LANKERS(1997) einen systematischen Ansatz und versucht in seiner Fallstudie „Erfolgsfaktoren von Managed Care auf europäischen Märkten"[740] die Erfolgsfaktoren von Managed Care Organisationen anhand einer länderübergreifenden Analyse (USA, Schweiz, Deutschland) zu bestimmen. Methodisch orientiert er sich hierbei an PORTERS Analyseschema, nach dem sich die Art des Wettbewerbs in einem Markt durch fünf allgemeine Kräfte beschreiben lässt.[741] LANKERS(1997) formuliert dabei die als erfolgskritisch festgehaltenen Faktoren in fünf Thesen:[742]

Markt- und Kundenakzeptanz
Die Adaption von Managed Care Techniken auf die regulierten Gesundheitsmärkte Europas kann nur bei einer Akzeptanz durch den Markt und insbesondere den Versicherten gelingen. Der starken Position der Leistungserbringer und Kassenärztlichen Vereinigungen ist dabei Rechnung zu tragen. Erfolgreiches Managed Care setzt einen verstärkten Vertragswettbewerb (selektives Kontrahieren) sowie ein professionelles Datenmanagement insbesondere auf Patientenebene voraus.

Effizienzgewinne
Managed Care kann nur erfolgreich sein, wenn gegenüber der herkömmlichen Regelversorgung signifikante Einsparungen erwirtschaftet werden können und geeignete Anreizsysteme für alle Beteiligten entwickelt und kommuniziert werden

Gleiches Qualitätsniveau
Die Anreizsysteme und Steuerungsmechanismen müssen derart gestaltet sein, dass sie die Leistungsanbieter nicht zur Unterversorgung veranlassen und eine gleich gute oder bessere

---

[740] Lankers (1997)
[741] vgl. Porter(2004^5), S.4
[742] vgl. Lankers(1997), S.129ff

242

Qualität der Integrierten Versorgung im Vergleich zu konkurrierenden Versorgungsformen erzielt wird.

Kooperative Leistungserbringung

Der Versorgungsprozess muss über alle Versorgungsstufen koordiniert werden. Hierzu müssen die Leistungserbringer kooperativ zusammenarbeiten.

Organisations- und Kompetenzaufbau

Der Erfolg einer Managed Care Organisation hängt entscheidend vom operativen Management ab. Hierzu müssen entsprechende Systeme und Strukturen im Bereich des Informations- und Datenmanagements, Personalportfolios und der *time-to-market* Kompetenz aufgebaut werden.

LANKERS(1997) bezieht sich in seiner Analyse der Erfolgsfaktoren sowohl auf umweltbezogene Erfolgsfaktoren (z.B. Möglichkeiten der Vertragsgestaltung, Datenschutz) als auch auf unternehmens- bzw. projektspezifische Erfolgsfaktoren. Aus Sicht des einzelnen Projekts können die umweltbezogenen Erfolgsfaktoren als gegeben bezeichnet werden.[743]

Neben den aus marktwirtschaftlichen Systemen wie den USA abgeleiteten Erfolgs- und Misserfolgsfaktoren, die insbesondere das unternehmerische Handeln betreffen, muss insbesondere in einem von korporatistischer Steuerung geprägten System wie dem deutschen Gesundheitswesen die enge Verknüpfung von unternehmerischem und politischem Handeln berücksichtigt werden. AMELUNG ET AL(2006) gliedern die Problembereiche der Integrierten Versorgung in interne und externe Problemfelder aus Sicht der Beteiligten an neuen Versorgungsformen, welche wiederum jeweils durch harte oder weiche Faktoren gekennzeichnet sind.[744] Durch die beiden Cluster Politik und Rahmenbedingungen werden insbesondere die harten Faktoren im externen Problemfeld festgelegt. So ist der Modellcharakter der Änderungen in den Integrierten Versorgungsformen, die kurzfristige Perspektive und Verlässlichkeit der Gesundheitspolitik wenig förderlich für langfristige Investitionen in die Integrierte Versorgung seitens Leistungserbringern, Kostenträgern und Dritten. Die restriktiven Rahmenbedingungen im deutschen Gesundheitswesen (fehlende Marktdaten, fehlende Gewinnpotenziale, Kapitalzugang, Datenschutz) verstärken diese Situation zusätzlich. Diesen Problem-

---

[743] vgl. Mühlbacher(2002), S.80f. Zur Beantwortung der Frage nach der Rolle der Pharmaindustrie als Partner in der Integrierten Versorgung wird diese umweltbezogene Perspektiv jedoch explizit in die Analyse einbezogen und in Kapitel 5 behandelt.
[744] vgl. Amelung et al(2006), S.40

bereichen stehen die Managementkapazitäten der Leistungserbringer und Kostenträger als interner Problembereich bezüglich der Versorgungsstrukturen gegenüber. In den allermeisten Bereichen sind weder qualitativ noch quantitativ die notwendigen Personalressourcen vorhanden, um Integrierte Versorgung als neues Geschäftsfeld zu entwickeln und umzusetzen.[745] Besonders in diesem Problembereich bietet sich ein Ansatzpunkt für die Pharmaindustrie, Managementwissen in den Versorgungsprozess einzubringen. Als weiteres Problemfeld benennen AMELUNG ET AL(2006) die grundsätzliche Veränderungs- und Innovationsbereitschaft im deutschen Gesundheitswesen, die aus der starren sektoralen Trennung und Berufsgruppenkultur resultiert und faktisch zu „mentale[n] Kooperationsbarrieren"[746] führt. Isoliert betrachtet ist zudem der Handlungsdruck für jede einzelne der Interessengruppen zu gering, um diese Barrieren zu überwinden.

Hilfreich für die frühzeitige Identifikation von Erwartungen und Barrieren ist zudem ein Blick auf Gründe, die in der Vergangenheit zur Initiierung bzw. Kündigung von Verträgen zur Integrierten Versorgung seitens der einzelnen Partner geführt haben. In einer Befragung des SVR nennen die Krankenkassen als wichtigste Gründe für eine Teilnahme an der Integrierten Versorgung die Steigerung der Versorgungsqualität, Kostensenkungen und höhere Zufriedenheit der teilnehmenden Patienten.[747] Als Ursache für eine Kündigung gaben Krankenkassen insbesondere wirtschaftliche Gründe an („Zu hohe Kosten", „Mengenausweitungen durch Leistungserbringer", „Zu langer Amortisationszeitraum"). Auch die Beitragssatzstabilität und die „Sorge vor der Notwendigkeit eines Zusatzbeitrages"[748] ist für Krankenkassen ein wichtiger Kündigungsgrund.

Krankenhäuser erwarten sich von Projekten der Integrierten Versorgung insbesondere eine gesteigerte Zufriedenheit der Patienten, erhöhte Fallzahlen sowie eine verstärkte Bindung der Einweiser an das Haus. Auch bei den Krankenhäusern dominieren als Gründe für die Beendigung der Verträge wirtschaftliche Motive (geringe Teilnehmerzahlen und geringe Vergütung).[749]

---

[745] vgl. Amelung et al(2006), S.42
[746] Amelung et al(2006), S.42
[747] Vgl. SVR(2012), Ziff. 221
[748] SVR(2012), Ziff. 218
[749] vgl. SVR(2012), Ziff. 227ff

244

Bei der Initiierung innovativer Versorgungskonzepte bedarf es nicht zuletzt eines engen Vertrauensverhältnisses zwischen Leistungserbringern und Kostenträgern sowie der Überwindung von Vorbehalten.[750] Dies gilt sowohl für die gemeinsame Entwicklung eines Versorgungskonzeptes als auch im Verlauf von Verhandlungen zwischen Initiatoren (z.B. Gruppe von Leistungserbringern, Ärztenetz) und potenziellen Partnern (z.B. Kostenträger). Hier gilt es, auf Grundlage gemeinsamer Ziele, gemeinsamer Erfahrungen aus der Vergangenheit sowie einer Abwägung individueller Risiken langfristig eine Vertrauensgrundlage zu schaffen.[751] Die vom Gesetzgeber geschaffenen Möglichkeiten einer flexibleren Gesundheitsversorgung und positive Einstellung von Ärzten und Patienten zur Umsetzung von Managed Care schaffen andererseits ein förderliches Klima für eine konsequente Umsetzung.[752]

8.3 Anpassung interner Strukturen und Prozesse

Möchte die Pharmaindustrie die genannten Möglichkeiten für ein Engagement in der Integrierten Versorgung nutzen, so bedeutet dies eine mehr oder weniger starke Veränderung ihres traditionellen Geschäftsmodells. Eine erfolgreiche Ausrichtung auf die neuen Kundengruppen mit ihren neuen Bedürfnissen macht ggf. eine Anpassung der internen Prozesse und/oder Strukturen notwendig. Auch wenn sich Berichtsebenen und die organisatorische Eingliederung einzelner Funktionsbereiche in den Pharmaunternehmen unterscheiden können, so ist die grundsätzliche Struktur dennoch vergleichbar.

Im Folgenden werden dabei die zwei Gegenpole des Spektrums dargestellt, mit dem ein Unternehmen auf die Veränderungen in der Gesundheitsversorgung reagieren kann. Zunächst wird der Fall betrachtet, in dem die Zuständigkeit für das Engagement in der Integrieten Versorgung durch neue Strukturen abgebildet wird (Kapitel 8.2.1). Im zweiten Fall (Kapitel 8.2.2) wird dargestellt, wie Integrierte Versorgung als Thematik in bestehende Strukturen eingebettet werden kann und welche neuen Prozesse notwendig sind, um die Thematik adäquat bei der Festlegung von Unternehmenszielen abzubilden.

---

[750] vgl. Conrad(2001), S.7
[751] vgl. Amelung et al(2006), S.87; siehe auch Wiechmann(2003a)
[752] vgl. Wiechmann(2003a), S.3

8.3.1 IV-Key Account Management

Ärztenetze, Versorgungsverbünde in der Integrierten Versorgung gemäß § 140a-d SGB V sowie Krankenhäuser mit angeschlossenen MVZs bündeln regional die Arzneimittelnachfrage und agieren gegenüber der Pharmaindustrie als eigenständiger Kunde. Sie verfügen über spezifisches Know-how und Datenmaterial, besitzen regional oder überregional Nachfragemacht gegenüber der Pharmaindustrie und verfügen über ein erhebliches Marktpotenzial. Sie sind somit wichtige Schlüsselkunden (Key Accounts), deren Betreuung durch ein Key Account Management (KAM) sichergestellt werden kann.[753]

Durch ein KAM sollen langfristige Investitionen in Geschäftsbeziehungen zu Schlüsselkunden koordiniert werden. In enger Kooperation mit dem einzelnen Kunden sollen dabei maßgeschneiderte Problemlösungen erarbeitet werden, die den Kunden bei der Umsetzung seiner strategischen Ziele unterstützen und die Geschäftsbeziehung langfristig festigen.[754]

Das IV-KAM ist dabei auf bereichsübergreifende Unterstützung bei der Konzeption kundenorientierter Lösungsansätze angewiesen, wie in Abbildung 38 illustriert. Hierbei sind auf operativer Ebene insbesondere die Abteilungen Gesundheitsökonomie, Produktmanagement, Klinische Forschung und das Hospital KAM zu nennen, die wesentliche Beiträge zur Konzeption der in Kapitel 7 beschriebenen Angebote liefern. Dabei ist nicht jedes Unternehmen in der Lage, das erforderliche Know-how in den einzelnen Abteilungen bereitzustellen. Besonders die Stellung der gesundheitsökonomischen Abteilung varriiert bzgl. der Qualität und inhaltlichen Ausrichtung zwischen den einzelnen Unternehmen teilweise erheblich.[755]

Der IV-KAM muss zudem einen kontinuierlichen Austausch mit der Geschäftsführung vornehmen. Für Rollen, die sehr weit vom traditionellen Geschäftsmodell der Pharmaindustrie entfernt sind (Managementpartner, Financier/Initiator), sind in der Regel größere Investitionsvolumina und strategische Entscheidungen bzgl. der Umsetzung notwendig. Je nach Umfang der integrierten Versorgungsformen ist die Abstimmung mit der regionalen bzw.

---

[753] vgl. Sohn(2006), S.156
[754] vgl. Senn(2001[2]), S. 768
[755] Die Abteilung Gesundheitsökonomie kann organisatorisch im Bereich Market Access oder Public Affairs verortet sein und dort schwerpunktmäßig für Kostenträger relevante gesundheitsökonomische Studien initiieren. Auch im Produktmanagement können Gesundheitsökonomen schwerpunktmäßig produktbezogen das Marketing mit gesundheitsökonomischen Daten unterstützen. Im Bereich Klinische Forschung sind oftmals gesundheitsökonomische Abteilungen verortet, wenn sie prioritär den Bereich Outcome Research verantworten.

nationalen Vertriebsführung erforderlich, um die einzelnen Vertriebsmitarbeiter vor Ort gezielt in die Umsetzung der Projekte einzubinden.

Abbildung 34: Rolle des IV Key Account Managers im Unternehmen

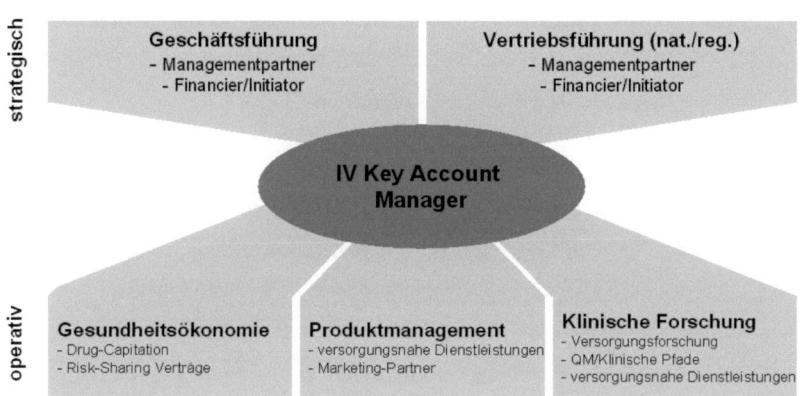

Quelle: eigene Darstellung

Entsprechend dieser internen, abteilungsübergreifenden Beziehungen muss das Anforderungsprofil des IV-KAM formuliert werden. Fachlich sollte die Person über ausgeprägte betriebswirtschaftliche Kenntnisse sowie über Grundkenntnisse der Medizin bzw. Pharmakologie verfügen. Somit empfehlen sich vor allem Wirtschaftswissenschaftler mit einem Zweitstudium der Medizin/Biologie/Pharmakologie oder einer Ausbildung zum staatlich geprüften Pharmareferenten sowie Absolventen der Medizin/Pharmakologie/Biologie mit einer wirtschaftswissenschaftlichen Zusatzausbildung. Der entsprechende Kandidat sollte zudem Erfahrungen im Umgang mit Krankenkassen und/oder Leistungserbringern (Ärzten, Krankenhäusern, Apotheken) besitzen, um selbstständig vor Ort Lösungen mit dem Kunden erarbeiten zu können. Als interner Experte im Unternehmen muss er zudem für das Thema Integrierte Versorgung sensibilisieren und die verschiedenen Abteilungen, deren Input er für die Erstellung der Angebote benötigt, koordinieren. Es wird deutlich, dass ein derartiger Kandidat nur schwer zu rekrutieren sein wird und kleinere Unternehmen daher auch die Entwicklung interner Kandidaten durch Fort- und Weiterbildungen zum IV-KAM erwägen sollten.

Die organisatorische Einbindung des IV-KAM im Unternehmen ist davon abhängig, welche Bedeutung der Integrierten Versorgung seitens der Unternehmungführung beigemessen wird.

Möglich ist eine direkte Berichtslinie an die Unternehmensführung, um besonders in der Anfangsphase des Engagements schnelle Entscheidungen herbeizuführen und die Unternehmensorganisation für die Wichtigkeit neuer Versorgungsformen im Gesundheitswesen zu sensibilisieren. Perspektivisch ist davon auszugehen, dass mehrere IV-KAMs im Unternehmen tätig sind, die von einem *Head IV-Key Account Management* geführt werden. Die einzelnen IV-KAMs können sich die Aufgabengebiete dabei thematisch (Capitation/Risk-Sharing, Dienstleistungen, Management) oder regional aufteilen.

Langfristig sollte die Kundenorientierung bei der Entscheidung nach der organisatorischen Integration im Vordergrund stehen. Da in Formen der Integrierten Versorgung die Kundengruppen der Kostenträger und Leistungserbringer gemeinsam agieren, sollte die organisatorische Integration des IV-KAM vorzugsweise entweder in den Bereich Market Access/Public Affairs (Abteilung Gesundheitspolitik) oder in den Vertrieb (Abteilung Key Account Management) erfolgen. Für die Abteilung Gesundheitspolitik sprechen die langjährigen Erfahrungen im Umgang mit Kostenträgern und sonstigen Mitgliedern der Selbstverwaltung; nachteilig ist die fehlende Nähe zu den Leistungserbringern und die intern oft fehlende Erfahrung mit Umsatzverantwortung. Bei einer Einbindung in den Bereich Vertrieb müssen enge Kontakte zu Kostenträgern erst aufgebaut werden. Vorteilhaft sind hingegen die klare Umsatzverantwortung und die bestehenden Kontakte und Erfahrungen im Umgang mit Leistungserbringern der verschiedenen Sektoren. Da der Vertrieb „der erste Kunde für den Produktmanager [ist]"[756] kann der IV-KAM in der Regel von einer verlässlichen Zusammenarbeit mit dem Produktmanagement ausgehen.

8.3.2 Prozessveränderungen durch die Integrierte Versorgung

Alternativ zum Aufbau einer Funktionseinheit IV-KAM kann das Unternehmen das Thema Integrierte Versorgung auch durch eine thematische Ausweitung bestehender Funktionsbereiche abbilden. Dies kann sinnvoll sein, falls die Unternehmensleitung der Thematik Integrierte Versorgung nach eingehender Analyse nur eine nachrangige Bedeutung beimisst; auch in kleineren Unternehmen kann so der Aufbau neuer Strukturen verhindert werden.

---

[756] Trilling (2003), S.90

An dieser Stelle wird beispielhaft das aus Kapitel 8.2 bekannte Ablaufschema zur Planung und Umsetzung der Integrierten Versorgung[757] wiedergegeben. Dabei wird die Rolle der einzelnen Abteilungen eines Pharmaunternehmens in den einzelnen Prozesschritten dargestellt.

Abbildung 35: Prozessmanagement beim Engagement in der IV

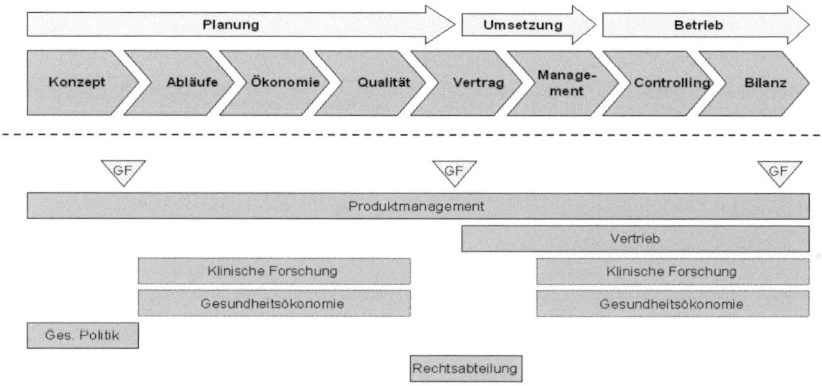

Quelle: eigene Darstellung

Hauptverantwortlicher und Koordinator des Prozesses sollte das Produktmanagement sein, welches von der Planungs- bis zur Umsetzung- und Betriebsphase involviert ist. Für den Erstkontakt mit Kostenträgern, Verbänden und sonstigen Organen der Selbstverwaltung sollte in der Konzeptphase vor allem die Abteilung Gesundheitspolitik involviert sein. In den weiteren Prozessschritten können je nach Bedarf die Abteilungen Gesundheitsökonomie und Klinische Forschung integriert werden. Diese sollten sowohl in der Planungsphase als auch in der Umsetzungsphase vom Produktmanagement konsultiert und mit klaren Aufgaben bei der Konzeption und Weiterentwicklung des Angebots betraut werden. Erst nach Vertragsunterzeichnung, vor der eine Beratung durch die Rechtsabteilung nur der Vollständigkeit halber erwähnt wird, sollte der Vertrieb direkt involviert werden, um Informationen und Unterstützungsmaßnahmen für die Leistungserbringer vor Ort verfügbar zu machen und das Produktmanagement über die Umsetzung in der täglichen Arbeit auf dem Laufenden zu halten. Richtungsweisende Entscheidungen der Geschäftsführung (GF) sind bei der Genehmigung

---

[757] vgl. Abbildung 10, S.86

des Projektkonzepts, dem Vertragsentwurf sowie der Evaluation (Bilanz) des Projektes notwendig.

Möchte ein Pharmaunternehmen auf den Aufbau neuer Strukturen verzichten, so erscheint eine Aufwertung der Rolle des Produktmanagements notwendig. Es sind zwar auch andere Abteilungen grundsätzlich als Prozessverantwortliche vortellbar; das Produktmanagement ist jedoch in der Lage, die Thematik Integrierte Versorgung produktbezogen in ein Marketingkonzept zu integrieren und als Schnittstelle zu zahlreichen Abteilungen im Unternehmen die Umsetzung der IV-Projekte besonders professionell zu organisieren. Da der einzelne Produktmanager in der Regel nicht produktübergreifend arbeitet, sollte, um auch indikationsspezifische Projekte zu initiieren, die Verantwortung für IV-Projekte dem Produktgruppenleiter[758] des jeweiligen Therapiegebietes direkt übertragen werden. Gleichwohl ist auch für den Fall, in dem das Unternehmen auf neue Positionen bzw. Strukturen verzichtet, um das Thema Integrierte Versorgung organisatorisch abzubilden, eine Sensibilisierung und Schulung der Mitarbeiter und des Produktmanagements im besonderen Maße notwendig. Es ist nämlich davon auszugehen, dass das Wissen um die Tragweite neuer Versorgungsformen und ihre Bedeutung für die Pharmaindustrie und ihr Geschäftsmodell erst in wenigen Pharmaunternehmen die operative Ebene erreicht hat.

---

[758] vgl. Trilling(2003), S.55

9 Fazit und Ausblick

125 Jahre nach Einführung der Sozialgesetzgebung offenbart die Gesetzliche Krankenversicherung auch heute noch Ineffizienzen in der Leistungserstellung. Informationsdefizite, Steuerungs- und Koordinationsdefizite sowie Anreizdefizite führen zu Über-, Unter- und Fehlversorgung. Der Gesetzgeber hat daher in den letzten Jahren das kollektivvertraglich geprägte deutsche Gesundheitssystem um zahlreiche Möglichkeiten der einzelvertraglichen Gestaltung ergänzt und erweitert. Vorbildfunktion hat dabei das Leitbild von Managed Care, welches über die Kombination verschiedener Organisationsformen und Instrumente sowie durch eine transsektorale Prozess- und Ergebnisverantwortung eine verbesserte Qualität und Wirtschaflichkeit der Gesundheitsverorgung erzielen soll. Die Vielfalt an neuen Versorgungsformen in der GKV ist daher geprägt von einer Vielzahl von Managed Care Elementen. Doch nicht nur die Interaktion der einzelnen Leistungserbringer und Kostenträger miteinander, sondern auch die Rolle jedes einzelnen Akteurs im Gesundheitswesen hat sich durch flankierende, sektorübergreifende Elemente der neuen Organisationsformen maßgeblich verändert. Neben der transsektoralen Kooperation der Leistungserbringer hat auch der transsektorale Wettbewerb Einzug in das System der Gesetzlichen Krankenversicherung gehalten. All dies wird die Veränderung der Strukturen und Prozesse der Gesundheitsversorgung in Deutschland in den nächsten Jahren weiter prägen. Auch mittelbar am Versorgungsprozess Beteiligte, wie die Pharmaindustrie, werden sich diesen Veränderungen nicht entziehen können.

Moderne Arzneimittel gehören zu den wichtigsten Instrumenten der ärztlichen Arbeit und sollen als Inputparameter im Versorgungsprozess Effizienz und Effektivität der Behandlung erhöhen. Andererseits sind Arzneimittel als einer der größten Kostenblöcke mit überproportionalen Steigerungsraten auch immer wieder Ziel diskretionärer Eingriffe zur Steuerung der Arzneimittelnachfrage geworden. Die Steuerungsinstrumente umfassen dabei neben der Ebene der Ärzte und Kostenträger auch Patienten, Apotheker und den Großhandel; eine transsektorale, prozessuale Steuerung der Arzneimittelnachfrage findet in der herkömmlichen Versorgung nicht statt.

Es stellt sich somit die Frage, ob die Pharmaindustrie durch ihr Engagement in Formen der Integrierten Versorgung in der Lage ist, einen Beitrag zur rationalen Arzneimitteltherapie zu leisten und wie dieser konkret aussehen könnte. Erste Integrationsversuche bestehen bereits. Versteht man die derzeitigen Veränderungen im deutschen Gesundheitswesen als Zwischenschritt zu eine optimalen Gesundheitsversorgung bezüglich der Ziele Qualität und Wirtschaftlichkeit, so kann die Pharmaindustrie als Katalysator die Dimensionen Zielniveau und Zeit durch ihr Engagement unterstützen.

Hierfür ist es notwendig, dass die Pharmaindustrie ihr traditionelles Geschäftsmodell modifiziert und ihre Rolle in der Gesundheitsversorgung neu definiert. Sowohl in der Steuerung der Arzneimittelversorgung, bei der Optimierung von Prozessen als auch beim Aufbau von neuen Versorgungsstrukturen ergeben sich dabei zahlreiche Möglichkeiten für das einzelne Pharmaunternehmen, entsprechend seiner Marktposition und Fähigkeiten die Weiterentwicklung einer qualitativ hochwertigen und wirtschaftlichen Gesundheitsversorgung zu unterstützen. Dabei stellt die aktive Beteiligung an neuen Versorgungsformen nicht nur eine alternative Vermarktungsstrategie, sondern in vielen Fällen eine strategische Notwendigkeit für das einzelne Unternehmen dar.

Andere Akteure im Gesundheitswesen, allen voran die Krankenkassen, zeigen bereits in zahlreichen Projekten, wie die Rolle als Versorgungspartner aktiv besetzt werden kann. Die Pharmaindustrie zeigt ebenso in Pilotprojekten, dass sie einen positiven Beitrag zur Gesundheitsversorgung beitragen kann. Für die weitere erfolgreiche Ausgestaltung dieser Rolle auch in größerem Umfang bedarf es seitens der Pharmaindustrie kurz- und mittelfristig einer Kooperation mit externen Dienstleistern und Partnern und langfristig einer forcierten Entwicklung eigener Fähigkeiten, um als Partner in der Gesundheitsverorgung auf Augenhöhe mit anderen Akteuren zu bleiben.

Literaturverzeichnis

Accenture (Hrsg.) 2001: Der deutsche Arzneimittelmarkt 2010. Neue Strategien zur Steigerung der Wettbewerbsfähigkeit. Internet: http://www.accenture.de am 23. Januar 2006

Accenture (Hrsg.) 2005: Die Bedeutung der Generikaindustrie für die Gesundheitsversorgung in Deutschland, Fachhochschule Ingolstadt, ohne Ort

Alber, J. (1992): Das Gesundheitswesen der Bundesrepublik Deutschland: Entwicklung, Struktur und Funktionsweise, Campus-Verlag, Frankfurt am Main und New York

Amelung, V. E. et al (2006): Integrierte Versorgung und Medizinische Versorgungszentren: von der Idee zur Umsetzung, Medizinische Wissenschaftliche Verlagsgesellschaft, Berlin

Amelung, V. E.; Schumacher, H. (2004): Managed Care. Neue Wege im Gesundheitsmanagement, Gabler, Wiesbaden

AOK (2007): Zukunftsmodell DMP. Erfolge und Perspektiven der Programme. Erfolge und Perspektiven der Programme für chronisch Kranke, AOK im Dialog, Band 21. Internet: http://www.aok-gesundheitspartner.de/inc_ges/download/dl.php/bundesverband/dmp/imperia/md/content/aokbundesverband/dokumente/pdf/dieaok/aid_21_dmp_27060 7.pdf am 22. September 2007

Arbeitskreis Versorgungsforschung (Hrsg.) 2004: Definition und Abgrenzung der Versorgungsforschung. Internet: http://www.versorgungsforschung.nrw.de/ versorgungsfoschung/content/e54/e104/e259/object260/Def_Versorgungsforsch_2004_ BAEK.pdf am 16. August 2008

AstraZeneca (Hrsg.) 2007: Zukunftsweisende Versorgung der Volkskrankheit Reflux Innovatives Modell für Niedersachsen. Pressemitteilung vom 18. Oktober 2007. Internet: http://www.presseportal.de/pm/18044/1067493/astrazeneca am 20. Oktober 2008

Badenhoop, R.; Ryf, B. (Hrsg.) 2001: Patient Relationship Management, Gabler, Wiesbaden

Ballast, T. (2014): „Rheumavertrag" der TK mit dem Berufsverband Deutscher Rheumatologen (BDRh). 20. Netzkonferenz in Berlin. Internet: http://www.unternehmenarztpraxis.de/netzkonferenz/20-netzkonferenz am 4. Oktober 2014

Barmer Ersatzkasse (2008): Aktenzeichen B 6 KA 27/07, PK Barmer 6.2.2008. Internet: http://www.barmer.de/barmer/web/Portale/Versichertenportal/Presse-Center/ Pressemitteilungen/080206_20bsg/content_20bsg.html am 16. Oktober 2008

Baumann, M.; Stock, J. (1996^2): Managed Care – Impulse für die GKV? Erfahrungswerte mit alternativen Formen der Steuerung in der Gesundheitsversorgung. In: Graue Reihe – Neue Folge 109; Hans-Böckler-Siftung (Hrsg.), Düsseldorf

Baur, R.; Stock, J.: Neue Formen der Krankenversicherung in der Schweiz – zur Evaluation der ersten HMOs in Europa. In: Preuß, Klaus-Jürgen; Räbiger, Jutta; Sommer; Jürg H. (Hrsg.) 2002: Managed Care. Evaluation und Performance-Measurement integrierter Versorgungsmodelle ; Stand der Entwicklung in der EU, der Schweiz und den USA, Schattauer, Stuttgart, New York, S. 135-152

Beck, E.; Seiter, S.; Wartenberg, F. (2007): Rabattverträge und ihre Auswirkungen auf den GKV-Markt. In: Pharm. Ind. 69, Nr. 8, 897-901

Behaghel, K. (1994): Kostendämpfung und ärztliche Interessenvertretung: ein Verbandsystem unter Stress, Campus Verlag, Frankfurt a.M., New York

Behnsen, E. (2004a): Medizinische Versorgungszentren – die Konzeption des Gesetzgebers (I). In: Das Krankenhaus, 8/2004, S. 602-606

Behnsen, E. (2004b): Medizinische Versorgungszentren – die Konzeption des Gesetzgebers (II). In: Das Krankenhaus, 9/2004, S. 698-702

Berchtold, P.; Hess, K.: Managed Care Modelle in der Schweiz 2006. In: Managed Care Ausgabe 6 ,2006, S.33; Internet: http://www.forummanagedcare.ch/ archiv/2006/6/13-LISTE_HMO.pdf am 13. August 2007

Beske, F.; Drabinski, T. (2004): Veränderungsoptionen in der gesetzlichen Krankenversicherung: Bürgerversicherung, Kopfpauschale und andere Optionen im Test, Schmidt & Klaunig, Kiel

Beske, F.; Hallauer, J. F. (1999³): Das Gesundheitswesen in Deutschland. Struktur – Leistung – Weiterentwicklung, Deutscher Ärzte Verlag, Köln

Bletzer, S. (1998): Pharma-Unternehmen und Gesundheitsmanagement: strategische Diversifizierung durch Dienstleistungen, Gabler, Wiesbaden

Boom, A. (1993): Nationale Regulierungen bei internationalen Pharma-Unternehmen: Eine theoretische Analyse der Marktwirkungen, Nomos Verlagsgesellschaft, Baden-Baden

Boetius, J. (2000): Zukunftssichere Finanzierung der Gesundheitsversorgung unter Berücksichtigung von Managed-Care-Konzepten. In: Frankfurter Vorträge zum Versicherungswesen: 31, Verlag Versicherungswirtschaf, Karlsruhe

Böcken, J.; Butzlaff, M.; Esche, A. (Hrsg.) 2001²: Reformen im Gesundheitswesen. Ergebnisse der Internationalen Recherche, Verlag Bertelsmann Stiftung, Gütersloh

Bohmeier, A.; Penner, A. (2008 i.E.): Die Umsetzung des Nikolaus-Beschlusses durch die Sozialgerichtbarkeit: Fortentwicklung und Widersprüche zu den Vorgaben des BverfG. In: WzS- Wege zur Sozialversicherung, i.E.

Boroch, W.; Cassel, D. (1993): Die forschende europäische Arzneimittelindustrie im internationalen Güter- und Standortwettbewerb. In: Hamburger Jahrbuch für Wirtschafts- und Gesellschaftspolitik, 38. Jhrg., S.111-124

Braun, G. E. (2003): Management vernetzter Versorgungsstrukturen im Gesundheitswesen: Eine betriebswirtschaftliche Betrachtung von Netzwerken im Gesundheitswesen. IBG-Diskussionspapier Nr. 13, Neubiberg

Braun, G. E.; Baronowski, S. (2003): Beziehungsmanagement zwischen Krankenkassen und der pharmazeutischen Industrie. In: Gesundheitsökonomie und Qualitätsmanagement 2003, Nr. 8, Georg Thieme Verlag, Stuttgart, New York

Braun, G. E.; Güssow, J.: Integrierte Versorgungsstrukturen und Gesundheitsnetzwerke als innovative Ansätze im deutschen Gesundheitswesen. In: Braun, Günter E.; Schulz-Nieswandt, Frank (2006): Liberalisierung im Gesundheitswesen, Nomos-Verlagsgesellschaft, Baden-Baden, S.65-93

Braun, G. E.; Schulz-Nieswandt, F. (2005): Gesundheitsunternehmen im Umbruch, Beiheft 33, ZöGU, herausgegeben von Peter Eichhorn, Günter Püttner, Nomos-Verlags, Baden-Baden

Brede, H.: Ökonomische Wirkungen der Kooperation und Konzentration in der Krankenversorgung. In: Braun, Günter E.; Schulz-Nieswandt, Frank (2006): Liberalisierung im Gesundheitswesen, Nomos-Verlagsgesellschaft, Baden-Baden, S.95-111

Breyer, F.; Zweifel, P.; Kifmann, M. (2003[4]): Gesundheitsökonomie, Springer, Berlin, Heidelberg

Bruhn, M.: Strategische Ausrichtung des Relationship Marketing: Ein ganzheitliches Verständnis von Marketing. In: Payne, Adrian; Rapp, Reinhold (Hrsg.) 2001[2]: Handbuch Relationship Marketing. Konzeption und erfolgreiche Umsetzung, Verlag Franz Vahlen, München, S.46-57

Bundesamt für Gesundheit (2012): Abstimmung über die integrierte Versorgung vom 17. Juni 2012. Internet: http://www.bag.admin.ch/themen/krankenversicherung/00305/06506/06664/index.html am 17. September 2014

Bundesgeschäftsstelle Qualitätssicherung gGmbH (BQS): Gemeldete, zum Stichtag geltende Verträge zur integrierten Versorgung nach Versorgungsregion. Internet: http://www.bqs-register140d.de/ am 21. Feb 2006

Bundesgeschäftsstelle Qualitätssicherung gGmbH (BQS) 2009: Entwicklung der integrierten Versorgung in der Bundesrepublik Deutschland 2004-2008.

Bundesministerium für Gesundheit (Hrsg.) 2005: Statistisches Taschenbuch. Gesundheit 2005, Internetseiten: http://www.bmg.bund.de/cln_041/nn_665732/ SharedDocs/Publikationen/Gesundheit/a40405,templateId=raw,property=publicationFile.pdf/a-404-05.pdf am 21. Feb. 2006

Bundesministerium für Gesundheit (Hrsg.) 2005a: Selbstverwaltung versagt bei der Ausgabensteuerung für Arzneimittel. Pressemitteilung vom 14. Oktober 2005. Internetseiten: http://www.bmg.bund.de/cln_040/nn_760692/DE/Presse/Presse-mitteilung-en/ Presse-BMG-4-2005/PM-14-10-2005-12,param=.html am 21. Feb. 2006

Bundesministerium für Gesundheit (Hrsg.) 2007: Statistik über Versicherte, gegliedert nach Status, Alter, Wohnort, Kassenart 2007. Internet: http://www.bmg.bund.de/cln_040/nn_601098/SharedDocs/ Download/DE/Datenbanken-Statistiken/Statistiken-Gesundheit/Gesetzliche-Krankenversicherung/Mitglieder-und-Versicherte/2007-km6-lang-xls,templateId=raw,property=publicationFile.xls/2007-km6-lang-xls.xls am 13. Juli 2008

Bundesministerium für Gesundheit (Hrsg.) 2008: KF06Bund Statistik Internet: http://www.bmg.bund.de/cln_117/nn_1193098/SharedDocs/Downloads/DE/Statistiken/Geset zliche-Krankenversicherung/Kennzahlen-und-Faustformeln/Kennzahlen-und-Faustformeln,templateId=raw,property=publicationFile.pdf/Kennzahlen-und-Faustformeln.pdf am 16. Oktober 2008

Bundesministerium für Gesundheit (Hrsg.) 2008a: Gesetzliche Krankenversicherung – Mitglieder, mitversicherte Angehörige, Beitragssätze und Krankenstand. Monatswerte Januar-November 2008. Internet: http://www.bmg.bund.de/cln_110/nn_1193098/SharedDocs/Downloads/DE/Statistiken/Geset zliche-Krankenversicherung/Mitglieder-und-Versicherte/KM1-Oktober-08,templateId=raw,property=publicationFile.pdf/KM1-Oktober-08.pdf am 06. Januar 2009

Bundesministerium für Gesundheit (Hrsg.) 2014: Gesetzliche Krankenversicherung Mitglieder, mitversicherte Angehörige und Krankenstand Jahresdurchschnitt 2012. Internet: http://www.bmg.bund.de/fileadmin/dateien/Downloads/Statistiken/GKV/ Mitglieder_Versicherte/KM1_JD_2012.pdf am 15. September 2014

Bundesministerium für Gesundheit (Hrsg.) 2014a: Gesetzliche Krankenversicherung Mitglieder, mitversicherte Angehörige und Krankenstand Monatswerte Januar-Dezember 2013 Internet: http://www.bmg.bund.de/fileadmin/dateien/Downloads/Sta-tistiken/GKV/ Mitglieder_Versicherte/KM1_Januar_bis_Dezemer_2013.pdf am 15. September 2014

Bundesministerium für Gesundheit (Hrsg.) 2014b: Gesetzliche Krankenversicherung Kennzahlen und Faustformeln. Internet: http://www.bmg.bund.de/file-admin/dateien/Downloads/Statistiken/GKV/Kennzahlen_Daten/KF2014Bund_Ju-ni_2014.pdf am 15. September 2014

Bundesverband der Pharmaberater- BdP (2007): Infobroschüre. Internet: http://www.pharmaberater-bdp.de/forms/bdp-infobrosch_11_2007.pdf am 16. Oktober 2008

Bundesverband der Pharmazeutischen Industrie (Hrsg.) 2007: Pharmadaten 2006, Internet: http://www.bpi.de/UserFiles/File/bpi/publikationen/pharmadaten_2006.pdf am 13. August 2007

Bundesverband der Pharmazeutischen Industrie (Hrsg.) 2013: Pharmadaten 2012, Internet: http://www.bpi.de/UserFiles/File/bpi/publikationen/pharmadaten_2012.pdf am 4. Oktober 2014

Bundesverband der Pharmazeutischen Industrie, Helbling Management Consulting (Hrsg.) 2005: Studie zur aktuellen Situation der Pharmazeutischen Industrie in Deutschland 2005, Internet: http://www.bpi.de/UserFiles/File/bpi/publikationen/ Stu-die_zur_aktuellen_Situation_der_Pharmazeutischen_Industrie_2005.pdf am 13. August 2007

Bundesversicherungsamt (2009): Bericht des Bundesversicherungsamtes zur vergleichenden Evaluation von strukturierten Behandlungsprogrammen bei Diabetes mellitus Typ 2. Internet: http://www.bundesversicherungsamt.de/fileadmin/redaktion/DMP-Veranstaltungen/Evaluationsergebnisse_DM2_03-06_bericht.pdf am 21. September 2014

Burns, R.; Pauly, M.V. (2002): Integrated Delivery Networks: A Detour on the Road to Integrated Health Care? Health Affairs, Jg. 21 Heft 4, S. 128-143

Carey, G. (1999): How Risk-Sharing with MCOs can be worthwhile. Internet http://findarticles.com/p/articles/mi_hb3272/is_199905/ai_n13025627 am 01. August 2007

Cassel, D.; Wille, E. (2006): Vertragswettbewerbliche Steuerung der Arzneimittelversorgung. In: Wirtschaftsdienst – Zeitschrift für Wirtschaftspolitik, 86. Jhg. Heft 10, Oktober 2006. S. 627-631

Center for Medicare & Medicaid Services (2013): Press release: More partnerships between doctors and hospitals strengthen coordinated care for Medicare beneficiaries. Internet: http://www.cms.gov/Newsroom/MediaReleaseDatabase/Press-Releases/2013-Press-Releases-Items/2013-12-23.html am 17. September 2014

Chapman, S.; Reeve, E.; Rajaratnam, G.; Neary, R. (2003): Setting up an outcomes guarantee for pharmaceuticals: new approach to risk sharing in primary care. In: BMJ Volume 326; 29 March 2003, S. 707-709

Chou, L.-F. (1993): Selbstbeteiligung bei Arzneimitteln aus ordnungspolitischer Sicht: das Beispiel der Bundesrepublik Deutschland, Finanzwissenschaftliche Schriften; Bd. 55. Verlag Peter Lang, Frankfurt am Main

Clade, H. (2003): Versorgungsforschung. Fallbeispiel Schizophrenie: Hohe soziale Kosten. Günstiges Kosten-Nutzen-Verhältnis innovativer Medikamente der neuen Generation. In: Deutsches Ärzteblatt, Heft 8, August 2003, S. 353-354

Claes, C.; Mahlfeld, Y. (1999): Disease Management und Pharmaindustrie. Diskussionspapier 21, Forschungsstelle für Gesundheitsökonomie und Gesundheitssystemsforschung, Universität Hannover. Internet: http://www.ivbl.uni-hannover.de/~fgg/dkp/dp021.pdf am 10. Februar 2006

Conrad, H.-J.: Integrierte Versorgung – Möglichkeiten und Grenzen der Umsetzung. In: Hellmann, Wolfgang (Hrsg.) 2001: Management von Gesundheitsnetzen, Kohlhammer, Stuttgart, S. 1-10

Corsten, H. (1985): Die Produktion von Dienstleistungen – Grundzüge einer Produktionswirtschaftslehre des tertiären Sektors, Berlin,

Corsten, H. (1990^2): Betriebswirtschaftslehre der Dienstleistungsunternehmen, Oldenbourg, München, Wien

Cueni, T. B.: Der informierte Patient. In: Badenhoop, Rolf; Ryf, Balz (Hrsg.) 2001: Patient Relationship Management, Gabler, Wiesbaden, S. 147-153

Dagi, T. F.; Mayes, J.: Mergers and Acquisitions. In: Isenberg, Steven F. (1997): Managed care, outcomes and quality: a practical guide, Thieme-Verlag, New York, S. 295-314

Deutsche Hochdruckliga (2007): Therapie Leitlinien 2007. Internet: www.hochdruckliga.de/Leitlinien-Therapie2007.pdf am 23. Februar 2008

Deutsche Krankenhausgesellschaft (Hrsg.) 2004: GKV-Modernisierungsgesetz: Neue Versorgungsformen im Krankenhaus, Deutsche Krankenhaus Verlagsgesellschaft, Berlin

Deutscher Hausärztverband (Hrsg.) 2008: Hausarztzentrierte Versorgung in Baden-Württemberg startet heute. Pressemitteilung vom 1. Juli 2008. Internet: http://www.hausaerzteverband.de/cms/Pressemitteilungen.21.0.html am 20. Oktober 2008

Dewein, P. (1998): Die Pharmaindustrie als Vertragspartner. In: Allokation im marktwirtschaftlichen System, Band 42: Szenarien im Gesundheitswesen, Verlag Peter Lang, Frankfurt am Main, S.224-228

Dingeldein, U.; Obrist, R.: Von der Diagnose zur Therapie – Der Prozess. In: Zenger, Christoph Andreas; Jung, Tarzis (Hrsg.) 2003: Management im Gesundheitswesen und in der Gesundheitspolitik: Kontext-Normen-Perspektiven, Verlag Hans Huber, Bern, S. 285-301

Dingeldein, U.; Ulrich, V.: Modell und Verfahren zur Wirtschaftlichkeit im Gesundheitssystem. In: Zenger, Christoph Andreas; Jung, Tarzis (Hrsg.) 2003: Management im Gesundheitswesen und in der Gesundheitspolitik: Kontext-Normen-Perspektiven, Verlag Hans Huber, Bern, S. 183-195

Dingermann (2014): AMNOG – und seine Folgen für die akademische Medizin und die forschende Pharmaindustrie in Deutschland, 6. Opinion Leader Meeting. Internet: http://www.dgim.de/portals/pdf/Korporative_MG/DI_AMNOG_I.pdf am 15. September 2014

Donadebian, A. (1982): Explorations in quality assessment and monitoring, Vol. 2, The criteria and standards of quality, Ann Arbor, MI 1982

Donaldson, M.S.; Yordy, K.D.; Lohr, K.N.; Vanselow, N.A. (Hrsg.) 1996: Primary Care: America's Health in a New Era, Institute of Medicine (National Academy Press) Washington

Dreßler, M. (2000): Kooperationen von Krankenhäusern: Eine Fallstudienanalyse von Kooperationsprojekten, Duncker & Humblot, Berlin

Drumm, S.; Achenbach, A. (2005): Integrierte Versorgung mit klinischen Pfaden erfolgreich gestalten: praktische Tipps zum Prozess-, Kosten- und Erlösmanagement; Wolfgang Hellmann (Hrsg.), ecomed Medizin, - Landsberg/Lech

Drummond, M. F. et al (1997[2]): Methods for the Economic Evaluation of Health Care Programmes, Oxford University Press, New York

Dullinger, F. (2001): Compliance-abhängige Dienstleistungen; Konzeption und Anwendung am Beispiel der Gesundheitsleistung, Schriftenreihe Schwerpunkt Marketing, Bd. 57, FGM-Verlag, München

Eichhorn, P. (1979): Krankenhäuser als Unternehmen, in: ZögÜ, Beiheft 2, S. 1-11

Eichhorn, S. (1975[3]): Krankenhausbetriebslehre: Theorie und Praxis des Krankenhausbetriebs, Band 1, Kohlhammer, Stuttgart u.a.

Eichhorn, S.; Schmidt-Rettig, B.: Managed Care-Strategien zur Verbesserung der Effektivität, der Wirtschaftlichkeit und der Qualität der Gesundheitsversorgung, insbesondere der Krankenhausversorgung. In: Eichhorn, Siegfried; Schmidt-Rettig, Barbara (Hrsg.) 1998: Chancen und Risiken von Managed Care: Perspektiven der Vernetzung des Krankenhauses mit Arztpraxen, Rehabilitationseinrichtung und Krankenkassen, Kohlhammer, Stuttgart, Berlin, Köln, S.1-40

Elling, M. E.; Fogle, H. J.; McKhann, C. S.; Simon, C. (2002): Making more of pharma's sales force. In: McKinsey Quarterly 2002 Number 3, S. 86-95

Erbsland, M.; Ulrich, V.; Wille, E.: Ökonomische Bewertung von Arzneimitteln. In: Klauber, Jürgen; Schröder, Helmut; Selke, Gisbert W. (Hrsg.) 2000: Innovationen im Arzneimittelmarkt, Springer, Berlin, Heidelberg, New York, S. 67-84

Ertl, G.; Gaudron, P.; Eilles, C. ; Kochsiek, K.: Epidemiologie und Prognose des Myokardinfarktes und der chronischen Herzinsuffizienz. In: Herz (1993), Ausgabe 18, Sonderheft 1, Urban & Vogel, München, S.406-415

Ewers, M. ; Schaeffer, D. (Hrsg.) 2005: Case Management in Theorie und Praxis, Verlag Hans Huber, Bern.

Feser, C.: Gatekeeper-Modelle in der Schweiz: Formen und jüngste Entwicklungen. In: Meggeneder, Oskar (Hrsg). 2000: Trends im Gesundheitswesen. Neue Modelle der ambulanten Versorgung und Gesundheitsberichterstattung, Band 13, Schriftenreihe Gesundheitswissenschaften, S.55-64

Finkeissen, E. (2006): MEDRAPID.INFO – Die klinische Wissensbank für Praxis, Forschung und Lehre. In: GMS Med Bibl Inf 2006;6(1):Doc04. Internet: http://www.egms.de/en/journals/mbi/2006-6/mbi000022.shtml am 20. Oktober 2008

Forschner, G. (1988): Investitionsgüter-Marketing mit funktionellen Dienstleistungen. Die Gestaltung immaterieller Produktbestandteile im Leistungsangebot industrieller Unternehmen, Berlin, VERLAG

Freiwillige Selbstkontrolle für die Arzneimittelindustrie e.V. (Hrsg.) 2005: Kodex der Mitglieder des Vereins .Freiwillige Selbstkontrolle für die Arzneimittelindustrie e.V. („FS Arzneimittelindustrie"-Kodex).

Friesewinkel, H. (1992): Pharma-Business, Habrich Verlag, Berlin

Gagnon, M.-A.; Lexchin, J. (2008): The cost of pushing pills: A new estimate of pharmaceutical promotion expenditures in the United States. In: PloS Medicines, Jan 2008, Volume 5, Issue 1, S.29-33

Gaßner, M.; Köhn, K. (2013): DMP-Realität nach 10 Jahren. In: Roski, R. et al (2013): Disease Management Programme – Statusbericht 2012, eRelation AG, Bonn, S.57-60

Gemeinsamer Bundesausschuss – G-BA (2006): Beschlusses des Gemeinsamen Bundesausschusses über eine Änderung der Arzneimittel-Richtlinie/AMR. BAnz. Nr. 184 vom 28. September 2006, S. 6527

Gemeinsamer Bundesausschuss – G-BA (2014): Beschluss des Gemeinsamen Bundesaus-schusses zur Festlegung von geeigneten chronischen Krankheiten für die Entwicklung von Anforderungen an strukturierte Behandlungsprogramme nach § 137f Abs. 2 SGB V, Internet: https://www.g-ba.de/downloads/39-261-2056/2014-08-21_DMP_Festlegung-chronische-Krankheiten.pdf am 18. September 2014

Gensichen, J. et al (2004): Case Management für Patienten mit Herzinsuffizienz in der ambulanten Versorgung – Ein kritischer Review. In: Zeitschrift für ärztliche Fortbildung und Qualität im Gesundheitswesen Jahrgang 98, Heft 2, 03-2004, S.143-154

Gerlinger, T. (2002): Zwischen Korporatismus und Wettbewerb: Gesundheitspolitische Steuerung im Wandel. In: Veröffentlichungsreihe der Arbeitsgruppe Public-Health, Wissen-schaftszentrum Berlin für Sozialforschung, Berlin, Internet: http://skylla.wz-berlin.de/pdf/2002/p02-204.pdf am 21.Januar 2006

Gerst, T. (2008): Zu wenig Geld und zu viele ungenutzte Daten. In: Deutsches Ärzteblatt, Heft 7, Juli 2008, S. 299

Glaeske, G. (1998): Strukturverträge und Modellvorhaben – neue Tätigkeitsfelder für die GKV. In: Wille, Eberhard, Albring, Manfred (Hrsg.) 1998: Reformoptionen im Gesundheits-wesen. In: Allokation im marktwirtschaftlichen System, Band 41, Verlag Peter Lang, Frank-furt am Main, S. 94-124

Glaeske, G.: Integrierte Versorgung in Deutschland: Rahmenbedingungen für mehr Effektivi-tät und Effizienz?. In: Preuß, Klaus-Jürgen; Räbiger, Jutta; Sommer; Jürg H. (Hrsg.) 2002: Managed Care. Evaluation und Performance-Measurement integrierter Versorgungsmodelle ; Stand der Entwicklung in der EU, der Schweiz und den USA, Schattauer, Stuttgart/New York, S.3-19

Glaeske, G. et al (2008) : GEK-Arzneimittel-Report 2008. Teil 1: Ergebnisse der Arzneimit-telanalyse. Internet: https://www.gek.de/x-medien/dateien/magazine/GEK-Arzneimittel-Report-2008-Teil-1-Arzneimittelanalysen.pdf am 20. Oktober 2008
Gordis, L. (1979): Conceptual and Methodologic Problems in Measuring Patient Compli-ance. In: Haynes BH, Taylor DW, Sackett DL (Hrsg). Compliance in Health Care. Baltimore, London , 23-45

Glaeske, G.; Schicktanz, C. (2012) : BARMER GEK-Arzneimittel-Report 2012. Schriften-reiche zur Gesundheitsanalyse, Band 14, Asgard Verlagsservice

Gordis, L. (1979): Conceptual and Methodologic Problems in Measuring Patient Compli-ance. In: Haynes BH, Taylor DW, Sackett DL (Hrsg). Compliance in Health Care. Baltimore, London , 23-45

Günster, C.; Klose, J.; Waltersbacher, A. (2003): Prävention auf dem Prüfstand, WidO, Bonn

Güssow, J. (2007): Vergütung Integrierter Versorgungsstrukturen im Gesundheitswesen, Deutscher Universitätsverlag, Wiesbaden

Güttinger, J.; Haldner, C.: Dienstleistungen als Differenzierungsstrategien für die Life-Sciences Industrie. In: Badenhoop, Rolf; Ryf, Balz (Hrsg.) 2001: Patient Relationship Management, Gabler, Wiesbaden, S. 79-92

Häussler, B. et al (2007): Arzneimittel-Atlas 2006. Die Entwicklung des Arzneimittelverbrauchs in der GKV, Urban & Vogel, München

Hahne, K. (2005): Neue Versorgungsformen in der gesetzlichen Krankenversicherung nach dem GMG. In: Gesundheitsökonomie und Qualitätsmanagement, 2005: 10, Georg Thieme Verlag, Stuttgart, New York, S. 111-116

Hamburgisches WeltWirtschaftsInstitut (2006): Wachstum und Beschäftigung im Gesundheitswesen. Beschäftigungswirkungen eines modernen Krankenversicherungssystems, Hamburg, Internet: http://www.hwwi.org/Gutachten.44.0.html am 02. Mai 2006

Hansen, L.: Die Rolle der Kassenärztlichen Vereinigungen im Rahmen integrierter Netze. Wille, E.; Knabner, K. (Hrsg.) 2009: Die besonderen Versorgungsformen: Herausforderungen für Krankenkassen und Leistungserbringer. In: Allokation im marktwirtschaftlichen System, Band 60, Verlag Peter Lang, Frankfurt am Main, S.145-151

Harms, F.; Drüner, M. (2003): Pharmamarketing. Innovationsmanagement im 21. Jahrhundert, Lucius & Lucius, Stuttgart

Hartmann, W.: Produktmanagemen und seine Aufgaben (Pharmamarketing). In: Schöffski, Oliver (Hrsg.) 2002: Pharmabetriebslehre, Springer, Berlin, Heidelberg, S. 272-292

Haynes, R. B.: Einleitung. In: Haynes, R. Brian et al (1986[2]): Compliance-Handbuch, Verlag für angewandte Wissenschaften, München, S.11-18

Henke, K.-D.: Financing and Purchasing in Health Services. A book with seven seals. In: Henke, Klaus-Dirk; Rich, Robert F. Stolte, Hilmar (Hrsg.) 2004: Integrierte Versorgung und neue Vergütungsformen in Deutschland-Lessons learned from comparison of other Health Care Systems. Europäische Schriften zu Staat und Wirtschaft, Bd. 14, Nomos Verlag, Baden-Baden, S. 11-21

Herder-Dorneich, P. (1994): Ökonomische Theorie des Gesundheitswesens. Problemgeschichte, Problembereiche, Theoretische Grundlagen, Nomos-Verlagsgesellschaft, Baden-Baden

Heuer H.O., Heuer S. (2000). Ursachen der Non-Compliance. In: Apotheke und Krankenhaus 2000; 16: S. 54-61

Hildebrand, R.: Qualitätsmanagement und Qualitätssicherung im Netz. In: Hellmann, Wolfgang (Hrsg.) 2001: Management von Gesundheitsnetzen, Kohlhammer, Stuttgart, S. 140-153

Hildebrandt, H. (2006): Neue Entwicklungen und Finanzierungsmodelle in der Integrierten Versorgung. Vortrag. 7. Deutscher Medizinrechtstag 2006, Berlin. Internet: http://www.medizinrechts-beratungsnetz.de/PDF/MRT2006/Vortrag_ Hildebrandt.pdf am 20. Oktober 2008

Hildebrandt, H., Bischoff-Everding, C., Döring, R., Greuel, M., Hallauer, J., Kloepfer, A (2004): "Integrierte Versorgung - Stand der Dinge - Die aktuelle Vertragslandschaft - Erfahrungen und Probleme", in: krankenhaus umschau Sonderheft 9/2004, Baumann Fachzeitschriften Verlag, Kulmbach

Hildebrandt, H., Bischoff-Everding, C., Döring, R., Greuel, M., Hallauer, J., Kloepfer, A (2004a): "Von der Idee zum Vertrag - Ablauf einer Vertragsentwicklung und mögliche Bruchstellen", in: krankenhaus umschau Sonderheft 9/2004, Baumann Fachzeitschriften Verlag, Kulmbach

Hoppe, U.; Erdmann, E. (2004): Herzinsuffizienz. Fortschritt in Diagnostik und Therapie, Urban & Vogel, München

Ilgner, S.; Slowik, M. (2014): Ein neuer Weg. In: Gesundheitswirtschaft, Nr. 3, 8. Jahrgang, Bibliomed Verlag, S. 20-22

IMS Health (2007): Aktuelle Daten zum GKV Arzneimittelmarkt in Deutschland. Internet: http://www.imshealth.de/sixcms/media.php/16/IMS_Beitragpharmind_ Ausgabe %2009_2007_imshomepage.pdf am 16. Oktober 2008

Institute of Medicine (2000): To err is human. Building a Safer Health System. Washinghton.

Institut für Qualität und Wirtschaftlichkeit im Gesundheitswesen - IQWiG (2008): Methodik für die Bewertung von Verhältnissen zwischen Nutzen und Kosten im System der deutschen gesetzlichen Krankenversicherung, Version 3.0, Köln

Jaeckel, R. (2011): Stellenwert selektivvertraglicher Vertrags- und Versorgungsformen nach dem AMNOG: eine arzneimittelpolitische Betrachtung und Bewertung. In: Amelung, V.E., Eble, S., Hildebrandt, S. (Hrsg.) 2011: Innovatives Versorgungsmanagement, Medizinisch Wissenschaftliche Verlagsanstalt, S.55-62

Jäckel, A. (Hrsg.) 2008: Telemedizinführer Deutschland 2009, Minerva KG, Darmstadt

Jaehde, U.; Kloft, C.; Kulick, M. (2013): Arzneimitteltherapiesicherheit. Herausforderung und Zukunftssicherung. In: Pharmazeutische Zeitung, Ausgabe 18/2013. Internet: http://www.pharmazeutische-zeitung.de/index.php?id=46267 am 4. Oktober 2014

Janssen, D. (1999): Wirtschaftlichkeitsbewertung von Krankenhäusern: Konzepte und Analysen von Betriebsvergleichen, Stuttgart, Berlin und Köln

Janus K.; Amelung, V. E. (2004): Integrierte Versorgungssysteme in Kalifornien – Erfolgs- und Miserfolgsfaktoren der ersten 10 Jahre und Impulse für Deutschland, in: Das Gesundheitswesen, 66, 649-655

Kämmerer, W.: Kooperation der Dr.-Horst-Schmidt-Kliniken GmbH (HSK), Wiesbaden, mit einem Pharmaunternehmen am Beispiel „Imepenem". In: Braun, G.E. (Hrsg.) 1999: Handbuch Krankenhausmanagement, Stuttgart, S. 310-327

Kaesbach, W. (2005): Generika-Markt. Generikapreise aus Kassensicht. Vortragsunterlagen, Euroforum-Konferenz, 19. September 2005, Stuttgart

Kassenärztliche Bundesvereinigung (Hrsg.) 2007: Grunddaten zur Vertragsärztlichen Versorgung in Deutschland 2007. Internetseiten: http://www.kbv.de/publi-kationen/125.html am 4. Juli 2008

Kassenärztliche Bundesvereinigung (Hrsg.) 2007a: Entwicklung der Medizinischen Versorgungszentren zwischen 2004 –2007. Internet: http://daris.kbv.de/daris/link.asp?ID=1003753275 am 13. August 2007

Kassenärztliche Bundesvereinigung (Hrsg.) 2008: Entwicklung der Medizinischen Versorgungszentren zwischen 2004 -2008. Internet: http://www.kbv.de/koop/ 9173.html am 16. Oktober 2008

Kassenärztliche Bundesvereinigung (Hrsg.) 2014: Entwicklungen der Medizinischen Versorgungszentren. Internet: http://www.kbv.de/media/sp/mvz_entwicklungen.pdf am 4. Oktober 2014

Kaufer, E. (1976): Die Ökonomie der pharmazeutischen Industrie, Nomos-Verlagsgesellschaft, Baden-Baden

Kaufmännische Krankenkasse 2005: Erstes telemedizinisches Programm für Patienten mit Herzschwäche. KKH-Studie zeigt deutlichen Rückgang bei den Krankenhauskosten (Pressemitteilung 17.11.2005). Internet: http://www.presseportal.de/ pm/6524/750706/kaufmaennische_krankenkasse_kkh am 11. November 2006

Kayser, B.; Schwefing, B. (1998): Managed Care und HMOs: Lösung für die Finanzkrise der Krankenversicherung? Verlag Hans Huber, Bern

Kiewel, A.; Rostalski, B.: Deutschland. In: Klauber, Jürgen; Schröder, Helmut; Selke, Gisbert W. (Hrsg.) 2000: Innovationen im Arzneimittelmarkt, Springer, Berlin, Heidelberg, New York, S. 67-84

Kirchhoff, G. (2005): Die Hausapotheke in der Integrierten Versorgung - Möglichkeiten, Chancen und Risiken. http://www.apothekernordrhein.de/aktuell/ hausapotheke050216/Kirchhoff.pdf am 20. Oktober 2007

Klakow-Frank, R. (2013): Die ASV bietet Vertragsärzten viele Chancen. In: KBV-Forum 09/2013, S.17

Köhrer, D. (1991): Gesetzliche Krankenversicherung und Krankenhäuser: Treffpunkt Pflegesatzverhandlungen. Eine Untersuchung zur wirtschaftlicheren Betriebsführung von Krankenhäusern, Nomos-Verlagsgesellschaft, Baden-Baden

Kotler, P.; Bliemel, F. (1999): Marketing Management: Analyse, Planung, Umsetzung und Steuerung, Schäffer-Poeschel Verlag, Stuttgart

Krafft, M.: Pharma-Marketing. In: Tscheulin Dieter K.; Helmig, Bernd (Hrsg.) 2001: Branchenspezifisches Marketing: Grundlagen – Besonderheiten – Gemeinsamkeiten, Gabler, Wiesbaden, S.633-659

Kreyher, V.J.: Gesundheits- und Medizinmarketing – Herausforderung für das Gesundheitswesen. In: Kreyher, Volker J. (Hrsg.) 2001: Handbuch Gesundheits- und Medizinmarketing – Chancen, Strategien und Erfolgsfaktoren, Decker's Verlag, Heidelberg, S.1-53

Kühn, H. (2001): Integration der medizinischen Versorgung in regionaler Perspektive. Dimensionen und Leitbild eines politisch-ökonomischen, sozialen und kulturellen Prozesses. In: Veröffentlichungsreihe der Arbeitsgruppe Public-Health, Wissenschaftszentrum Berlin für Sozialforschung. ISSN-0948-048X, Berlin, Internet: http://skylla.wz-berlin.de/pdf/2001/p01-202.pdf am 21.Januar 2006

Lankers, C. H. (1997): Erfolgsfaktoren von Managed Care auf europäischen Märkten, WIdO (Hrsg.), Bonn

Lauterbach, K. W. (1997): Zum Verhältnis von Disease Management und Managed Care, in: Arnold, Michael/Lauterbach, Karl W./Preuß, Klaus-Jürgen (Hrsg.): Managed Care: Ursachen, Prinzipien, Formen und Effekte (Beiträge zur Gesundheits-ökonomie; Band 31; Schriftenreihe der Robert Bosch Stiftung), Schattauer, Stuttgart, New York: S. 169-178

Lingenfelder, M.; Kronhardt, M.: Marketing für vernetzte Systeme. In: Kreyher, Volker J. (Hrsg.) 2001: Handbuch Gesundheits- und Medizinmarketing – Chancen, Strategien und Erfolgsfaktoren, Decker's Verlag, Heidelberg, S.313-338

Little, R. (2001): NHS to fund treatment for 10000 patients with MS. In: BMJ. 2002 February 9; 324(7333), S. 316.

Lonsert, M. (1996): Disease Management: Perspektiven für die deutsche Pharmaindustrie. In: Pharma-Marketing Journal, 1996, Nr. 1, S. 12-17

Lüngen, M.; Lauterbach, K.W. (2004): Konsequenzen der DRG-Einführung für die ambulante Versorgung, in: Klauber, J.; Robra, B.P.; Schnellschmidt, H. (Hrsg.) 2003: Krankenhaus-Report 2003, Schattauer, Stuttgart, S.173-186

Major, S. (2001): Health department to fund interferon beta despite institute's ruling. In: BMJ. 2001 November 10; 323(7321). S. 1087

Mark, S. (1987): Die Steuerung ambulanter medizinischer Leistungen im Gesundheitssystem der Bundesrepublik Deutschland und ihre Alternativen, Centaurus-Verlagsgesellschaft, Pfaffenweiler

Draemann, C.: Weiterdenken – Die Zukunft der Direktkrankenkassen in Deutschland In: Mühlbauer, B.H.; Kellerhoff, F.; Matusiewicz, D. (Hrsg.) 2014²: Zukunftsperspektiven der Gesundheitswirtschaft, Lit Verlag, Berlin, S.292-318

Merck Pharma GmbH (2005): Merck Pharma GmbH schließt Kooperationsvertrag mit der Barmer. Internet: http://www.merckpharma.de/presse/mitteilungen/barmer.htm am 18. Februar 2008

Merschbächer, G.: Unternehmensübergreifende Kooperationen. In: Eichhorn, Peter; Seelos, Hans-Jürgen; Schulenburg, Matthias Graf von der (2000), Urban & Fischer, München und Jena, S.141-159

Meyer-Lutterloh, K.: Netzmanagement-Aufbau von Praxisnetzen. In: Kreyher, Volker J. (Hrsg.) 2001: Handbuch Gesundheits- und Medizinmarketing – Chancen, Strategien und Erfolgsfaktoren, Decker's Verlag, Heidelberg, S.299-312

Middendorf, C. (2005): Klinisches Risikomanagement : Implikationen, Methoden und Gestaltungsempfehlungen für das Management klinischer Risiken in Krankenhäusern, Lit-Verlag, Münster u.a.
Möws, V. (2003): G-DRGs werden das ambulante Operieren im Krankenhaus fördern. In: Das Krankenhaus, Nr. 4, 2003, S. 327-328

Moll, B.; Ulrich, V.: Kann der Markt die Probleme im Gesundheitswesen lösen? In: Zenger, Christoph Andreas; Jung, Tarzis (Hrsg.) 2003: Management im Gesundheitswesen und in der Gesundheitspolitik: Kontext-Normen-Perspektiven, Verlag Hans Huber, Bern, S. 169-181

Mühlbacher, A. (2002): Integrierte Versorgung: Management und Organisation: eine wirtschaftswissenschaftliche Analyse von Unternehmensnetzwerken in der Gesundheitsversorgung, Verlag Hans Huber, Bern

Münnich, F.W.: Innovatorischer Wettbewerb auf dem Arzneimittelmarkt. In: Klauber, Jürgen; Schröder, Helmut; Selke, Gisbert W. (Hrsg.) 2000: Innovationen im Arzneimittelmarkt, Springer, Berlin, Heidelberg, New York, S. 107-129

Mullahy, C.: Case Management and Managed Care. In: Kongstved, Peter(Hrsg.) 1996: The Managed Care Health Care Handbook, Gaithersburg, S.274-300

Mutschler, E.; Geisslinger, G.; Kroemer, Heyo K.; Schäfer-Korting, M. (2001[8]): Mutschler Arzneimittelwirkungen: Lehrbuch der Pharmakologie und Toxikologie, Wissenschaftliche Verlagsgesellschaft, Stuttgart

National Institute for Clinical Excellence – NICE (2001): Multiple Sclerosis – beta interferon and glatiramer acetate (Technology appraisal No. 32). Internet: http://www.nice.org.uk/guidance/TA32/guidance/pdf/English/download.dspx, am 23. Februar 2008

Neuffer, A. B. (1996): Disease Management - Definitionen, Konzepte und Umsetzung, in: Braun, Waldemar; Schaltenbrand, Ralf (Hrsg.): Qualitätssicherung, Pharmaökonomie und Disease Management, Berichtsband zum 3. Symposium, Witten: Witten/Herdecke, 1996 (Band 4 der Buchreihe IFE Interdisciplinary Science & Practice)

Neuffer, A. B. (1997): Managed Care: Umsetzbarkeit des Konzeptes im deutschen Gesundheitssystem, zugl. Diss. Universität St. Gallen, 1997 (Schriften zur Gesundheitsökonomie; Band 21), PCO-Verlag, Bayreuth

Noweski, M. (2004): Der unvollendete Korporatismus-Staatliche Steuerungsfähigkeit im ambulanten Sektor des deutschen Gesundheitswesens. In: Veröffentlichungsreihe der Arbeitsgruppe Public-Health, Wissenschaftszentrum Berlin für Sozialforschung, Berlin, Internet: http://skylla.wz-berlin.de/pdf/2004/i04-304.pdf am 21.Januar 2006

Oberender, P. (1985): Mehr Wettbewerb im Gesundheitswesen: Vorschläge für eine Neuorientierung, in: Orientierungen zur Wirtschafts- und Gesellschaftspolitik, 32. Jg., S. 32-36.

Oberender, P.; Heissel, A.: Die Beziehungen der Leistungsanbieter im Jahr 2010. In: Kreyher, Volker J. (Hrsg.) 2001: Handbuch Gesundheits- und Medizinmarketing – Chancen, Strategien und Erfolgsfaktoren, Decker's Verlag, Heidelberg, S.281-297

Oberender, P.; Straub, C. (Hrsg.) 2008: Auf der Suche nach der besseren Lösung. Festschrift zum 60. Geburtstag von Norbert Klusen, Nomos Verlag, Baden-Baden

Oberlandesgericht Düsseldorf (Hrsg.) 2007: Rhön-Klinikum AG darf die Kreiskrankenhäuser in Bad Neustadt und Mellrichstadt nicht übernehmen. Internet: http://www.justiz.nrw.de/Presse/presse_weitere/PresseOLGs/11_04_2007/index.php am 20. Oktober 2008

Osterberg, L. ; Blaschke, T (2005) Adherence to Medication. In: New Engl Journal of Medicine 2005; 353: 487-497

Patow, C. A.; Gaare, R. D.: Ethical Challenges of Managed Care. In: Isenberg, Steven F. (1997): Managed care, outcomes and quality: a practical guide, Thieme-Verlag, New York, S. 73-81

Paeger, A.: Innovative Vergütungssysteme und Konsequenzen aus deren Implementierung. In: Henke, Klaus-Dirk; Rich, Robert F. Stolte, Hilmar (Hrsg.) 2004: Integrierte Versorgung und neue Vergütungsformen in Deutschland-Lessons learned from comparison of other Health Care Systems. Europäische Schriften zu Staat und Wirtschaft, Bd. 14, Nomos Verlag, Baden-Baden, S. 145-203

Payne, A.; Rapp, R.: Relationship Marketing: Ein ganzheitliches Verständnis von Marketing. In: Payne, Adrian; Rapp, Reinhold (Hrsg.) 2001[2]: Handbuch Relationship Marketing. Konzeption und erfolgreiche Umsetzung, Verlag Franz Vahlen, München, S.4-16

Petermann, F.; Mühlig, S. (1998): Grundlagen und Möglichkeiten der Compliance-Verbesserung, In: Petermann, F. (Hrsg.), Compliance und Selbstmanagement, Göttingen.

Pfaff, H. (2003): Versorgungsforschung-Begriffsbestimmung, Gegenstand und Aufgaben. In: H. Pfaff, Holger: Schrappe, M. ;Lauterbach, K. W.; Engelmann, U. Halber, M. (Hrsg.): Gesundheitsversorgung und Disease Management. Grundlagen und Anwendungen der Versorgungsforschung, Verlag Hans Huber, Bern, S. 13-23

Pfeiffer, D. (2006): Die Integrierte Versorgung: Ein Überblick aus Sicht der GKV. Vortrag im Rahmen des Weltgesundheitstages 2006

Popp, E. (1997): Ökonomie und Versicherungstechnik in der Managed-care-Versorgung: Untersuchungen zur Effektivität, Effizienz und Chancengleichheit integrierter Versorgungs- und Vergütungsmodelle in der gesetzlichen Krankenversicherung bei Honorierung mit "Kopfbudgets und kombinierten Budgets, Verlag PCO, Bayreuth

Porsche, R. (1996): Disease Management als Herausforderung und Chance für innovative Unternehmen, In: Pharmazeutische Industrie 58, 1996, Nr. 6, S. 465-472.

Porter, M. E. (1985): Competitive Advantage, Free-Press, New York

Porter, M. E. (2004^5): Competitive strategy: techniques für analyzing industries and competitors, Free Press, New York

Preuß, K.-J.; Räbiger, J.; Sommer; J. H. (Hrsg.) 2002: Managed Care. Evaluation und Performance-Measurement integrierter Versorgungsmodelle ; Stand der Entwicklung in der EU, der Schweiz und den USA, Schattauer, Stuttgart/New York

Pro Generika (Hrsg.) 2006: Marktdaten 2006/2007. Internet: http://www.progenerika.de/downloads/5389/ProGen-MD2007-ly09.pdf am 16. Oktober 2008

Pro Generika (Hrsg.) 2008: Zahl des Monats – 9.976 Generika ohne Zuzahlung. Internet: http://www.progenerika.de/downloads/6135/ProGen-Newsl-Zahl-120.pdf am 06. Januar 2009

Pro Generika (Hrsg.) 2014: Generika und Biosimilars in Deutschland 2013. Internet: http://de.slideshare.net/ProGenerika/pro-generika-marktdatenbroschre-2013-einzel-seiten?redirected_from=save_on_embed am 26. September 2014

Reason, J. (1990): Human Error, Cambridge University Press, Cambridge

Resch, S. (2004): Risikoselektion im Mitgliederwettbewerb der Gesetzlichen Krankenversicherung. In: Allokation im Marktwirtschaftlichen System, Band 50, Peter Lang Verlag, Frankfurt a.M. u.a.O.

Restuccia, J.D.(1995): The Evolution of Hospital Utilization Review Methods in the United States. In: International Journal for Quality in Health Care, 7 (3), S.253-260

Rittenhouse, D.R. et al (2009): Primary Care and Accountable Care — Two Essential Elements of Delivery-System Reform, N Engl J Med 2009; 361:2301-2303

Roland Berger; BVMed (Hrsg.) 2002: Auswirkungen der transsektoral integrierten Gesundheitsversorgung auf die Medizinprodukteindustrie. Studiendokumentation, Berlin. Internet: www.bvmed.de/linebreak4/mod/netmedia_pdf/data/langfassung.pdf am 13. August 2007

Rosenbrock, R. (1999). Voraussetzungen, Chancen und Risiken für integrierte Versorgungsformen. In: Forum der AOK – die Gesundheitskassen in Hessen (Hrsg.): Innovationen für Gesundheit, Frankfurt a. M., S. 17-33

Rosenstock, I. M. (1966): Why people use health services, In: Milbank Memorial Fund Quarterly, Vol. 44, Nr. 3, 1966, S. 94-124

Rost, M. (2002): Zur Effizienz des Einweisungsverhaltens niedergelassener Ärzte unter besonderer Berücksichtigung vernetzter Praxen. In: Schriften zur öffentlichen Verwaltung und öffentlichen Wirtschaft, Bd. 171, Nomos-Verlagsgesellschaft, Baden-Baden

Rüschmann, H.-H.; Roth, A.; Krauss, C. (2000): Vernetzte Praxen auf dem Weg zu managed care: Aufbau – Ergebnisse – Zukunftsvision, Springer, Berlin, Heidelberg et al

Sachverständigenrat zur Begutachtung der Entwicklung im Gesundheitswesen (1987): Medizinische und ökonomische Orientierung, Nomos Verlagsgesellschaft, Baden-Baden

Sachverständigenrat zur Begutachtung der Entwicklung im Gesundheitswesen (1994): Gesundheitsversorgung und Krankenversicherung 2000. Eigenverantwortung, Subsidiarität und Solidarität bei sich ändernden Rahmenbedingungen, Nomos Verlagsgesellschaft, Baden-Baden

Sachverständigenrat zur Begutachtung der Entwicklung im Gesundheitswesen (2001): Bedarfsgerechtigkeit und Wirtschaftlichkeit. Internet: http://dip.bundestag.de/btd/14/082/1408205.pdf am 21. Februar 2006

Sachverständigenrat zur Begutachtung der Entwicklung im Gesundheitswesen (2003): Finanzierung, Nutzerorientierung und Qualität. Gutachten 2003. Internet: http://dip.bundestag.de/btd/15/005/1500530.pdf am 21. Februar 2006

Sachverständigenrat zur Begutachtung der Entwicklung im Gesundheitswesen (2005): Koordination und Qualität im Gesundheitswesen. Gutachten 2005. Internet: http://dip.bundestag.de/btd/15/056/1505670.pdf am 21. Februar 2006

Sachverständigenrat zur Begutachtung der Entwicklung im Gesundheitswesen (2007): Kooperation und Verantwortung. Voraussetzungen einer zielorientierten Gesundheitsversorgung. Internet: http://www.svr-gesundheit.de/Gutachten/%DCbersicht/ Langfassung.pdf am 12. August 2007

Sachverständigenrat zur Begutachtung der Entwicklung im Gesundheitswesen (2012): Wettbewerb an der Schnittstelle zwischen ambulanter und stationärer Gesundheitsversorgung. Sondergutachten 2012. Internet: http://dip21.bundestag.de/ dip21/btd/17/103/1710323.pdf am 4. Oktober 2014

Saul, S. (2006): Doctors object to gathering of drug data, New York Times, 4. Mai 2006

Shaw, J.G. (2014): Accountable Care Organizations: What is the evidence?. Internet: http://vtlegalaid.org/assets/Uploads/Accountable-Care-Organizations-What-is-the-Evidence.pdf am 16. September 2014

Simon, M. (2005): Das Gesundheitssystem in Deutschland: eine Einführung in Struktur und Funktionsweise, Verlag Hans Huber, Bern

Scheibler, F. (2004): Von der Compliance zum Shared Decision Making: Eine medizinsoziologische Untersuchung des Patientenverhaltens, Verlag Hans Huber, Bern

Scherff, A.: Zusammenschlüsse und Kooperationen als Instrument der Zukunftssicherung für freigemeinnützige Krankenhausträger. In: Braun, Günter E.; Schulz-Nieswandt, Frank (2005): Gesundheitsunternehmen im Umbruch, Nomos-Verlagsgesellschaft, Baden-Baden, S.28-35

Schleese, J. (2003): Die Ursachen von Compliance und Non-Compliance in der medizinischen Fachkommunikation. Dargestellt an der Fachtextsorte der deutschen Bcipackzettel. In: 'Leipziger Arbeiten zur Fachsprachenforschung' (Bd. 24), Verlag Hänsel-Hohenhausen, Deutsche Hochschulschriften, Frankfurt am Main

Schlesinger, M. et al (1997): Medical Professionalism Under Managed Care: The Pros and Cons of Utilization Review. In: Health Affairs, Jan./Feb. 1997, S.106-124

Schmitt, R.: Vom Produktanbieter zum Versorgungsdienstleister. In: Badenhoop, Rolf; Ryf, Balz (Hrsg.) 2001[2]: Patient Relationship Management, Gabler, Wiesbaden, S. 51-58

Schneider, M.: Selbstbeteiligung im internationalen Vergleich. In: Vogel, Hans-Rüdiger; Häßner, Konrad (Hg.) 1999: Selbstbeteiligung im Deutschen Gesundheitswesen: Symposium, Akademie der Wissenschaften und der Literatur am 18. März 1999 in Mainz / Internationale Gesellschaft für Gesundheitsökonomie e.V. G.Thieme, Stuttgart, S.10-20

Schneider, U.; Zerth, J. (2008): Improving prevention compliance through appropriate incentives. Discussion paper 02-08, University of Bayreuth, Department of Law and Economics, ISSN 1611-3837

Schnell, G. (2002): Zuzahlung für Arzneimittel. Josef Eul Verlag, Lohmar; Köln

Schöffski, O. (Hrsg.) 2002: Pharmabetriebslehre, Springer, Berlin, Heidelberg

Schöffski, O. (2002a): Diffusion of Medicine in Europe, HERZ, Burgdorf

Schöffski, O.; Schulenburg, J.-M. Graf von der (Hrsg.) 2007[3]: Gesundheitsökonomische Evaluationen, Springer, Berlin, Heidelberg

Schubert, I.; Köster, I.; Ferber, L. von: Die Verordnung neuer Arzneimittel – ein Thema für Pharmakotherapiezirkel. Innovationen – ein neuer Topos in der Diskussion über die Gesundheitsreform. In: Klauber, Jürgen; Schröder, Helmut; Selke, Gisbert W. (Hrsg.) 2000: Innovationen im Arzneimittelmarkt, Springer, Berlin, Heidelberg, New York, S. 145-168

Schulenburg, J.-M. Graf von der (1987): Selbstbeteiligung: theoretische und empirische Konzepte für die Analyse ihrer Allokations- und Verteilungswirkungen, J.C.B. Mohr (Paul Siebeck), Tübingen

Schulte, G. (2005): Festbetragsregelung und Rabattvereinbarungen aus Sicht der GKV. Fachtagung 3. Mai 2006. Internet: http://www.bkk-lv-bayern.de/bkk-barrierefrei/seiten/aktuelles/Referat_Schulte.pdf am 13. August 2007

Schulte, G. (2006): Festbetragsregelung und Rabattvereinbarungen aus Sicht der GKV. Fachtagung 03.05.2006 BKK Landesverband Bayern, Internet: www.bkk-lv-bayern.de/bkk-barrierefrei/seiten/aktuelles/Referat_Schulte.pdf am 31.Juli 2006

Schwabe, U.; Paffrath, D. (Hrsg.) 2008: Arzneiverordnungs-Report 2007. Aktuelle Daten, Kosten, Trends und Kommentare, Springer Verlag, Berlin

Schwabe, U.; Paffrath, D. (Hrsg.) 2013: Arzneiverordnungs-Report 2013. Aktuelle Daten, Kosten, Trends und Kommentare, Springer Verlag, Berlin

Schwartz, F.W.; Scriba, P.C. (2004): Versorgungsforschung und Politikberatung In: Gesundheitsökonomie und Qualitätsmanagement 2004, Bd. 9, S.161-166

Schweitzer, S.O. (1997): Pharmaceutical Economics and Policy, Oxford University Press, New York

Schweitzer, S.O. (2007^2): Pharmaceutical Economics and Policy, Oxford University Press, New York

Seitz, R.; Fritz, N.: Managed Care in der gesetzlichen Krankenversicherung – Umsetzung eines theoretischen Konzepts zur Effizienzsteigerung. In: Braun, Günter E.; Schulz-Nieswandt, Frank (2005): Gesundheitsunternehmen im Umbruch, Nomos-Verlagsgesellschaft, Baden-Baden, S.47-68

Senn, C.: Key Account Management. In: Vahlens Grosses Marketinglexikon (2001^2), München, S. 768-769

Sohn, S. (2006): Integration und Effizienz im Gesundheitswesen : Instrumente und ihre Evidenz für die integrierte Versorgung, Universität Erlangen Lehrstuhl für Gesundheitsmanagement. Schriften zur Gesundheitsökonomie 8, Burgdorf, HERZ (Zugl.: Erlangen, Nürnberg, Univ., Diss., 2006)

Sohn, S.; Schöffski, O. (2002): Organisations- und prozesstheoretische Grundlagen für den Aufbau und Betrieb von Praxisnetzen. In: Gesundheitsökonomie & Qualitätsmanagement 2002; 7, Georg Thieme Verlag Stuttgart, New York, S.365-372

Stamm, J.; Mehl, E. (2007): Hausarzt Handbuch, Medkomm-Verlag, München

Stargardt, T.; Schreyögg, J.; Busse, R.: Arzneimittelfestbeträge: Gruppenbildung, Preisberechnung mittels Regressionsverfahren und Wirkungen. In: Gesundheitswesen 2005; 67; Georg Thieme Verlag, Stuttgart, New York, S.468-477

Statistisches Bundesamt (2007), Gesundheit – Personal 1997-2006, Wiesbaden

Statistisches Bundesamt (2007a) Internet: http://www.destatis.de/download/d/vgr/ biplange-reihe.xls am 15. Jan 2008

Statistisches Bundesamt (20013): Grunddaten der Krankenhäuser - Fachserie 12, Reihe 6.1.1, Wiesbaden

Statistisches Bundesamt (2008): Gesundheit – Ausgaben 1996-2006, Wiesbaden

Stellpflug, M. H.: Praxiskooperationen – Möglichkeiten und Grenzen. In: Hellmann, Wolfgang (Hrsg.) 2001: Management von Gesundheitsnetzen, Kohlhammer, Stuttgart, S. 70-86

Steininger-Niederleitner, M.; Sohn, S.; Schöffski, O. (2003): Managed Care in der Schweiz und Übertragungsmöglichkeiten nach Deutschland, Schriften zur Gesundheitsökonomie 1, Burgdorf, HERZ.

Stillfried, D. Graf von (1997): Managed Care in der Praxis, Beobachtungen aus den USA. In: Die Ersatzkasse, 77 [2], S. 41-47

Straub, C. (2004): Medizinische Versorgungszentren – Ein Zukunftsmodell für Deutschland? Vortragsunterlagen, Dachverband Anthroposophische Medizin in Deutschland, Berlin. Internet: http://www.damid.de/presse/doku/041028therapie-vielfalt/041028straub.pdf am 27. Februar 2006

Strang, A.; Schulze, S. (2004): Integrierte Versorgung – Mit neuen Partnern über alte Grenzen. In: Gesellschaft und Gesundheit, Ausgabe 10/04, 7. Jahrgang, S.32-37

Szathmary, B. (1999): Neue Versorgungskonzepte im deutschen Gesundheitswesen: Disease und Case Management, Luchterhand, Neuwied, Kriftel

Thoma K.; Kircher, W. (1995): Erklärungsbedürftige Darreichungsformen. "Pharmaceutical Care" bei der Arzneimittelabgabe, München

Trilling, T. (2003): Pharmamarketing. Ein Leitfaden für die tägliche Praxis, Springer Verlag, Berlin

Tscheulin, D.K.; Helmig, B. (Hrsg.) 2001: Branchenspezifisches Marketing: Grundlagen – Besonderheiten – Gemeinsamkeiten, Gabler, Wiesbaden

Tscheulin, D.K.; Helmig, B.; Dietrich, M.; Philipp, U.J.: Dienstleistungsmarketing im Gesundheitswesen. In: Zenger, Christoph Andreas; Jung, Tarzis (Hrsg.) 2003: Management im Gesundheitswesen und in der Gesundheitspolitik: Kontext-Normen-Perspektiven, Verlag Hans Huber, Bern, S. 329-341

Töpfer, J. (1997): Krankenversicherung. Ein Spannungsfeld von Markt und Staat: das Beispiel USA und seine Implikationen für Funktion und Gestaltung eines marktwirtschaftlich orientierten Krankenversicherungssystems, Verlag PCO, Bayreuth

Tophoven, C.: Integrierte Versorgung – Umsetzungsstrategien für Politik und Wirtschaft. In: Henke, Klaus-Dirk; Rich, Robert F. Stolte, Hilmar (Hrsg.) 2004: Integrierte Versorgung und neue Vergütungsformen in Deutschland-Lessons learned from comparison of other Health Care Systems. Europäische Schriften zu Staat und Wirtschaft, Bd. 14, Nomos Verlag, Baden-Baden, S. 237-245

Tuschen, K. H.; Philippi, M. (2000^2): Leistungs- und Kalkulationsaufstellung im Entgeltsystem der Krankenhäuser, Kohlhammer, Stuttgart u.a.

Ullrich, W; Marschall, U.; Graf, C. (2007): Versorgungsmerkmale des Diabetes mellitus in Disease Management Programmen. In: Sonderdruck aus Diabetes, Stoffwechsel und Herz, Band 16, Nr. 6, Kirchheim Verlag, Mainz, S. 407-414

Unger, A.: Pharma-Industrie setzt auf Branding: Aus ethischen Produkten starke Marken machen. In: Breuer, Robert; Becker, Werner, Fibig, Andreas (Hrsg.) 2003: Strategien für das Pharma-Management. Konzepte, Fallbeispiele, Entscheidungshilfen, Gabler, Wiesbaden, S.223-233

Verband forschender Arzneimittelhersteller e.V. (Hrsg.) 2006: Statistics 2006 Internet: http://www.vfa.de/download/SAVE/de/presse/publikationen/statistics2006/ statistics2006.pdf am 14. Juli 2007

Verband forschender Arzneimittelhersteller e.V. (Hrsg.) 2013: Statistics 2012 Internet: http://www.vfa.de/de/wirtschaft-politik/strukturdaten/statistics-2012-standort-deutschland am 15. September 2013

Verband forschender Arzneimittelhersteller e.V. (Hrsg.) 2013a: Stellungnahme für das Bundesministerium für Gesundheit zu den Erfahrungen der forschenden Pharmaunternehmen mit dem Arzneimittelmarktneuordnungsgesetz (AMNOG). Internet: http://www.vfa.de/embed/stellungnahme-erfahrungen-amnog.pdf am 4. Oktober 2014

Vorderwülbecke, U. (1998): Die Pharmaindustrie als Vertragspartner. In: Allokation im marktwirtschaftlichen System, Band 42: Szenarien im Gesundheitswesen, Verlag Peter Lang, Frankfurt am Main, S.218-223

Wagner, T.: Die Pharmaindustrie als Kooperationspartner für vernetzte Versorgungsstrukturen. In: Hellmann, Wolfgang (Hrsg.) 2001: Management von Gesundheitsnetzen, Kohlhammer, Stuttgart, S. 26-32

Wallhäuser, M. (2005): Verträge in der Integrierten Versorgung. In: Gesundheitsrecht in der Praxis, C.F. Müller/Medizinrecht.de, Heidelberg/Frankfurt a. M.

Wasem, J. (2003): Wettbewerbliche Weiterentwicklung des Gesundheitssystems an der Schnittstele von der ambulanten zur stationären Versorgung. Internetseiten: http://www.dkgev.de/dkgev.php/cat/9/title/Downloads am 21. Feb. 2006

Wasem, J.; Greß, S.; Niebuhr, D. (2005): Regulierung des Marktes für verschreibungspflichtige Arzneimittel im internationalen Vergleich. Gutachten im Auftrag des Bundesverbandes der Arzneimittelhersteller e.V. (BAH). Internet: http://www.uni-essen.de/medizinmanagement/Lehrstuhl/Download/Forschung/BAH-Gutachten-final-%20100205.pdf am 21. Januar 2006

Wasem, J.; May, U.: Die Selbstmedikation im deutschen Gesundheitswesen unter Berücksichtigung gesundheitsökonomischer Aspekte: Konsequenzen für die Arzneimittelhersteller. In: Breuer, Robert; Winter, Karl-Heinz (Hrsg.) 2000: OTC-Marketingmanagement: Neue Schwerpunkte in Marketing und Vertrieb, Gabler, Wiesbaden, S. 3-33

Weatherly, J.N.; Seiler, R.; Meyer-Lutterloh, K.; Schmid, E.; Lägel, R.; Amelung, V.E. (2007): Leuchtturmprojekte Integrierter Versorgung und Medizinischer Versorgungszentren. Innovative Modelle der Praxis, MVV-Verlag, Berlin.

Weisenfeld, U.: Marketing für Innovationen. In: Tscheulin, Dieter K.; Helmig, Bernd (Hrsg.) 2001: Branchenspezifisches Marketing: Grundlagen – Besonderheiten – Gemeinsamkeiten, Gabler, Wiesbaden, S.705-721

Weizel, I. (2004): Abgabebefugnis erweitert - Wen darf die Krankenhausapotheke beliefern? In: Klinikarzt 2004; 33: XVIII-XIX DOI: 10.1055/s-2004-834388. Internet: http://www.thieme-connect.com/ejournals/html/klinikarzt/doi/10.1055/s-2004-834388 am 16. Oktober 2008

Werblow, A. (2004): Managed Care in der Schweiz: Eine empirische Analyse des Verhaltens von Allgemeinmedizinern, Diss., Otto-von-Guericke-Universität Magdeburg, Internet: http://diglib.uni-magdeburg.de/Dissertationen/2004/andwerblow.pdf am 3. Januar 2007

Wiechmann, M. (2003): Managed Care – Grundlagen, internationale Erfahrungen und Umsetzung im deutschen Gesundheitswesen, Deutscher Universitätsverlag, Wiesbaden

Wiechmann, M. (2003a): Chancen und Risiken von Managed Care. In: Gesundheitswesen 2003; 65; Georg Thieme Verlag, Stuttgart, New York, S. 432-437

Wigge, P.: Medizinische Versorgungszentren nach dem GMG. In: Gesundheitsökonomie und Qualitätsmanagement (2004), Nr. 9, Georg Thieme Verlag, Stuttgart; New York, S. 241-244

Wigge, P. (2005): Zulässigkeit und Inhalt von Kooperationsvereinbarungen zwischen pharmazeutischer Industrie und GKV nach dem GMG. FORUM Seminar 24. Februar 2005, Vortragsdokumentation, Frankfurt/Offenbach

Wild, C.; Puig, S. (2004): Analogpräparate – Marktstrategien der Arzneimittelhersteller wie der Arzneimitteleinkäufer am Beispiel nichtionischer (monomerer) Röntgenkontrastmittel. In: Gesundheitswesen, 2004; 66; Georg Thieme Verlag, Stuttgart, New York, S. 716-722

Wille, E.: Effizienz und Effektivität der Arzneimitteltherapie. In: Wille, Eberhard, Albring, Manfred (Hrsg.) 2004: Paradigmenwechsel im Gesundheitswesen durch neue Versorgungsstrukturen. Allokation im marktwirtschaftlichen System, Band 52, Verlag Peter Lang, Frankfurt am Main, S.187-204

Wille, E.: Die Integrierte Versorgung: Stand und Entwicklungsperspektiven. In: Oberender, P.; Straub, C. (Hrsg.) 2008: Auf der Suche nach der besseren Lösung. Festschrift zum 60. Geburtstag von Norbert Klusen, Nomos Verlag, Baden-Baden, S.81-94

Wille, E.; Mehnert, A.; Rohweder, J. P. (1994): Zum gesellschaftlichen Nutzen pharmazeutischer Innovationen. In: Allokation im marktwirtschaftlichen System, Band 35, Verlag Peter Lang, Frankfurt am Main

Wille, E.; Albring, M. (Hrsg.) 1998: Reformoptionen im Gesundheitswesen. In: Allokation im marktwirtschaftlichen System, Band 41, Verlag Peter Lang, Frankfurt am Main

Wille, E.; Albring, M. (Hrsg.) 2002: Konfliktfeld Arzneimittelversorgung. In: Allokation im marktwirtschaftlichen System, Band 46, Verlag Peter Lang, Frankfurt am Main

Wirthner, A.; Ulrich, V.: Managed Care. In: Zenger, Christoph Andreas; Jung, Tarzis (Hrsg.) 2003: Management im Gesundheitswesen und in der Gesundheitspolitik: Kontext-Normen-Perspektiven, Verlag Hans Huber, Bern, S. 255-267

Wille, E.; Knabner, K. (Hrsg.) 2009: Die besonderen Versorgungsformen: Herausforderungen für Krankenkassen und Leistungserbringer. In: Allokation im marktwirtschaftlichen System, Band 60, Verlag Peter Lang, Frankfurt am Main

Wissenschaftliches Institut der Ortskrankenkassen (WidO) 2006 (Hrsg): Preisinfo 1/2006 – Preisentwicklung auf dem Arzneimittelmarkt bis Januar 2006 – Gesamtdeutscher Index. Internet: http://wido.de/fileadmin/wido/downloads/pdf_arzneimittel/ wido_arz_preisinfo_0106.pdf am 11. August 2006

Wissenschaftliches Institut der Ortskrankenkassen (WidO) 2007: Pharmakologische Beratung für Ärzte: Software - Daten - Analysen. Internet: http://wido.de/pharmpro.html am 23. Juli 2007

World Health Organization (2000): The World Health Report 2000. Health Systems: Improving Performance, Geneva

World Health Organization (2003): Adherence to long-term therapies: evidence for action, Geneva

Zanoni, U. (2008): Managed Care: Versicherte und Patienten. Präsentation am FMC-Symposium, 5. Juni 2008. Internet: http://www.fmc.ch/pdf/symposium08/ symposium_2008_e3.pdf am 20. Oktober 2008

Zerth, J. (2008): Prävention und Integrierte Versorgung: das Problem der Anreizkompatibilität Internet: http://www.schleyer-stiftung.de/JW-Poster/Poster%20 Zerth.pdf am 31. August 2008

Zimmermann, G. W. (1998): Integrierte Versorgungsformen - Qualitätsgemeinschaften und Praxisnetze. In: Allokation im marktwirtschaftlichen System, Band 42: Szenarien im Gesundheitswesen, Verlag Peter Lang, Frankfurt am Main, S.188-203

Zok, K. (2003): Gestaltungsoptionen in der Gesundheitspolitik. Die Reformbereitschaft von Bürgern und Versicherten im Spiegel von Umfragen, WidO, Bonn

Internetseiten (keine speziellen Dokumente)

ABDA – Bundesvereinigung Deutscher Apothekerverbände: http://www.abda.de/

Accu-Chek Mellibase:
http://www.accu-chek.de/mellibase/de/content/homepage/homepage.html

AOK Bundesverband: http://www.aok-bv.de

Arztpartner Almeda: http://www.arztpartner.com

Barmer Ersatzkassen: http://www.barmer.de/

BQS Bundesgeschäftsstelle Qualitätssicherung gGmbH: http://www.bqs-online.de/

Bundesärztekammer: http://www.bundesaerztekammer.de

Bundesministerium für Gesundheit (BMG): http://www.bmg.bund.de

Bundesverband der Arzneimittelhersteller (BAH) : http://www.bah-bonn.de

Bundesverband der Pharmazeutischen Industrie (BPI): http://www.bpi.de

Bundesversicherungsamt: http://www.bva.de

Bundeszentrale für politische Bildung:
http://www.bpb.de/wissen/50B9L9, 0,0,Krankenversicherung.html

Deutsche Angestellten Krankenkasse: http://www.dak.de

Deutsche Gesellschaft für Integrierte Versorgung (DGIV): http://www.dgiv.org

Deutsche Gesundheitssystemberatung (D-GSB): http://www.d-gsb.de

European Medicines Agency (EMA): http://www.ema.europa.eu

FMH - Verbindung der Schweizer Ärztinnen und Ärzte: http://www.fmh.ch

Gesundheitsberichterstattung des Bundes: http://www.gbe-bund.de

Gemeinsamer Bundesausschuss (G-BA): http://www.g-ba.de

Institut für Innovation und Integration im Gesundheitswesen (I3G):
http://www.i3g-gmbh.de

Kassenärztliche Bundesvereinigung (KBV): http://www.kbv.de

Kompetenzzentrum „SIDIV" – Strukturinnovationen durch Integrierte Versorgung in den Neuen Bundesländern: http://www.sidiv.de

Krankenkassenratgeber: http://www.krankenkassenratgeber.de/

Der Kassenarzt: http://www.kassenarzt.de

MediX: http://www.medix.ch

Medrapid: http://www.medrapid.info/

Merck Pharma GmbH: http://www.merckpharma.de

Pfizer: http://www.pfizer.de

ProGenerika: http://www.pro-generika.de

Regiokliniken: http://www.regiokliniken.de/

Rhön Klinikum AG:
http://www.rhoen-klinikum-ag.com/ rka/cms/rka_2/deu/27455.html

Techniker Krankenkasse: http://www.tk-online.de

Verband der Forschenden Arzneimittelhersteller: http://www.vfa.de

Verband der Forschenden Arzneimittelhersteller Patientenportal:
http://www.vfa-patientenportal.de

ZVFK – Zentrum für Versorgungsforschung Köln: http://www.zvfk.de/content

Lexika und Nachschlagewerke (keine speziellen Dokumente)

Duden Fremdwörterbuch (1990[5]), Dudenverlag, Mannheim u.a.

Gabler Wirtschaftslexikon (2001[15]), Gabler, Wiesbaden

Pschyrembel Klinisches Wörterbuch (2002[259]), de Gryter, Berlin

Langenscheidts Taschenwörterbuch Englisch (1990[3]), Langenscheidt Verlag, Berlin u.a.

Zeitschriftenartikel

Apotheke Adhoc (2013): Medikationscheck: Internet statt Apotheke. Internet: http://www.apotheke-adhoc.de/nachrichten/nachricht-detail/arzneimittelsicherheit-medikationschecks-im-internet am 4. Oktober 2014

Ärztezeitung (2001): Bei Arztpartner almeda soll sich nach Übernahme nichts ändern. Internet: http://www.aerztezeitung.de/docs/2001/11/02/197a1901.asp am 21. Juni 2008

Ärztezeitung (2004): Liga hat vom Stufenschema Abschied genommen [04.02.2004] Internet: http://www.aerztezeitung.de/kongresse/?sid=293452 am 16. Oktober 2008

Ärztezeitung (2005): Die Blütezeit der HMOs ist in den Vereinigten Staaten vorbei , 10. Mai 2005. Internet: http://www.aerztezeitung.de/docs/2005/05/10/084 a0301.asp?cat= /politik/gesundheitssystem_and am 12. April 2007

Ärztezeitung (2006): Verhandlungslösung für High-Tech-Arzneimittel, 03. Juli 2006. Internet: http://www.aerztezeitung.de/docs/2006/07/03/120a0602.asp?cat= am 07. Juli 2006

Ärztezeitung (2006a): Arznei-Innovation wird kontrolliert in die Praxis eingeführt, 05. Juli 2006. Internet: http://www.aerztezeitung.de/docs/2006/07/05/ 122a0601.asp?cat= am 07. Juli 2006

Ärztezeitung (2006b): Mehr Dienstleistungen - KV Bayerns setzt auf zweites Standbein, 07. Nov 2006. Internet: http://www.aerztezeitung.de/docs/2006/11/07/ 199a0701.asp?cat = am 15. Dezember 2006

Ärztezeitung (2006c): Die Einzelpraxis - keinesfalls vom Aussterben bedroht!, 13. Dezember 2006. Internet: http://www.aerztezeitung.de/docs/2006/12/13/ 225a1701.asp?cat= am 15. Dezember 2006

Ärztezeitung (2006d): Verbünde können sich für Ärzte lohnen, 22. November 2006. Internet: http://www.aerztezeitung.de/docs/2006/11/22/210a1301.asp?cat= am 15. Dezember 2006

Ärztezeitung (2007): KV Brandenburg startet neue Dienstleistungstochter, 21. März 2007 Internet: http://www.aerztezeitung.de/docs/2007/03/21/053a0804.asp?cat= am 5. Mai 2007

Ärztezeitung (2007a): KV-Tochter soll Dienstleistungen für Ärzte anbieten, 29. März 2007 Internet: http://www.aerztezeitung.de/docs/2007/03/29/059a0803.asp?cat= am 5. Mai 2007

Ärztezeitung (2007b): Rabatte bei Innovationen: Mehr Therapiespielraum für Ärzte. Internet: http://www.aerztezeitung.de/politik_gesellschaft/arzneimittelpolitik/ ?sid=474412 am 23. Februar 2008

Ärztezeitung (2007c),: Osteoporose – Hersteller gibt eine Qualitätsgarantie. 29.10.2007. Internet: http://www.aerztezeitung.de/politik_gesellschaft/arzneimittel-politik/?sid=469705 am 23. Februar 2008

Ärztezeitung (2014): IV-Vertrag im Norden wird erweitert, 23.09.2014. Internet: http://www.aerztezeitung.de/politik_gesellschaft/iv-vertraege/article/869411/epilepsie-iv-vertrag-norden-erweitert.html am 4. Oktober 2014

Deutsches Ärzteblatt (2007): Rabattverträge hebeln Malus-Regelung aus. Jg. 104, Heft 42, 19. Oktober 2007, S. A2844

Deutsches Ärzteblatt (2007a): Cluster kollidieren mit Kartellrecht. Der Klinikkonzern strebt die flächendeckende Vollversorgung an. Jg. 104. Heft 18, 4. Mai 2007, S. A1210-12

Deutsches Ärzteblatt (2010): IV-Vertrag Schizophrenie: Pharmatochter ist Vertragspartner. Jg. 108. Heft 4, S.16

DRG Zeitung (2004): Schnelles Handeln oder ein Prozent Abschlag auf alle Rechnungen. 13.02.2004 http://www.medinfoweb.de/drgz/ drg_zeitung_13_02_2004.pdf am 23.April 2006

Financial Times Deutschland (2007): Prepaid Versorgung. Internet: http://www.ftd.de/ unternehmen/gesundheitswirtschaft/170568.html am 12. April 2007

Financial Times Deutschland (2007a): Jenseits der Rabattverträge. Internet: http://www.ftd.de/ unternehmen/gesundheitswirtschaft/267238.html am 23. Februar 2008

Financial Times Deutschland (2008): Die Firma heilt mit. Internet: http://www.ftd.de/ unternehmen/gesundheitswirtschaft/378423.html am 31. Juli 2008

Financial Times Deutschland (2008a): Apotheken drängen in Kliniken. Internet: http://www.ftd.de/unternehmen/gesundheitswirtschaft/:Gesundheitswirtschaft%20Apotheken %20Kliniken/372696.html am 31. Juli 2008

Der Kassenarzt (2007): Machenschaften der KV – Bayerns Ärzteschaft im Netz der Amigos gefangen, September 2007 Nr. 15, Nr. 15, S. 15-17

Krankenpflege-Journal (2013): Erste Evaluationsergebnisse TheraKey® gilt als informativ und vertrauenswürdig. Internet: http://www.krankenpflege-journal.com/diabetes/6938-erste-evaluationsergebnisse-therakeyr-gilt-als-informativ-und-vertrauenswuerdig.html am 4. Oktober 2014

Mikroelektronik Nachrichten (2013): Besserer Draht zum Arzt. Ausgabe 51, Fraunhofer IDMT (Hrsg.). Internet: http://www.mikroelektronik.fraunhofer.de/de/presse-und-medien/vue-nachrichten/article/besserer-draht-zum-arzt.html am 4. Oktober 2014

Managed Care: Managed Care Modelle: Entwicklung der Managed-Care-Modelle in der Schweiz von 1999 bis 2005, Managed Care Ausgabe 6, 2005. Internet: http://www.forummanagedcare.ch/archiv/2005/6/17-HAM_HMO-entwicklung.neu.pdf am 13. August 2007, S.37

Gesetze, Verordnungen, sonstige politische Dokumente

Bayerisches Krankenhausgesetz (BayKrG) in der Fassung Bekanntmachung vom 28. März 2007. Internet http://by.juris.de/by/gesamt/KHG_BY_2007.htm am 6. Januar 2009

Deutscher Bundestag (Hrsg) 2003: Entwurf eines Gesetzes zur Modernisierung der gesetzlichen Krankenversicherung (GKV-Modernisierungsgesetz – GMG) Drucksache 15/1525: Internet: http://dip.bundestag.de/btd/15/015/1501525.pdf am 11. November 2006

Deutscher Bundestag (Hrsg) 2005: Entwurf eines Vierzehnten Gesetzes zur Änderung des Arzneimittelgesetzes. Internet: http://dip.bundestag.de/btd/15/053/ 1505316.pdf am 13. August 2007

Deutscher Bundestag (Hrsg) 2006: Entwurf eines Gesetzes zur Änderung des Vertragsarztrechts und anderer Gesetze (Vertragsarztrechtsänderungsgesetz – VÄndG) Drucksache 16/2474: Internet: http://dip.bundestag.de/btd/16/024/1602474.pdf am 11. November 2006

Deutscher Bundestag (Hrsg) 2006a: Entwurf eines Gesetzes zur Stärkung des Wettbewerbs in der gesetzlichen Krankenversicherung (GKV-Wettbewerbsstärkungsgesetz – GKV-WSG) Drucksache 16/3100: Internet: http://dip.bundestag.de/btd/16/031/ 1603100.pdf am 3. Januar 2008

Deutscher Bundestag (Hrsg.) 2010: Entwurf eines Gesetzes zur Neuordnung des Arzneimittelmarktes in der gesetzlichen Krankenversicherung (Arzneimittelmarktneuordnungsgesetz – AMNOG) Drucksache 17/2413: Internet: http://dip21.bundestag.de/dip21/btd/17/024/1702413.pdf am 17. September 2014

Gesetz zur Verbesserung der Wirtschaftlichkeit in der Arzneimittelversorgung (AVWG): Bundesgesetzblatt Jahrgang 2006 Teil I Nr. 21, Bonn, 29. April 2006, Internet: http://217.160.60.235/BGBL/bgbl1f/bgbl106s0984.pdf am 31. Juli 2006, S.984-987

Gesetz über den Verkehr mit Arzneimitteln (AMG): http://www.gesetze-im-internet.de/bundesrecht/amg_1976/gesamt.pdf am 20. Oktober 2008

Gesetz zur Neuregelung der Krankenkassenwahlrechte: http://217.160.60.235/ BGBL/bgbl1f/b101040f.pdf am 20. Oktober 2008

Gesundheitsstrukturgesetz (GSG): http://www.gesetze-im-internet.de/bundesrecht/ gsg/gesamt.pdf am 20. Oktober 2008

Gesetz zur wirtschaftlichen Sicherung der Krankenhäuser und zur Regelung der Krankenhauspflegesätze (Krankenhausfinanzierungsgesetz – KHG): http://www.gesetze-im-internet.de/bundesrecht/khg/gesamt.pdf am 20. Oktober 2008

Musterberufsordnung-Ärzte (MBO-Ä) http://www.bundesaerztekammer.de/ downloads/MBOStand20061124.pdf am 20. Oktober 2008

Rahmenvertrag über die Arzneimittelversorgung nach § 129 Absatz 2 SGB V in der Fassung vom 23. März 2007 (Rahmenvertrag) http://www.gesundheitspolitik.net/02_ambulante_versorgung/wirtschaftlichkeit/hilfsmittelrich tlinien/am-rahmenvertrag-gkv-wsg-2007.pdf am 20. Oktober 2008

Sozialgesetzbuch Fünf (SGB V): http://www.gesetze-im-internet.de/bundesrecht/ sgb_5/gesamt.pdf am 20. Oktober 2008

Vertrag nach § 115 b Abs. 1 SGB V – Ambulantes Operieren und stationsersetzende Eingriffe im Krankenhaus – (AOP-Vertrag): http://www.kbv.de/2613.html am 20. Oktober 2008

Zulassungsverordnung für Vertragsärzte (Ärzte-ZV): Internet: http://daris.kbv.de/daris/link.asp?ID=1003738978 am 31. Juli 2006